临床常见疾病护理技术与应用

魏永兰[等]◎主编
李杰◎副主编

吉林科学技术出版社

图书在版编目（CIP）数据

临床常见疾病护理技术与应用 / 魏永兰等主编. --
长春：吉林科学技术出版社，2022.12
ISBN 978-7-5744-0093-1

Ⅰ．①临… Ⅱ．①魏… Ⅲ．①常见病－护理学 Ⅳ.
①R47

中国版本图书馆 CIP 数据核字（2022）第 243867 号

临床常见疾病护理技术与应用

LINCHUANG CHANGJIAN JIBING HULI JISHUYU YINGYONG

作　　者　魏永兰[等]
出 版 人　宛　霞
责任编辑　张延明
幅面尺寸　185 mm×260mm
开　　本　16
字　　数　250 千字
印　　张　18.25
版　　次　2024 年 7 月第 1 版
印　　次　2024 年 7 月第 1 次印刷

出　　版　吉林科学技术出版社
发　　行　吉林科学技术出版社
地　　址　长春市净月区福祉大路 5788 号
邮　　编　130118
发行部电话/传真　0431-81629529　81629530　81629531
　　　　　　　　　81629532　81629533　81629534

储运部电话　0431-86059116

编辑部电话　0431-81629518

印　　刷　北京四海锦诚印刷技术有限公司

书　　号　ISBN 978-7-5744-0093-1
定　　价　85.00 元

前　言

随着社会经济的飞速发展和物质文化生活的不断提高，人类对珍惜生命、追求健康也不断提出新的要求。护理人员是卫生战线上的生力军，是推动健康新概念的中坚力量，是人类健康的捍卫者。护理学作为医学的一个分支，其概念和实质上都有了新的变化，而且现代医学模式逐渐重视专病专治专护。

护理学是将自然科学与社会科学紧密联系起来的服务人类健康的综合性应用学科。随着医学科学的迅速发展和医学模式的转变，护理工作也更趋多元化，护理模式、护理观念不断更新，临床护士的内涵和外延均在发生变化，这就对临床护士的技术和综合素质要求越来越高。本书旨在为临床护理人员提供最新的专业理论和专业指导，帮助护理人员掌握基本理论知识和临床护理技能，提高护理质量。

本书是临床常见疾病护理技术与应用方向的著作，从护理概述介绍入手，针对护理学的基本内容、护理工作方法、护理程序、护患关系与沟通进行了分析研究；另外，对静脉采血与输血护理、消化系统常见疾病护理、呼吸与循环系统常见疾病护理、肾脏与内分泌常见疾病护理、胃肠与肝胆胰脾常见疾病护理、神经系统常见疾病护理做了一定的介绍；还剖析了妇产科常见疾病护理、小儿常见病护理、老年病与传染科疾病护理等内容。旨在摸索出一条适合现代临床常见疾病护理的科学道路，帮助医护工作者在应用中少走弯路，运用科学方法，提高护理效率，减轻患者痛苦，对临床常见疾病护理技术与应用有一定的借鉴意义。

本书从临床实用的角度出发，针对各种常见疾病的护理先讲述疾病的概述、病因病理及临床表现，然后列举出护理问题，做出相应的护理措施和健康教育，语言简洁，内容丰富，侧重实用性和可操作性，力求详尽准确。

本书在撰写过程中，尽管经过反复修改，克服了重重困难，但难免存在一些不足之处，希望广大读者提出宝贵意见和建议，以便不断完善和改进。

目　录

第一章　护理概述

第一节　护理学的基本内容

一、护理学的任务和范围

（一）护理学的任务和目标

随着护理学科的发展，护理学的任务和目标发生了深刻变化，在保护人的健康、防治重大疾病、提高人口素质、解决社会生活中出现的卫生保健问题等方面担负着重大的使命。WHO护理专家会议提出了健康疾病五个阶段中应提供的健康护理。

1. 健康维持阶段

通过护理活动使个体尽可能达到并维持健康状态。

2. 疾病易感阶段

帮助人群获得维持健康的知识，预防疾病的发生。

3. 早期检查阶段

尽快识别、诊断和治疗处于疾病早期的个体，减轻身心痛苦。

4. 临床疾病阶段

运用护理知识和技能帮助疾病中的个体解除痛苦并战胜疾病，给予濒死者必要的安慰和支持。

5. 疾病恢复阶段

帮助解决个体出现的健康问题，减少残障的发生，或帮助残障者进行功能锻炼，从活动中获得自信，把残疾损害降到最低限度，提高健康水平。

在尊重人的需要和权利的基础上，提高人的生命质量是护理的目标，并通过"促进健康、预防疾病、恢复健康、减轻痛苦"来体现。护理的最终目标不仅是维护和促进个人、

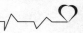

家庭、社会高水平的健康，而且是最终提高整个人类社会的健康水平。

（二）护理学的研究和工作范围

1. 护理学基础知识和技能

护理学的基本概念和理论、基础护理措施的原理和方法、基本和特殊护理技术操作是护理实践的基础，如饮食护理、病情观察、排泄护理、临终关怀等。

2. 临床专科护理

以护理学及相关学科理论为基础，结合临床各专科患者的特点及诊疗要求，为患者进行身心整体护理。如内科护理、外科护理、妇科护理、儿科护理、急救护理、康复护理等，以及专科护理技能操作。

3. 护理交叉学科和分支学科

随着现代科学的高度分化和广泛综合，护理学与自然科学、社会科学、人文科学等多学科相互渗透。在理论上相互促进，在方法上相互启迪，在学术上相互借用，形成许多新的综合型、边缘型的交叉学科和分支学科，如护理心理学、护理教育学、护理管理学、护理伦理学、护理美学及老年护理学、社区护理学、急救护理学等，从而在更大范围内促进了护理学的发展。

4. 不同人群的护理

社会对护理的需求不仅仅局限于在医院为个人提供护理服务，护理还要在不同场所、面对不同人群发挥作用。例如，社区护理、职业护理，学校和托幼机构的护理与预防疾病，促进儿童生长发育，为有特殊心理、行为问题的儿童和家庭提供帮助，这些领域也是护理工作和研究的重要方面。

5. 护理教育

护理教育一般分为基本护理教育、毕业后护理教育和继续护理教育三大类。护理教育是以护理学和教育理论为基础，培养合格实践者，是保证护理专业适应未来需要的基础。护理教育活动包括制定教育培养方向、制定各种层次教育项目的培养目标、设置和实施教学计划、教学评价、研究教与学的方法、学生能力培养、教师队伍建设等内容。

（三）护理管理

运用管理学的理论和方法，对护理工作的诸要素——人、物、财、时间、信息进行科学的计划、组织、指挥、协调和控制，以提高护理工作的效率、效果及质量。

（四）护理研究

护理研究对护理学知识体系的发展有深远的影响。运用观察、科学实验、调查分析等方法揭示护理学的内在规律，促进护理理论、知识、技术的更新。护理人员有责任通过科学研究的方法推动护理学的发展。

总之，随着科学技术的进步和护理科研创作的开展，护理学的内容和范畴将不断丰富和完善。

二、护理工作方式

（一）功能制护理

功能制护理方式始于 20 世纪 30 年代，依据生物-医学模式将护理工作的内容归纳为处理医嘱、打针发药、生活护理等若干项，机械地分配给护理人员，护士被分为"巡回护士""治疗护士""办公室护士"等。优点是：护士分工明确，易于组织管理，节约时间，节省人力；缺点是：为患者提供的各种护理活动相互分离，呈间断性，护士与患者交流机会少，较难掌握患者的心理、社会需求的全面情况，易致护士倦怠，难以发挥护士的主动性和创造性。

（二）责任制护理

责任制护理是在 20 世纪 70 年代医学模式转变过程中发展起来的。由责任护士和辅助护士按护理程序对患者进行系统的整体护理。其结构是以患者为中心，患者从入院到出院期间的所有护理始终由一名责任护士实行 8 h 在岗、24 h 负责制。责任护士以护理程序为基本工作方法，对所护理的患者及其家庭进行生理、心理和社会的全面评估，制订护理计划和实施护理措施，并评价护理效果。责任护士不在岗时，由辅助护士按责任护士的计划实施护理。优点是：护士责任明确，能全面了解患者情况，为患者提供连续、整体、个别化的护理；调动了护士的积极性，增强了责任心；密切了护患关系；有利于护理工作从从属地位上升为独立工作体系。缺点是：此种护理需较多高水平的责任护士；护士间不了解各自患者的情况，易造成责任护士间的距离感，工作繁忙时，难以互相帮助；同时，护士须负较大的责任，因而带来一定的压力。

（三）系统化整体护理

近年来，我国一些大医院结合临床实际开展了系统化整体护理模式。这种模式的宗旨是：以患者为中心，以现代护理观为指导，以护理程序为方法，将临床护理与护理管理的各个环节系统化。其特点是首先建立指导护理实践的护理哲理，制定以护理程序为框架的护士职责条文和护士行为评价标准，确定病房护理人员的组织结构，建立以护理程序为核心的护理质控系统，编制标准护理计划和标准健康教育计划，设计贯彻护理程序的各种护理表格。在此基础上，以小组责任制的形式对患者实施连续的、系统的整体护理。优点是：此护理方式提出了新型护理管理观，强调一切护理手段与护理行为均应以增进患者健康为目的，增强了护士的责任感，同时，标准化护理表格的使用减少了护士用于文字工作的时间，护士有更多的机会与患者交流，提供适合患者身、心、社会、文化等需要的最佳护理。缺点是：亦需较多的护理人员，且各种规范表格及标准计划的制订有一定难度。

不同的护理工作方式各有利弊，在护理学的发展历程中都起了重要作用，在临床护理实践中交错使用。

第二节　护理工作方法

一、系统化整体护理

系统化整体护理是 20 世纪 90 年代早期发展的一种新的护理模式，是以现代护理观为指导，以护理程序为核心，将临床护理服务与护理管理科学地结合起来，其特点是按照护理程序的科学工作方法，以患者为中心，为患者解决问题，系统地实施整体护理的临床护理组织管理模式。

（一）系统化整体护理的内涵

系统化整体护理是以现代护理观为指导，以护理程序为核心将护理临床业务和护理管理的各个环节系统化的工作模式。核心是护理程序，以"整体性、系统化"为基础，为患者解决问题的一种科学方法。

1. 整体性

狭义的整体性是指护理应把服务对象视为生物的、社会的、文化的、发展的人，强调以"人"为中心，护理就是要解决人的整体的健康问题。广义的整体性是指护理专业的整体性，指护理行政与业务、护理管理与品质保证、护理教育与研究以及临床护理业务等各个环节都应紧密联系，相互配合，协调一致，以保证整体护理水平的提高。其内涵包括以下四点：①应把患者作为一个整体；②人的一生的整体；③社会的人的整体；④护理制度、护理管理、服务质量、护士素质等是一个整体。

2. 系统化

护理本身是由一些相互关联和相互作用的部分组成的一个系统的整体。护理业务和护理管理的各个环节、护理程序的各个步骤及护理人员之间的沟通网络的协调一致，连续且环环相扣的完整统一。"系统化"可分三个层次来理解：第一个层次是临床的工作上，"护理程序"必须系统化，护士对每个工作环节都要做到以护理程序为框架，环环相扣；第二个层次是在医院管理上系统化，在确立护理管理制度、护理职责与护士行为考核标准、考虑护理人员调配与组织、进行护理质量评价都应以护理程序为框架；第三个层次是在实施系统化整体护理时，为使中国护理改革向前推进，必须在国家政策法规和各级行政管理方面的系统化，有国家层面、省市层面、机构层面和个人层面。

（二）系统化整体护理的影响

1. 转变了护士单纯执行医嘱的从属地位

系统化整体护理是以护理程序为核心，护理程序包括评估、诊断、计划、实施和评价五个步骤。它的出现标志着护理人员从单纯的"操作者"转变为"思考者"。实施整体护理后，护士有了自己的护理诊断，有了自己的工作模式——护理程序，除了执行医嘱外，把更多的时间用于患者的诊断和健康问题的解决上。

2. 将健康教育纳入护士的日常工作，密切了护患关系

系统化整体护理要求护理人员把健康教育贯穿于护理操作的全过程。通过健康教育使护理人员更好地了解患者，正确地评估、照顾患者，建立良好的护患关系。

（三）责任制护理与系统化整体护理的异同点

1. 共同点

责任制护理与系统化整体护理均以现代护理观为指导，按照护理程序的理论与方法开展工作。它们强调护士不是被动的执行者，而是主动的思想者；护士应对患者负责，而不是仅对医师负责；护理不是单纯的技术操作和疾病护理，而是涉及生理、心理、社会等各层面的整体护理；恢复健康的过程不是医护人员单方面的活动，而是医、护、患及其家属共同参与和合作的活动过程。

2. 区别点

（1）责任制护理具有以下特点

强调责任护士应由业务水平高、临床经验丰富的护士承担，强调对患者的护理应有连续性。

（2）系统化整体护理具有以下特点

认为每个护士都可以做责任护士；重视健康教育，视护理为护患合作性活动；采用标准化护理表格，以减少护士用于病历书写的工作时间。

二、临床护理路径

临床护理路径是一种科学高效的医学护理管理模式，是综合多学科的医疗护理管理计划，属于临床路径的范畴。临床护理路径和临床路径两者是相辅相成的，对临床路径的全面理解和学习，能更好地促进对临床护理路径的掌握。

（一）临床路径

临床路径是经过医护人员仔细地调查、核准，经医疗专家科学论证并经多学科组成员共同商讨制定的疾病康复路径图，是针对某一个病种（或手术），以时间为横轴，以入院指导、诊断、检查、治疗、护理、教育和出院计划等手段为纵轴，制定标准化的治疗护理流程（临床路径表）。它以缩短平均住院日，减少医疗费用支出，节约医疗资源为目的，增强了诊疗活动的计划性，从而有效地降低医疗成本和有效运用资源。同时也有利于医疗服务质量的控制和持续改进。

医院拥有领导的重视和支持，并且做好充分的思想动员与培训后方可开展临床路径。开展临床路径应遵循以下步骤：

①充分尊重患者的意见。

②选择要推行的疾病或手术。

③选择开展临床路径的团队人员。

④制定临床路径图。

⑤确定预期目标、建立评价标准。

⑥资料的收集与记录。

⑦阶段评估与分析。

（二）临床护理路径

临床护理路径是患者住院期间的护理模式，是有计划、有目的、有预见性的护理工作。它通过依据每日护理计划标准，为患者制订从入院到出院的一整套医疗护理整体工作计划和健康教育的路线图或表格，使护理工作更加标准化、规范化。

1. 临床护理路径的实施

（1）临床护理路径的制定

临床护理路径是指导临床护理工作的有效工具，它的制定必须满足以下条件。

①体现以患者为中心的原则。

②由多学科组成的委员会共同制订护理路径。

③以取得最佳护理效果为基本水准。

④依据现有的国际、国内疾病护理标准。

⑤由委员会签署发布的文字资料，能结合临床实践及时予以修改。

⑥由委员会定期修订，以保证符合当前的护理标准。

（2）临床护理路径的内容

临床护理路径通常包括：查看前一日护理路径记录、实验室检查，实施治疗护理措施、用药、饮食、健康教育等。

（3）临床护理路径的步骤

①患者入院后由主管医生、责任护士对患者进行评估，建立良好的护患关系，解释CNP的有关内容、目的和注意事项等，患者和家属同意实施后与之签订知情同意书。

②护理小组长协同责任护士24 h内制订护理计划。

③CNP护理篇放于护理病历中，便于当班护士按照CNP上的参考时间落实措施，将CNP患者篇悬挂于床尾，告知患者在各时间段医师和护士将要为他们做的治疗和护理。

④护理小组长按每阶段内容认真执行和评估，病区医生、护士共同参与CNP实施，并得到科主任的指导。

⑤护士长通过每天的护理查房督查是否达到预期目标并进行指导，科主任不定时检查与指导。对不能达到预期目标者，质量控制小组人员共同分析，给予修改、补充或重新制定护理计划和措施，完善和更新CNP。

⑥出院前，护士长对CNP成效指标进行总结评价。

2. 临床护理路径的作用

临床护理路径（CNP）作为一种提高医疗护理质量，降低医疗护理成本的全新医疗护理服务模式，现已受到越来越多的医院管理者和医护人员的青睐。

临床护理路径主要有以下几个作用：

（1）有利于健康教育的规范化，显著地提高护理效果

CNP 实施之后，使护士有更多的时间深入病房，按设置好的程序有序执行，保证临床护理工作持续改进和提高，使健康教育做到有章可循，明显提高了整体护理质量。和以往对患者单纯的灌输式的单一教育不同，临床护理路径教育方式是通过个别指导、讲解、操作示范、观看录像等方法，使健康教育模式向多向式交流转化。

（2）有利于提高患者的生活质量

CNP 的制定须遵循以患者为中心的原则，在具体的临床工作中，护理人员也应以患者为中心指导、协调护理工作。临床护理路径以严格的时间框架为指导，使患者明确自己的护理目标，充分尊重了患者的知情权和监督权。不同的护理人员在临床护理路径的帮助下，也能很好地交流、传递信息，保证对患者护理工作的延续性。

（3）有利于护理工作的标准化，提高护理质量

临床护理路径是经多学科委员会审定的科学、实用、表格化的护理路线图。护理人员有预见性、计划性、主动性、连续性地实施护理，帮助患者以最快的速度完成各项检查、诊疗，掌握好相关健康知识，对疾病发展、转归、预后进一步了解，使患者变被动为主动地配合治疗和护理，并能有效地减少护理疏漏。CNP 使记录简单、一目了然，减少了护理文件书写记录的时间，护士有更多的时间，按设置好的程序有序执行。CNP 克服了部分护理人员知识的缺陷，有章可循，明显提高了整体护理质量。

（4）有利于增强医护人员的团结协作精神

CNP 让护理人员能够全面、准确地观察患者病情，能及时向医师提供患者的全面、准确分析的信息，从而减少不必要的医疗处置，避免资源浪费，同时减少病患住院时因医护人员处理程序不同而产生的各种变异情况。医护人员团结协作精神得到增强，保证了患者住院期间医护工作的连续性和协调性，从而提高了服务质量和工作效率。

（5）有利于有效地减少护理差错，提高患者对医院工作的满意度

CNP 可使单病种的诊疗过程更加标准化、规范化、程序化，医务人员可以按照规程指导为患者提供医疗服务，以此来规范医疗行为。由于患者在住院期间能得到最有效、最有利的医疗护理服务，因此，在很大程度上能杜绝护理人员由于遗忘或个人疏忽造成的护理差错，从而避免医疗纠纷或医疗事故的发生。

CNP 已在我国很多地区进行了尝试，不少患者在其中接受人性化的护理服务，能真切感受到护士的关爱与亲情，无论从生理还是心理上均能使其获得极大的满足感和安全感，充分体现了"以人为本"的护理内涵。

（三）变异的处理

患者在住院期间不一定完全都能按照预先设计好的路径接受诊疗和护理，个别患者在

假设的标准中出现偏差或在沿着标准临床路径接受医疗照护的过程中有所变化的现象称为变异。

根据引起变异因素的来源不同，临床路径研究人员将变异分为三类，即与医院系统相关的变异、与医务人员相关的变异和与患者相关的变异。

一旦出现负性变异，医务人员应迅速分析其原因，科学而全面地分析变异原因，结合客观实际，找出解决变异的最佳措施，不断修改、完善临床路径，积累经验。变异处理的成效如何，很大程度上取决于所有医疗服务人员对变异的认识和接受程度，以及医院各个系统和部门的合作与协调。须特别强调的是，对于变异的处理应因人而异、因地制宜，任何情况下都不能偏离科学的论据与论断，只有这样，才能使临床路径得到不断的完善和发展。

第三节　护理程序

一、护理程序的基本过程及相互关系

护理程序由评估、诊断、计划、实施和评价五个步骤组成，是一个动态的、循环往复的过程，这五个步骤又是相互联系、相互促进和相互影响的。

（一）评估

评估是护理程序的第一步，是采取各种方法和手段收集与护理对象的健康相关的资料，包括护理对象过去和现在的生理、心理、社会等方面的资料，并对资料进行分析和整理。

（二）护理诊断

对通过评估获得的资料进行分类，经过综合分析，确认护理对象存在的问题，即确定护理诊断。

（三）计划

根据护理诊断拟定相应的预期护理目标，制定护理措施，并将其以规范的形式书写出来。

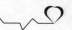

（四）实施

实施是将护理计划落实于具体的护理活动的过程。

（五）评价

根据护理活动后产生的护理效果，对照预期目标进行判断，确定目标达到的程度。

二、护理程序的步骤

（一）评估

评估是指有组织地、系统地收集资料并对资料的价值进行判断的过程。评估是护理程序的第一步，也是护理程序的最基本的一步和非常关键的一步，是做好护理诊断和护理计划的先决条件。收集到的资料是否全面、准确将直接影响护理程序的其他步骤。因此，评估是护理程序的基础。

1. 收集资料

（1）资料的分类

护理评估所涉及的资料依照资料来源的主客体关系，可分为主观资料和客观资料两类。主观资料是指源于护理对象的主观感觉、经历和思考而得来的资料。如患者主诉"我头晕、头痛""我感觉不舒服""我一定得了不治之症"等。客观资料是指通过观察、体格检查或各种辅助检查而获得的资料。如"患者体温 39 ℃，寒战""患者双下肢可凹性水肿"等。

（2）资料的来源

①患者本人。

②患者的家庭成员或与护理对象关系密切的人：如配偶、子女、朋友、邻居等。

③其他健康保健人员：医师、护士、营养师等人员。

④既往的病历、检查记录：通过对既往健康资料的回顾，及时了解护理对象病情动态变化的信息。

⑤文献资料：通过检索有关医学、护理学的各种文献，为基础资料提供可参考的信息。

（3）资料的内容

收集的资料不仅涉及护理对象的身体情况，还应包括心理、社会、文化、经济等方面。

①一般资料：包括姓名、性别、年龄、民族、职业、婚姻状况、受教育水平、家庭住址、联系人等。

②现在健康状况：包括此次发病情况，目前主要不适的主诉及目前的饮食、营养、排泄、睡眠、自理、活动等日常生活形态。

③既往健康状况：包括既往患病史、创伤史、手术史、过敏史、既往日常生活形态、烟酒嗜好，护理对象为女性时还应包括月经史和婚育史等。

④家族史：家庭成员是否有与护理对象类似的疾病或家族遗传病史。

⑤护理对象体检的检查结果。

⑥实验室及其他检查结果。

⑦护理对象的心理状况：包括对疾病的认识和态度、康复的信心、病后精神与行为及情绪的变化、护理对象的人格类型、对应激事件的应对能力等。

⑧社会文化情况：包括护理对象的职业及工作情况、目前享受的医疗保健待遇、经济状况、家庭成员对疾病的态度和对疾病的了解、社会支持系统状况等。

（4）收集资料的方法

①交谈法：护理评估中的交谈是一种有目的、有计划的交流或谈话。通过交谈，一方面可以获得有关护理对象的资料和信息；另一方面可以促进护患关系的发展，有利于治疗与护理工作的顺利进行，还可以使护理对象获得有关病情、检查、治疗、康复的信息。

②观察法：运用感官获得有关信息的方法。通过观察可以获得有关护理对象的生理、心理、社会、文化等多方面的信息。

③身体评估：是指护士通过视、触、叩、听等体格检查技术，对护理对象的生命体征及各个系统进行全面检查，收集有关护理对象身体状况方面的资料。

④查阅：指通过查阅医疗病历、护理病历、各种实验室及其他辅助检查结果，获取有关护理对象的资料。

2. 整理资料

（1）资料的核实

①核实主观资料：主观资料常常来源于护理对象的主观感受，因此，难免会出现一定的偏差，如患者自觉发热，而测试体温时却显示正常。核实主观资料不是对护理对象不信任，而是核实主、客观资料相符与否。

②澄清含糊的资料：如果在资料的收集整理过程中发现有些资料内容不够完整或不够确切时，应进一步进行收集和补充。

（2）资料分类

①按马斯洛的需要层次理论分类：将收集到的各种资料按照马斯洛的五个需要层次进行分类。分别对应于生理需要、安全需要、爱与归属需要、尊敬与被尊敬需要和自我实现的需要。

②按人类反应型态分类：北美护理诊断协会（NANDA）将所有护理诊断按 9 种型态分类，即交换、沟通、关系、赋予价值、选择、移动、感知、认识、感觉/情感 9 种。收集到的资料可以按此方法进行分类。

③按 Majory Gordon 的 11 个功能性健康型态分类：Majory Gordon 将人类的功能分为 11 种型态，即健康感知-健康管理型态、营养-代谢型态、排泄型态、活动-运动型态、睡眠-休息型态、认知-感知型态、自我认识-自我概念型态、角色-关系型态、性-生殖型态、应对-应激耐受型态、价值-信念型态。此分类方法通俗易懂，便于临床护士掌握，应用较为广泛。

3. 分析资料

（1）找出异常所在

分析资料时，应首先将收集到的患者相关资料与正常人体资料进行对照，发掘其中的差异，这是进行护理诊断的关键性的前提条件。因此，需要护理人员能熟练运用医学、护理学及人文科学知识，具备进行综合分析判断的能力。

（2）找出相关因素和危险因素

通过对资料的分析比较后，能够发现异常所在。但这只是对资料的初步分析，更重要的是要对引起异常的原因进行进一步的判断，找出导致异常的相关因素和危险因素，为后期进行护理计划的制订提供依据。

4. 资料的记录

资料的记录格式可以根据资料的分类方法不同和各地区的特点自行设计。但资料的记录应遵循以下几个原则：

①资料要客观地反映事实情况，实事求是，不能带有主观判断和结论。

②资料的记录要完整，并遵循一定的书写格式。

③要正确使用医学术语进行资料的记录。

④语言简明扼要，字迹清楚。

（二）护理诊断

根据收集到的资料进行护理诊断是护理程序的第二步，也是专业性较强，具有护理特

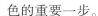

色的重要一步。

1. 护理诊断的定义

护理诊断是关于个人、家庭、社区对现存的或潜在的健康问题或生命过程的反应的一种临床判断，是护士为达到预期结果选择护理措施的基础，这些预期结果是应由护士负责的。

2. 护理诊断的组成

每个护理诊断均由名称、定义、诊断依据和相关因素四部分组成。

（1）名称

名称是对护理对象健康状态或疾病的反应的概括性描述，一般可用改变、减少、缺乏、缺陷、不足、过多、增加、功能障碍、受伤、损伤、无效或低效等特定术语来描述健康问题，但不能说明变化的程度。根据护理诊断名称的判断，可将护理诊断分为三类。

①现存的：是对个人、家庭或社区的健康状况或生命过程的反应的描述。如"体温过高""焦虑""疼痛"等。

②有……危险的：是对一些易感的个人、家庭或社区对健康状况或生命过程可能出现的反应的描述。此类反应目前尚未发生，但如不及时采取有效的护理措施，则可能出现影响健康的问题。因此，要求护士要有预见性，能够预测到可能出现的护理问题。如长期卧床的患者存在"有皮肤完整性受损的危险"，移植术后的患者"有感染的危险"等。

③健康的：是对个人、家庭或社区具有加强健康以达到更高水平健康潜能的描述。健康是生理、心理、社会各方面的完好状态，护理工作的任务之一是促进健康。健康的护理诊断是护士为健康人群提供护理时可以使用的护理诊断，如"执行治疗方案有效"等。

（2）定义

定义是对护理诊断的一种清晰、准确的描述，并以此与其他护理诊断相区别。每个护理诊断都有其特征性的定义。如"便秘"是指"个体处于一种正常排便习惯发生改变的状态，其特征为排便次数减少和（或）排出干、硬便"。

（3）诊断依据

诊断依据是做出该诊断的临床判断标准。诊断依据常常是患者所应具有的一组症状和体征以及有关病史，也可以是危险因素。诊断依据有三种：第一种称"必要依据"，即做出某一护理诊断时必须具备的依据；第二种称"主要依据"，即做出某一诊断时通常需要存在的依据；第三种称"次要依据"，即对做出某一诊断有支持作用，但不一定每次做出该诊断时都存在的依据。三种依据的划分不是随意的，而是通过严谨的科研加以证实的。

（4）相关因素

相关因素是指促成护理诊断成立和维持的原因或情境。相关因素包括以下几个方面：

①生理方面：指与患者的身体或生理有关的因素。

②心理方面：指与患者的心理状况有关的因素。

③治疗方面：指与治疗措施有关的因素。

④情境方面：即涉及环境、有关人员、生活经历、生活习惯、角色等方面的因素。

⑤成长发展方面：指与年龄相关的认知、生理、心理、社会、情感的发展状况，比单纯年龄因素所包含的内容更广。

3. 护理诊断的陈述方式

护理诊断的陈述包括三个要素，即问题、原因、症状与体征。主要有以下三种陈述方式。

（1）三部分陈述

具有诊断名称、相关因素和临床表现这 P、E、S3 个部分，即 PES 公式，多用于现存的护理诊断。

（2）两部分陈述

只有护理诊断名称和相关因素，而无临床表现，即 PE 公式，多用于"有……危险"的护理诊断。

（3）一部分陈述

只有 P，这种陈述方式用于健康的护理诊断。

4. 医疗诊断与护理诊断的区别

（1）使用人员不同

医疗诊断是医师使用的名词，用于确定一个具体疾病或病理状态。护理诊断是护士使用的名词，是对个体、家庭或社区的现存的、潜在的健康问题或生命过程反应的一种临床判断。

（2）研究重点不同

医疗诊断侧重于对患者的健康状态及疾病的本质做出判断，特别是对疾病做出病因诊断、病理解剖诊断和病理生理诊断。护理诊断侧重于对患者现存的或潜在的健康问题或疾病反应做出判断。

（3）诊断数目不同

每个患者的医疗诊断数目较少，且在疾病发展过程中相对稳定，护理诊断数目常较多，并随患者反应不同而发生变化。

（4）解决问题的方法不同

医疗诊断做出后须通过用药、手术等医疗方法解决；而护理诊断是通过护理措施解决健康问题。

（5）适用对象不同

医疗诊断只适于个体情况，而护理诊断既适于个体，也适于家庭和社区人群。

（三）护理计划

制订护理计划是护理程序的第三步。当对患者进行全面的评估和分析、做出护理诊断后，应根据患者的具体病情制订和书写护理计划。护理计划的制订体现了护理工作的有组织性和科学性。

1. 排列护理诊断的优先次序

当患者有多个护理诊断时需要对这些护理诊断进行排序，以便统筹安排护理工作。排序时要考虑护理诊断的紧迫性和重要性，把对患者生命和健康威胁最大的问题放在首位，其他的诊断依次排列。在优先顺序上将护理诊断分为以下三类：

（1）首要问题

首要问题是指会威胁患者生命、需要及时行动解决的问题。

（2）中优问题

中优问题是指虽不直接威胁患者生命，但也能造成身体上的不健康或情绪上变化的问题。

（3）次优问题

次优问题是指与患者此次发病关系不大，不属于此次发病的反应的问题。这些问题并非不重要，只是在安排护理工作时可以稍后考虑。

护理诊断的排序，并不意味着只有前一个护理诊断完全解决才进行下一个护理诊断，而是护理人员可以同时解决几个护理问题，只是把重点放在需要优先解决的首要问题上。

2. 制定护理目标

护理目标是指患者在接受护理后，期望其能达到的健康状态，即最理想的护理效果。

（1）护理目标的陈述方式

①主语：指护理对象，是患者，也可以是患者的生理功能或患者机体的一部分。

②谓语：即行为动词，指患者将要完成的内容。

③行为标准：即护理对象行为要达到的程度。

④条件状语：指主语完成某活动时所处的条件状况。

⑤时间状语：是指护理对象在何时达到目标中陈述的结果。

（2）护理目标的种类

①长期目标：是指需要相对较长的时间才能实现的目标。

②短期目标：是指在相对较短的时间内（几小时或几天）要达到的目标。

长期目标和短期目标在时间上没有明确的分界，有些诊断可能只有短期目标或长期目标，有些则可能同时具有长期目标和短期目标。

（3）制定护理目标时应注意的问题

①目标主语一定是患者也可以是患者相关的生理功能或身体的某一部分，而不是护士。

②一个目标中只能出现一个行为动词，否则评价时无法判断目标是否实现。

③目标应是可测量的、可评价的，其行为标准应尽量具体。

④目标应是护理范畴内的，且可通过护理措施实现的。

⑤目标应具有现实性、可行性，要在患者能力可及的范围内。

3. 制定护理措施

护理措施是帮助护理人员为达到预期目标所采取的具体方法。护理措施的制定是建立在护理诊断所陈述的相关因素基础上，结合护理评估所获得的护理对象的具体情况，运用知识和经验做出决策的过程。

（1）护理措施的类型

①依赖性的护理措施：即来自医嘱的护理措施，如遵医嘱给药等。

②相互合作的护理措施：是护士与其他健康保健人员相互合作采取的行动。如护士与营养师等共同协商患者的营养补充方案，以纠正患者出现的营养失调，低于机体需要量问题。

③独立的护理措施：指不依赖于医师的医嘱，护士能够独立提出和采取的护理措施。如护士通过音乐疗法或放松疗法缓解患者的疼痛问题等。在临床护理工作中，护理人员独立的护理措施很多，除一些常规的独立护理措施外，需要护士勤于思考和创新，用科学的方法探讨更多有效果的独立护理措施。

（2）制定护理措施的注意事项

①措施必须与目标相一致，即护理措施应是能实现护理目标具体护理活动。

②护理措施应具有可行性，应结合患者、工作人员和医院等的具体情况而制定。

③护理措施的制定要以保障患者的安全为前提，要符合伦理道德要求。

④护理措施应与其他医务人员的健康服务活动相协调。

⑤护理措施应以科学理论为指导，每项护理措施都应有依据。

⑥护理措施应具体而易于执行。

4. 验证护理计划

护理计划的制订过程中，尤其在实施之前，应对计划的具体内容进行不断验证，以确保措施的安全有效，且符合患者的具体情况。护理计划的验证可由制订者自己验证，也可由其他健康保健人员协助验证。只有护理计划经过反复验证，确保护理措施适合患者情况时，才可进入具体实施阶段。

5. 书写护理计划

护理计划制订后应作为一种医疗护理文件执行和保存。因此，护理计划书写应符合医疗护理文件书写的基本要求，以确保其能在医务人员之间相互沟通，促进教学、科研的发展进程，能提供护理质量检查依据，并具有法律效力。

（四）实施

实施是护理程序的第四步，是执行护理计划中各项措施的过程。通过实施可以解决护理问题，并可以验证护理措施是否切实可行。实施应发生于护理计划之后，包括实施前准备、实施和实施后记录三个部分。

1. 实施前准备

要求护士在实施之前要考虑与实施有关的以下几个问题：

（1）做什么

在实施前应全面回顾制订好的护理计划，并且须对护理计划的内容进行进一步的整理和组织，使之统筹兼顾和有秩序地进行。

（2）谁去做

确定哪些护理措施应由护士自己做，哪些应由辅助护士做，哪些需要指导患者或其家属参与完成以及哪些须与其他健康保健人员共同完成，等等。

（3）怎么做

即实施时应采用何种技术或技巧，如何按护理计划实施等。还应考虑到实施过程可能出现的问题及解决方法。

（4）何时做

根据患者的具体情况和健康状态选择最佳的执行护理措施的时间。

2. 实施

护理实施阶段是护士综合运用专业理论知识、操作技术、病情观察能力、语言表达能

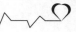

力、沟通技巧、协调管理能力及应变能力等执行护理计划的过程。这一阶段不仅可以解决患者的护理问题，也同时培养和提高了护士的综合素质和能力。在实施的同时，护士对患者的病情及对疾病的反应进行评估，并对护理照顾的效果进行评价，因此，实施阶段还是评估和评价的过程。

3. 实施后记录

实施护理计划后，护士应对执行护理计划的过程及过程中遇到的问题进行记录。其意义在于：可以作为护理工作的阶段性的总结，利于其他医护人员了解实施护理计划的全过程，为今后的护理工作提供经验性资料，并且可以作为护理质量评价的内容。

第四节　护患关系与沟通

一、护士与患者的关系

护理工作中的人际关系包括护患关系、医护关系和护护关系等，其中，护患关系是护理人员面临的最重要的关系。

（一）性质

1. 护患关系是一种治疗性的人际关系（亦称专业性人际关系）

护患关系是在护理服务过程中，护理人员与患者自然形成的一种帮助与被帮助的人际关系。与一般人际关系不同，在护患关系中，护士作为专业帮助者处于主导地位，并以患者的需要为中心。护士通过实施护理程序来满足患者的需要，从而建立治疗性的人际关系。护理人员的素质、专业知识和专业技术水平等会影响护患关系的建立。

2. 护患关系是专业性的互动关系

在护患关系中，护士与患者是相互影响的。双方不同的经历、知识、情绪、行为模式、文化背景、价值观与健康有关的经验等都会影响到彼此间的关系与交往。

（二）护患关系的基本模式

1. 主动-被动型模式

这是一种传统的护患关系模式。在护理活动过程中，护理人员处于主动、主导的地位，而患者则处于完全被动的、接受的从属地位。即所有的护理活动，只要护士认为有必要，无须经患者同意就可实施。这一模式主要存在于患者难以表达自己意见的情况下，如昏迷状态、全麻手术过程中或婴幼儿等。这需要护理人员发挥积极能动的作用。

2. 指导-合作型模式

在护理活动过程中，护患双方都具有主动性，由护理人员决定护理方案、护理措施，而患者则尊重护理人员的决定，并主动配合，提供自己与疾病有关的信息，对方案提出意见与建议。这一模式主要适用于患者病情较重，但神志清醒的情况下。此情况下，患者希望得到护理人员的指导，并积极发挥自己的主观能动性。

3. 共同参与型模式

这一模式在护理活动过程中，护患双方具有大致同等的主动性和权利，共同参与护理措施的决策和实施。患者不是被动接受护理，而是积极主动配合，参与护理；护士尊重患者权利，与患者协商共同制订护理计划。此模式主要适用于患慢性病和受过良好教育的患者。

（三）护患关系的分期

护患关系可分为建立、维持和结束三期。

1. 第一期（初始期）

从患者与护士开始接触时就开始了。此期的主要任务是护患之间建立信任关系，并确定患者的需要。信任关系是建立良好护患关系的决定性因素之一。护士通过观察、询问、评估患者，收集资料，发现患者的健康问题，制订护理计划。患者根据护士的言行逐渐建立对护士的信任。

2. 第二期（工作期）

此期护患之间在信任的基础上开始合作，主要任务是护理人员通过实施护理措施来帮助患者解决健康问题，满足患者需要，达到护理目标。在护理过程中，应鼓励患者参与，充分发挥患者的主观能动性，减少其对护理的依赖。

3. 第三期（结束期）

在达到护理目标后，护患关系就进入结束阶段，此期的主要任务是圆满地结束护患关系。护士应了解患者对目前健康状况的接受程度，制订患者保持和促进健康的教育计划，了解护患双方对护患关系的评价，并征求患者意见，以便今后工作中进一步改进。

二、护士与患者的沟通

（一）沟通的概念

沟通是信息遵循一系列共同的规则相互传递的过程。沟通是形成人际关系的手段。

（二）沟通的基本要素

沟通的过程包括沟通的背景或情景、信息发出者、信息、信息传递途径、信息接受者和反馈等六个基本要素。

1. 沟通的背景或情景

沟通的背景或情景指沟通发生的场所或环境，既包括物理场所，也包括沟通的时间和沟通参与者的个人特征，如情绪、文化背景等。不同的沟通背景或情景会影响对沟通信息的理解。

2. 信息发出者

信息发出者指发出信息的主体，既可以是个人，也可以是群体、组织。信息发出者的社会文化背景、知识和沟通技巧等都可对信息的表达和理解造成影响。

3. 信息

信息是沟通得以进行的最基本的要素，指能够传递并被接收者所接受的观点、思想、情感等。包括语言和非语言的行为。

4. 信息传递途径

信息传递途径指信息传递的手段或媒介，包括视觉、听觉、触觉等。护士在进行沟通时，应根据实际情况综合运用多种传递途径，以帮助患者更好地理解信息。

5. 信息接受者

信息接受者是接受信息的主体。信息接受者的社会文化背景、知识和沟通技巧等均可影响信息的理解和表达。

6. 反馈

反馈指沟通双方彼此的回应。

（三）沟通的基本类型

按照沟通使用的符号分类，沟通可分为语言性沟通和非语言性沟通。

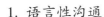

1. 语言性沟通

语言性沟通是指沟通者通过语言或文字的形式与接受者进行信息的传递与交流。护士在为患者采集病史、进行健康教育和实施护理措施时都必须进行语言性沟通。

2. 非语言性沟通

非语言性沟通是指不使用语言或文字进行的沟通，而是通过躯体姿势和运动、面部表情、空间、声音和触觉等来进行信息的沟通。非语言性沟通可以伴随着语言性沟通而产生，主要目的是表达情绪和情感、调节互动、验证语言信息、维护自我形象和表示人际关系的状态。非语言性沟通具有情景性、整体性和可信性的特点。非语言性沟通形式主要包括以下几种：

（1）体语

体语指通过人体运动表达的信息，如仪表、面部表情、眼神、姿态、手势、触摸等。

（2）空间效应

空间效应指沟通双方对他们沟通中的空间和距离的理解与运用。个体沟通时的空间与距离会影响个体的自我暴露程度与舒适感。人际交往中的距离主要分为四种。

①亲密区：指沟通双方距离小于 50 cm，当护士在进行查体、治疗、安慰、爱抚时，与患者之间的距离。

②个人区：指沟通双方距离在 50~100 cm 之间，人们与亲友交谈、护士与患者进行交谈时主要使用此区距离。

③社会区：指沟通双方距离在 1.1~4 m 之间，在工作单位和社会活动时常用，如护士同事一起工作时或护士通知患者吃饭等。

④公众区：指沟通双方距离在 4 m 以上，一般用于正式公开讲话中，如上课、开会等。

（3）反应时间

反应时间的长短可反映对沟通的关注程度，及时的反应可鼓励沟通的进行。

（4）类语言

类语言指伴随语言产生的声音，包括音质、音量、音调、语速、节奏等。这些可影响人们对沟通的注意力，同时可表达沟通者的情绪和情感。

第二章　静脉采血与输血护理

第一节　静脉采血护理

一、外周静脉采血准备

外周静脉采血准备包括采血器具的选择和采血部位的选择，采血器具又包括采血针和采血容器，从普通注射器到安全型静脉采血针，从血培养瓶到不同类型的真空采血管。针对不同病情的病人，选择合适的采血器具和采血部位在静脉血标本的质量保证、操作的高效便捷、采集人员的安全以及周围环境的保护方面发挥着重要作用。

（一）外周静脉采血器具的选择

1. 采血针

（1）普通注射器

①结构特点：注射器由空筒和活塞组成。空筒前端为乳头，表面有刻度，活塞后部为活塞轴、活塞柄；针头由针尖、针梗和针栓三部分组成。

②使用方法：依据采血量选择合适的注射器和合适的静脉，常规皮肤消毒后将连接好的注射器刺入血管，见回血后一手固定针栓，另一手回抽血液，采集结束弃去针头，将血液沿试管壁缓慢注入所需血量。

（2）分体式真空采血针

①结构特点：在采血针的软管尾端针座上，连接一支集血针，集血针表面有阻血套。

②使用方法：将采血针旋转固定于持针器外筒前端，穿刺成功后，将集血针插入真空采血管胶塞，在负压的作用下血液自动流入真空采血管，可实现多管采集。

（3）笔式真空采血针

①结构特点：为贯通式针管，其两端都有锋利的刃口，针管中下段固定在针座上，其前端为采血针，后端为集血针。集血针表面有阻血套，针管两端有保护套，临床上与持针器、一次性采血管等配合使用。

22

②使用方法：将采血针旋转固定于持针器外筒前端，穿刺成功后，将真空采血管插入持针器后端空腔，使集血针后端刃口穿过阻血套刺入真空管胶塞，在负压的作用下血液自动流入真空采血管，可实现多管采集。

（4）安全型静脉采血针

①安全型锁扣式采血针：

结构特点：采血针针头端有保护套，有效防止针刺伤的发生，针头采用三切面、双斜面设计，有效减小穿刺阻力，降低病人的疼痛感。此针头具有采血速度快、安全性高、操作简便等特点。

使用方法：穿刺方法同笔式真空采血针，采血结束拔出针头后，闭合针头端保护套。

②安全型蝶翼针：

结构特点：在采血针的软管尾端针座上，连接一只集血针，集血针外有保护套，采血针针座处设有安全按键，有效防止针刺伤的发生，也可避免采血针的重复使用，达到全程保护的目的。

使用方法：穿刺方法同分体式真空采血针，当采血结束时触碰安全按键，针管将完全回缩到采血针回缩套内。

2. 采血容器

真空采血容器具有采血量准确、安全性能高、分离血清效果好、操作使用方便及可一针采多管血标本等特点。

（二）外周静脉采血部位的选择

外周静脉血标本在采集过程中应根据病人静脉解剖位置与病情的不同，选择合适的血管、舒适的体位、准确的穿刺点进行穿刺，原则上尽量选择位置固定、易于穿刺成功、容易止血的血管，避免在输液侧及有静脉瓣和关节处进行采血，一般成人首选肘正中静脉，其次可选前臂正中静脉、贵要静脉及头静脉等。

可参考不同血管特点穿刺方法的选择：①肥胖病人皮下脂肪厚，静脉不易显露，采血时需按静脉走向指压局部，摸清血管深浅度位置，进针角度约40°。②水肿病人须先压迫血管局部组织使液体暂移一旁，待血管显露后再穿刺。③脱水、腹泻病人因血容量不足导致静脉不充盈、瘪塌、弹性差，穿刺时用手将静脉向心方向按压，使静脉充盈后再行穿刺。④营养不良病人血管脆性大、弹性差、皮下脂肪少，进针角度要小于15°。⑤静脉闭塞病人血管穿刺时可有回血，但如出现血流不畅时，须及时更换穿刺部位。⑥超高龄病人静脉血管弹性降低，管壁增厚，变硬，皮肤松弛，血管浅易滚动而不易固定、容易刺破；穿刺前10 min可使用热毛巾或暖水袋热敷或在穿刺部位持续外用血管扩张剂，防止血栓形成，使血管扩张充盈，减轻疼痛并提高穿刺成功率。

二、外周静脉血液采集操作

外周静脉血液采集操作包括适用人群的选择，人员、物品、环境的准备，以及标准化的操作流程，规范化的外周静脉血液采集操作直接关系到血液标本的质量和检测结果的可靠性。

（一）适用人群

为病人采集并留取外周静脉血液标本，用于化验检查（包括全血标本、血清标本、血浆标本、血培养标本），为疾病的诊断、治疗和预后提供依据。

（二）准备

1. 人员准备

仪表大方，举止端庄；服装、鞋帽整洁；佩戴胸卡；修剪指甲，洗手；等等。

2. 物品准备

（1）治疗车上层

清洁或无菌手套、真空采血器/注射器、持针器、止血带、一次性垫巾、无菌敷贴、采血管（根据须采集的标本类型选择并按采集顺序摆放）、条形码、消毒盘（皮肤消毒剂、无菌棉签）、医嘱执行单、试管架、洗手液。

（2）治疗车下层

医用垃圾袋、生活垃圾桶、锐器盒。

（3）环境准备安静、清洁，温湿度适宜，光线充足，必要时使用屏风遮挡。

3. 采集操作流程

推荐肘正中静脉作为外周静脉血液采集穿刺的首选部位，其次选择前臂正中静脉、贵要静脉及头静脉等，各采血部位在穿刺体位、穿刺点方面存在一定的差异，如下操作流程以肘正中静脉为例说明。

（1）采血前

①备齐用物推车至病人床旁。

②核对信息：自我介绍，两种以上方式核对病人（姓名、床尾卡、腕带）；核对条形码（床号、姓名、住院号、采集项目、采集时间、采血管的种类）并粘贴。

③告知：告知病人操作目的、须做的检查项目、采血量、临床意义及配合要点，取得病人配合。

④评估：

其一，评估病人病情、年龄、意识状态。

其二，评估病人禁饮食时间是否符合要求以及有无吸烟、运动、情绪波动等影响因素；若为女性病人还须评估是否处于月经期或妊娠期。

其三，评估穿刺部位皮肤、血管状况及肢体活动度。

⑤摆放体位协助病人大小便，取舒适体位，暴露穿刺部位。

⑥洗手，戴口罩六步洗手法，戴口罩，戴手套。

⑦操作前以两种以上方式核对病人，核对条形码信息及采血管帽颜色。

⑧确认穿刺部位，在穿刺部位下方铺一次性垫巾；扎止血带，确认穿刺点，松止血带。

⑨消毒，以穿刺点为中心消毒皮肤（2次），消毒范围直径≥5 cm，待自然干燥，备无菌敷贴。

⑩操作中以两种以上方式核对病人，核对条形码信息及采血管帽颜色。

扎止血带穿刺部位上方7~10 cm处，嘱病人轻握拳。

（2）采血中

真空采血器：

①静脉穿刺：一手于穿刺点下方2.5~5 cm处绷紧皮肤，另一手持采血针，针尖斜面向上沿血管走向穿刺（通常与皮肤成15~30°）。

蝶翼针：见回血后，可再顺静脉进针少许，固定针翼，保护穿刺点。

直针：见回血后，可再顺静脉进针少许，固定持针器。

②采血：将采血针另一端插入真空采血管，首支采血管有血液流入时，松开止血带，待血液升至所需血量取下采血管。

③颠倒混匀：按要求颠倒混匀（混匀次数依据采血管帽颜色或检验项目），置于试管架上，如需多管血再依采集顺序插入其他采血管。

④拔针、按压：嘱病人松拳，快速拔针，局部按压5 min（有凝血功能障碍或使用抗凝药物的病人须按压10 min以上），观察穿刺部位有无渗血、肿胀等。

注射器：

①静脉穿刺：一手于穿刺点下方2.5~5 cm处绷紧皮肤，另一手持注射器并以示指固定针栓，针尖斜面向上沿血管走向穿刺（通常与皮肤成15~30°）。

②采血：见回血后，松开止血带，一手固定针栓，另一手拉动活塞抽取所需血量。

③拔针、按压：嘱病人松拳，快速拔针，指导病人或家属局部按压 5 min（有凝血功能障碍或使用抗凝药物的病人须按压 10 min 以上），观察穿刺部位有无渗血、肿胀等。

④标本注入采血管：取下针头，打开试管帽，将血液沿试管壁缓慢注入至所需血量。

⑤颠倒混匀：按要求颠倒混匀（混匀次数依据采血管帽颜色或检验项目），置于试管架上。

（3）采血后

①操作后核对：两种以上方式核对病人信息，核对条形码信息及采血管帽颜色。

②整理：协助病人取舒适体位，整理床单位；呼叫器放在病人易取处；整理物品。

③洗手、摘口罩：脱手套，洗手，摘口罩。

④宣教：致谢病人，指导病人和家属按压穿刺部位、方法和时间；注意观察穿刺局部有无出血及血肿等。

⑤标本送检：应用密闭箱及时安全运送。

4. 注意事项

①遵循外周静脉血标本的质量管理要求，严格执行医嘱和无菌操作技术原则。

②粘贴条形码须注意：a. 竖向粘贴在采血管上，尽量居中。b. 与采血管帽距离不宜过近（建议距离 5~8 mm）。c. 粘贴时尽量覆盖在采血管原有标签纸上，以保证观察窗清晰可见。

③若病人坐位采血时，须将采血侧上肢完全伸直，采取直肘姿势，即保证上臂与前臂在一条直线上。

④在手套的选择上建议使用无粉无菌橡胶手套，且戴同一副手套可采用快速手消液连续给 5 个病人采血再重新更换，一副手套的使用不超过 15 min；针对特殊病人，如隔离病人或疑有传染倾向病人等，须严格执行一人一手套一更换；为血液传播性疾病病人采血时必须戴双层手套。

⑤外周静脉采血禁忌部位：a. 输液、输血同侧手臂。b. 局部红肿炎性反应区域。c. 乳房切除术后的同侧手臂。d. 大范围疤痕、烧伤及残疾的部位。e. 水肿部位。f. 血肿部位。g. 动静脉瘘管同侧手臂。

⑥扎止血带不可过紧，尽可能缩短绑扎时间，建议以不超过 1 min 为宜，避免引起局部瘀血、静脉扩张以及影响检测结果；若止血带在同一位置绑扎超过 1 min，建议松开并等待 2 min 后重新绑扎；扎止血带时病人不要多次进行松紧拳头的动作，以避免假性高钾血症；在测定乳酸时，不可使用止血带，否则检测结果会偏高。

⑦真空采血时，未穿刺前不可先将真空采血管与采血针头相连。

⑧静脉穿刺时进针角度：a. 如静脉较浅，进针角度15°左右。b. 如静脉较深，进针角

度30°左右。c. 如病人皮下脂肪厚，静脉不易显露，可适当增加进针角度，一般<45°，见回血后减少进针角度再沿静脉走向进针少许。

⑨穿刺及采血时应尽量使病人采血部位保持向下，以防从采血管到病人静脉的回流。

⑩同时采集多种血标本时，应按照产品说明书要求使用，可参考下列顺序采血：血培养瓶→无添加剂管→凝血管（蓝）→促凝管（红）→血清分离管（黄）→肝素管（绿）→EDTA管（紫）→葡萄糖酵解抑制剂管（灰）；由于血沉管（黑）抗凝剂为枸橼酸钠，与凝血管一致，因此一般于凝血管后采集；向厌氧瓶内注入血液时须注意勿将空气注入瓶内。如使用真空采血针采集时，应先注入需氧瓶；如使用注射器采集时，应先注入厌氧瓶。

⑪一旦穿刺失败，立即松解止血带，拔出采血针，禁止反复回针；采血不顺利时只能向外抽，而不能向静脉内推，以免注入空气，形成血栓而造成严重后果。

⑫按压穿刺点力度适中，建议使用拇指顺血管方向垂直按压，不可弯曲手肘部、搓揉穿刺点，以避免穿刺部位瘀血。

⑬标本采集后及时送检，常规标本应在1h内送达，特殊标本按要求时间送达；送检过程中避免阳光照射、过度震荡等，防止标本溶血。

⑭其他：意外穿刺动脉：穿刺时可见快速的血流，血液呈鲜红色，采血管内血液有节律性地搏动；一旦误穿动脉血立即拔出针头，用无菌棉球或无菌纱布按压穿刺点直至无出血为止。

其一，血液流入不畅。

其二，原因：a. 抽血穿刺时，针头贴在病人的血管壁上。b. 病人血黏度过高或血压过低。c. 采血过程中使用的真空管内无负压。

其三，处理：a. 轻轻按压血管的上方或者让病人自己用力握拳，以增加血管的压力促进血液流出。b. 若完成上面的操作但血液仍流入不畅，可以初步认定为真空管压力不足造成，须考虑更换真空采血管重新操作。c. 使用真空采血管前注意不要使采血管帽产生松动，防止由于负压不足而引起回血不畅。

其四，针头脱出。

其五，原因：a. 为病人采集多管血标本时，由于机械拉动导致。b. 采血对象不配合，如小孩或躁动的病人。

其六，处理：a. 采集多管静脉血标本时，注意对穿刺针头进行有效固定，更换采血管动作要轻柔。b. 若采血对象不配合，操作前宣教应具体并给予适当安抚，或选择其他采血方式。

三、外周静脉血液采集常见并发症与护理

在外周静脉血液采集的操作过程中，常会因病人自身疾病、采集人员操作不规范等因素，造成相关并发症的发生，包括皮下瘀血及血肿、神经损伤、静脉炎、局部感染、血栓、疼痛等。因此，准确识别并发症的早期征象，准确分析发生原因，采取有效的预防措施，给予及时的处理，在降低并发症的发生率、减轻病人的痛苦、确保疾病的正确诊断等方面发挥着重要的作用。

（一）皮下血肿

1. 原因

（1）穿刺过深或过浅

针头斜面一半在血管内，一半在血管外，血液流入皮下，造成皮下瘀血及血肿。

（2）按压方法不当

棉签只按压住皮肤进针处，而未按住血管进针处，或按压时间过短、面积较小、力量过轻或过重，均可造成皮下血肿。

2. 临床表现

穿刺部位疼痛、肿胀，可见皮下瘀斑，触及肿块。

3. 预防

（1）穿刺前应充分评估

选择粗直弹性好的大血管；如果病人袖口过紧，应脱去穿刺侧的衣袖，避免因过紧的袖口影响静脉回流，致使皮下血肿。

（2）做好健康宣教

指导病人或家属正确的按压方法，不仅要按压住皮肤进针处，更重要的是要按压住血管进针处。真空管内停留 30 s，再拔出针头，可以降低皮下血肿的发生。

4. 处理

立即解开止血带，拔出采血针，局部适当按压。早期可用冷毛巾湿敷，每 3~5 min 更换一次冷毛巾，一般冷湿敷时间 15~20 min，每隔 10 min 观察局部皮肤情况；后期可用毛巾热敷，改善血液循环，减轻炎性水肿，加速皮下血肿的吸收。

（二）神经损伤

1. 原因

采集操作时穿刺点位置选择、进针深度、进针力度不当以及病人不配合等。

2. 临床表现

采集操作过程中或采集操作结束后病人出现一过性或永久性穿刺侧肢体疼痛、麻木、活动障碍等症状。

3. 预防

①提高穿刺技能，采血操作时避免进针过快或过深。
②采血前，做好充分的评估及告知，避免病人在采血过程中突然移动肢体。

4. 处理

发生神经损伤应立即拔针，予以对症处理，注意避免患侧肢体负重、剧烈活动等，必要时遵医嘱使用营养神经药物，进行物理治疗，促进恢复。

（三）疼痛

1. 原因

病人对疼痛不耐受或反复穿刺同一个针眼处，使血管机械损伤，造成病人不必要的疼痛。

2. 临床表现

个体的主观直觉体验，病人表现为痛苦、焦虑等。

3. 预防

①采血前做好解释工作，让病人保持平静、放松的心情配合操作。
②正确评估病人对疼痛的耐受程度，选择合适的血管进行标本采集。提高外周静脉采血技能，缩短采血时间，采血过程中与病人适当沟通，分散其注意力。采血结束后，正确按压穿刺点。

4. 处理

做好心理护理，遵医嘱予以对症处理。

（四）晕针、晕血

1. 原因

病人空腹或体质虚弱、恐惧，加之疼痛刺激等原因，造成有些病人晕针、晕血。

2. 临床表现

在采集过程中病人出现害怕、紧张、焦虑、呼吸困难等。

3. 预防

①采血前评估病人身体状况，情绪，是否有晕针、晕血史等；向病人详细讲解标本采集的目的、方法及注意事项，消除紧张情绪。

②协助病人取舒适体位，以利于机体放松，对于易发生晕针或晕血的病人应采取平卧位。

③采血过程中应与病人适当沟通，以帮助其分散注意力。

④采血过程中与病人适当沟通，分散其注意力。

⑤采血结束后，正确按压穿刺点。

4. 处理

①立即平卧，将病人安置到空气流通处，必要时给予氧气吸入；监测生命体征，口服热开水或糖水，给予适当保暖，通常数分钟后可自行缓解。

②对于老年人或有心脏疾病的病人要注意防止心绞痛、心肌梗死或脑部疾病等意外的发生。

（五）静脉炎

1. 原因

（1）负压因素

采血开始以较大的吸力吸附血管内血液，突然失血使管腔变小，致使血管收缩，管壁压力增大，导致静脉炎发生。

（2）采血针固定不佳

针头在血管内翻转滑动，导致血管内膜受损引发静脉炎。

（3）带负压拔针

在未断开真空采血管的情况下拔针，使得血管壁在接受负压刺激的同时，又承受着棉签向下的压力、针头与管壁的摩擦力，导致管壁受损引发静脉炎。

2. 临床表现

沿静脉走向出现条索状红线，局部组织发红、肿胀、灼热、疼痛，可伴有畏寒、发热等全身表现。

3. 预防

①进行真空采血时应选择横径粗、弹性好的血管。

②采血时应固定好针柄，保证采血顺利，减少针头在血管内移动造成血管壁的损伤。

③拔针前先断开真空采血管，再拔针，拔针的同时迅速用棉签按压。

4. 处理

患侧局部制动、抬高，消毒穿刺部位，予以照射、湿热敷，必要时遵医嘱给予止痛药及抗炎药等对症治疗。

（六）局部感染

1. 原因

①采集人员没有严格按照无菌操作原则进行血标本采集。

②标本采集过程中穿刺部位没有按要求正确消毒。

③消毒剂未完全自然干燥就进行穿刺等。

2. 临床表现

轻者穿刺处局部发红，伴有或不伴有肿胀、疼痛；严重者穿刺处有脓肿形成，甚至出现败血症等全身表现。

3. 预防

①外周静脉采血操作时须严格执行无菌技术；操作前后均按规范要求进行严格的手部清洁，戴口罩、手套等。

②采血前，对于皮肤不清洁的病人应先行皮肤清洁后再进行消毒，消毒后不能再次接触穿刺部位，消毒剂应自然风干后再行穿刺采血。

③拔掉采血器护针帽和进行血管穿刺的时间间隔应尽可能缩短，采血后无菌脱脂棉签或者无菌纱布必须在穿刺部位保留至少 15 min。

4. 处理

密切监测病人体温变化，加强局部消毒，观察，必要时遵医嘱进行抗感染治疗。

（七）血栓

1. 原因

（1）血管内膜损伤

反复穿刺或穿刺过程中多次调整针头方向等，致使血管内膜发生机械性损伤。

（2）血液高凝状态

病人由于疾病所致的血液呈高凝状态。

2. 临床表现

肢体局部出现疼痛、肿胀，局部皮温皮色异常，甚至臂围增粗等现象。

3. 预防

①选择合适的采血器具。

②穿刺过程中避免随意调整针头及反复穿刺。

③采血后正确按压穿刺点，避免搓揉。

④穿刺后避免肢体活动过度。

⑤关注病人凝血功能情况，有异常情况应积极处理。

4. 处理

经 B 超确诊者，须制动患侧肢体，并请血管外科会诊，根据会诊意见遵医嘱进行溶栓治疗，同时加强生命体征及肢体状况的观察。

第二节　静脉输血护理

静脉输血是将血液或血液制品通过静脉输入体内的方法，是失血性疾病和血液病急救治疗的一项重要措施，包括输注全血、成分血和自体输血。输血应该严格执行我国各项输血法规和输血技术规范。规范、准确地执行与输血有关的各项护理技术，如经各类静脉管路采血、输血，输血过程的观察，输血静脉管道的维护，并发症和意外事件的预防和处理等，是保证输血安全和输血效果的必需和重要手段。

一、输血原则和交叉配血

（一）静脉输血的原则

《中华人民共和国献血法》《医疗机构临床用血管理办法》中关于静脉输血的原则是：

①医务人员应当认真执行临床输血技术规范，严格掌握临床输血适应证，根据患者病情和实验室检测指标，对输血指征进行综合评估，制订输血治疗方案。遵循科学、合理原则，实施保护性输血治疗，合理使用成分血，避免血液资源浪费，杜绝不必要的输血。鼓励、推广自体输血，宣传无偿献血，动员患者亲属、朋友互助献血。手术中适当采用控制性低血压等措施，减少出血。输血前必须做血型鉴定及交叉配血试验。患者血红蛋白大于100 g/L，红细胞压积（HCT）>0.30，不予输血。

②在输血治疗前，医师应当向患者或者其近亲属说明输血目的、方式和风险；经治医师应向患者或其家属说明输同种异体血的必要性和发生输血不良反应、经血传播疾病的可能性，征得患者或家属的同意，并签署临床输血治疗知情同意书。

③紧急输血可采用紧急非同型输注原则，但需要事先进行输血前告知，征得患者本人或患者家属同意，并写入病历。因抢救生命垂危的患者需要紧急输血，且不能取得患者或者其近亲属意见的，经医疗机构负责人或者授权的负责人批准后，可以立即实施输血治疗。《临床输血治疗知情同意书》随病历保存。紧急非同型输血，只能输成分血，不能输全血，血浆和冷沉淀可采用相容性输血，输不同型的血小板，首选 AB 型血小板，次选 B 型或 A 型血小板，最后选 O 型血小板。

（二）交叉配血

交叉配血标本是保证输血安全的关键环节，应保证标本的正确采集及按要求及时运送，交叉配血标本采集是指采集受血者的全血标本进行交叉配血试验的过程。将供血者的红细胞和血清分别与受血者的血清和红细胞混合，观察有无凝集反应，此试验称为交叉配血试验。交叉配血是确定能否输血的重要依据，两侧均不凝集，方可输血。

1. 采集交叉配血标本必须遵守的原则

严格执行知情同意原则、床旁双人核对制度、无菌技术操作原则、标本采集原则、标准预防原则等。告知患者及其家属交叉配血的目的、配合方法及采血后的注意事项，并征得同意。2 名医务人员共同核对医嘱，核对患者的血型必须与用血申请单、交叉配血申请单、血型检验报告、医嘱上的血型相符，选用的试管是否符合要求，床旁双人核对采血容器标签信息（包括床号、姓名、性别、年龄、科室、ID 号或住院号等）与患者的一致性，有输血信息系统的医院执行条形码核对流程。标本采集后，床旁双人再次核对标本试管标签与输血申请单信息的一致性。

2. 交叉配血标本的采集量

根据申请用血量决定交叉配血标本的量。若申请用血量为 200 mL，则标本量为 2 mL；

申请用血量每增加 200 mL，标本量增加 1 mL；当红细胞申请量>8 U 时，应抽取 2 份或 2 份以上标本。

3. 交叉配血采血管的选择

选择干燥试管，检查采血管灭菌有效期、有无裂痕、胶塞有无松脱，粘贴在采血管的信息是否与患者相符，核对条形码是否一致。

（三）采集交叉配血标本

1. 核对

（1）医嘱

双人核对医嘱、用血申请单、交叉配血申请单、血型检验报告单的科室、姓名、床号、性别、年龄、血型、登记号或住院号。

（2）采血试管

确认采血试管选择正确、容器完好、条形码的信息与医嘱相符。

（3）患者身份正确

采用两种或以上身份识别方法。

2. 评估

①病情、是否正进行静脉治疗、静脉情况、穿刺部位皮肤情况（有无水肿、结节、瘢痕、伤口等）。

②患者沟通、理解及合作能力、肢体活动情况以及其需求。

3. 告知

交叉配血的目的、配合方法，以及采血后的自我照护事项。

4. 准备

①操作者：洗手、戴口罩。

②环境：清洁、安静，保护患者隐私。

③用物：医嘱单、消毒液、止血用品（棉签、无菌棉球）、止血带、贴好标签的采血管、采血针、手套。

④患者：舒适平卧或坐位。

5. 采血

（1）使用头皮针经静脉采血。

①采血所使用的静脉不是输血所需要的静脉，因为一个静脉周围的血肿会给后续的静

脉穿刺带来困难。

②选择合适的静脉、穿刺点，在穿刺点上方约 6 cm 处扎止血带，常规消毒皮肤，嘱患者握拳。

③戴手套采血，建议使用一次性安全型采血针：拔除采血穿刺针的护套，一手固定血管，另一手拇指和食指捏持穿刺针翼穿刺静脉血管，见回血后将胶塞穿刺针直接刺入采血管胶塞盖的中央，达到所需血量，将刺塞针反折拔出，并嘱患者松拳。

④松止血带，迅速拔出针头，用棉枝按压穿刺点 1~2 min。凝血功能障碍者，拔针后按压时间延长至 10 min 或出血停止。

（2）经静脉留置针、PICC、CVC、PORT 采血。

①一般不从静脉留置针、PICC、CVC、PORT 单独抽取交叉配血标本，对儿科患者、建立静脉通道困难的患者采集大量血标本时，可停止输液 2~10 min 后采集血标本，但必须严格执行消毒、弃回血、更换接头、生理盐水和肝素液冲封管的流程。

②静脉留置针采血。避免在穿刺留置时采血，采血前停止输液至少 2 min，夹闭留置针延长管，拧下肝素帽或正压接头，酒精棉片或棉签消毒接口，打开夹子，抽 1~2 mL 血弃去，更换注射器，抽血标本，使用 3~5 mL，0.9%的生理盐水脉冲式冲洗导管，以单手正压手法夹闭延长管夹子，夹闭部位应尽量靠近近心端，酒精棉片再次消毒接口，更换肝素帽，将血标本注入相应的试管内。

③经 P1CC、CVC 采血。执行静脉留置针采血流程。抽回血弃血量为 6 mL，头端三向瓣膜式 PICC 在拉出注射器 1~2 mL 时停顿 1~2 s，以使导管的瓣膜打开，血液流进导管，采血后使用 10~20 mL，0.9%的生理盐水冲洗导管。使用 10 mL 或大于 10 mL 的注射器采血和冲封管，使用 10 U/mL 的肝素液 3~5 mL 封管。经双腔 PICC、CVC 采血时，未采血一侧的管道应停止输液并夹闭，多腔中心静脉导管应使用管腔最大、离心脏最远的出口进行采血。

④经 PORT 采血。执行静脉留置针采血流程。采血前检查回血，弃血量为 6 mL，采血后使用 20 mL0.9%的生理盐水冲洗导管，100 U/mL 的肝素液 3~5 mL 正压封管，以单手正压手法夹闭专用针头延长管夹子，夹闭部位应尽量靠近针头端。

⑤外周中长导管不用作常规采血途径。

6. 整理

①协助患者舒适体位。

②按《医疗废物处理条例》处置用物，使用后的采血针直接放入利器盒内（禁止将使用后的一次性针头复帽），脱手套，洗手。

③再次核对医嘱、患者身份、标本及条形码，立即送检，记录。

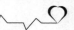

二、输血质量管理

（一）血液及成分血的领取

1. 正常血液

①正常全血分为上下两层，上层血浆呈黄色，下层血细胞呈暗红色，两者之间界限清楚，无凝块。

②正常血小板外观半透明，橙黄色，混入的白细胞和红细胞极少，手工制备的血小板混入的白细胞和红细胞较多。

③血浆呈草黄色，外观半透明。

2. 成分血领取

具有护士执业证书的护士接到输血科取血通知后，核对输血医嘱，了解患者病情，评估患者是否可以输血，有无不适合输血的因素，必要时与主管医生沟通，如确认患者暂时不输血，就不必去血库取血并告知血库；如确认现时可以输血，方可取血。携带患者的血型检验单、输血知情同意书及专用的运血容器到输血科取血。

3. 取发血双方严格执行"三查""八对""八不接"

正确的血液领取是安全输血的关键环节之一。原则上一人一次只能取同一血型的血液及成分血，发血者和取血者双方实行双查双签制度，严格执行"三查""八对""八不接"，信息准确无误后，共同在发血单上签字，"三查"：查血液质量、血袋包装、标签及有效期；"八对"：对患者姓名、ID 号、床号及血库的贮血号、血型、成分种类、血量、配血结果；凡血袋有以下情形之一的，一律不得领回，即"八不接"：标签破损、字迹不清，血袋有破损、漏血，血液中有明显凝块，血浆呈乳糜色或暗灰色，血浆中有明显气泡、絮状物或粗大颗粒，未摇动时血浆层与红细胞的界面不清或交界面上出现溶血，红细胞层呈紫红色，过期或其他须查证的情况。

4. 血液的运输

使用专用取血容器盛放；在运输过程中，运血容器轻拿轻放，避免震荡，以免引起纤维蛋白大量析出，红细胞大量溶解，血小板在运输过程中轻轻摇动，可维持其血浆 pH 值，保持活性。

5. 血液的寄存

取回的血应尽快输用，不得自行储血。对特殊情况暂时不能输注的血液，按输血科寄存管理要求寄存：①血液必须保存在指定的血库冰箱内，温度应保持在 4 ℃。确定要输血，才去血库取血。在血液出库 30 min 内，且包装完整和未经加温等处理，立即送回输血科临时寄存，超出时限或经穿刺或加温的血液不予寄存。②寄存与接收双方对血液质量进行检查，内容包括血袋及标签有无破损、有无穿刺和加温痕迹、血液色泽是否异常等，填写血液寄存记录单。③血液寄存最长时限不超过 24 h，若短期造成血液质量问题与报废，由寄存科室负责。

（二）输血

①有执照的护士执行输血技术。输血必须由经过严格的输血理论知识及技术培训，且通过输血理论及技术考核合格的具有护士资格证书的护士执行。严格遵守无菌操作原则和技术规程，严格执行查对制度。

②输血前相关信息查对。掌握受血者的病史，检查采血标本是否合格和准确无误，供血者和受血者 ABO 血型、Rh 血型的鉴定及交叉配血试验结果，供血者标签和条形码，血制品有效期，血制品的质量，核实和登记配发血有关信息，输血前应尽可能掌握、核对受血者的有关资料，包括受血者的姓名、性别、年龄、种族、科室、床号、住院号、临床诊断、输血史、药物史、妊娠史、ABO 和 Rh 血型、血红蛋白、血小板、白细胞、输血的目的等。

③根据医嘱输血，做到患者输血知情同意。根据医嘱输血，同时应向患者解释输血的目的、步骤、注意事项、配合的方法，签署输血知情同意书。

④输注前将血袋内的成分轻轻摇匀，避免剧烈震荡。血液中不可加入其他药物和高渗或等渗溶液。血袋及输血管不能随意直接加温，防止血液溶血、变性。输注 2 个或以上供血者的血液时，应在前一袋血输尽后，用无菌生理盐水冲洗输血器及导管，再接下一袋输注。手工分血小板输注期间的连接换袋不需要冲管。从血库取出的血液，必须在 30 min 内输注。

⑤严格执行床旁双人核对及"三查""八对"制度，已经实行输血信息化的医院同时严格执行取血、床旁输血腕带信息扫描核对流程，如果核对过程被打断，应从头开始重新核对。

⑥仔细检查输血装置，用 100 mL0.9% 的生理盐水建立输血通道，检查输液器有无渗漏，与静脉通道连接处螺旋接口是否吻合，避免输注过程中血液制品漏出。

⑦输血前后用无菌生理盐水冲洗输血管道，连续输入不同供血者的血液时，应在前一袋血输尽后，用无菌生理盐水冲洗输血器，再接下一袋血液继续输注。

⑧用于输注全血、成分血或生物制剂的输血器或滤器每 4 h 更换一次。

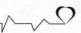

⑨输血时效和注意事项。

a. 红细胞。少白细胞的红细胞制备后应该尽快输注。洗涤红细胞应在制备后 6 h 内输用，不宜保存，因故未输用只能在 4 ℃条件下保存 12 h。

b. 血小板。因故未及时输用要在室温下保存，室温下保存不应超过 24 h。

c. 白（粒）细胞。制备后应尽快输注，以免减低其功能，室温下保存不应超过 24 h。

d. 血浆。融化后的新鲜冰冻血浆应尽快输用，以避免血浆蛋白变性和不稳定的凝血因子丧失活性，融化后未能及时输注，则在血库 4 ℃条件下保存不能超过 24 h。普通冰冻血浆融化后与新鲜冰冻血浆使用时同样要求。

e. 冷沉淀。融化后必须在 4 h 内用于患者。

⑩输血速度及顺序。

a. 输血开始要缓慢滴入，速度不超过 20 滴/min，10~15 min 后再按所需的速度滴入。成人一般 40~60 滴/min，儿童酌减。

b. 对年老体弱、严重贫血、心衰患者应谨慎、速度宜慢。血红蛋白小于 40 g/L 严重贫血患者，输注红细胞时控制在每小时 1 mL/kg 体重。

c. 血小板输注速度要快，以患者能耐受为准，一般 80~100 滴/min，以便迅速达到一个止血水平，输注时间控制在 30 min 至 4 h 内。

d. 每单位血浆应尽可能地在患者耐受范围内尽快输送，或者控制在 15~60 min。

e. 冷沉淀、凝血因子输注速度以患者能耐受的最快速度为宜。

f. 凝血酶原复合物每瓶（30 mL 生理盐水融化）应在 3~5 min 快速静脉注射。

g. 冷凝集素综合征患者输血环境温度要求 20 ℃以上，输注速度宜慢，护士全程密切观察。

h. 免疫球蛋白输注的速度宜慢，前 30 分钟为 0.01~0.02 mL（kg·min），如无不良反应，可以把输注速度增加至 0.02~0.04 mL（kg·min）。

i. 当失血量超过循环血量 20%时，须快速输血。特别是快速大量失血，输血速度必须超过失血速度才能维持血压。

j. 同时输注多种成分血时，先后顺序为：血小板—粒细胞 T 冷沉淀—红细胞悬液—血浆。

（三）输血结束

①输注接近完毕时，血袋内应保留 3~5 mL 血液，输用后的废血袋在用血科室双层黄色医疗垃圾袋包扎，置 2~6 ℃冰箱保存 24 h，以备必要时核查，保存 24 h 后按污染废物统一毁形、消毒处理。

②发生严重的输血反应，医护人员须逐项填写输血反应登记表，于输血结束后送到输血科统一保存，同时将输血反应情况、处理过程、处理结果记录在病历中，同时向医务部、护理部书面呈报不良事件。

③规范填写输血记录表，并随病历保存。

三、经静脉血管通路装置输血技术

严格执行输血质量管理流程和标准，按《临床输血技术规范》的要求输血。

（一）输血操作基础流程

1. 评估

①病情。有无正在进行静脉治疗、静脉情况、穿刺部位皮肤情况（有无水肿、结节、瘢痕、伤口等）。

②患者沟通、理解及合作能力、肢体活动情况及其需求。

③已留置的管道种类。

2. 告知

输血的目的、方法、不良反应及应对措施，输血中自我观察事项。

3. 准备

①操作者：洗手，戴口罩。

②环境：清洁、安静，保护患者隐私。

③用物：医嘱单、输血科配对报告单、消毒液、棉支、止血带、输液贴、乳胶手套、输血器、9 号头皮针、0.9% 的生理盐水 100 mL，血液和专用容器、止血钳。

④患者：舒适平卧或坐位。

4. 输血过程严密

观察输血不良反应。

（二）输血工具选择

1. 血管通路装置的选择

①结合患者年龄、病情、血管条件、输液治疗方案及预期治疗持续时间、输血需要及医疗条件选择合适类型的外周或中心血管通路装置输血，包括头皮钢针、静脉留置针、中长导管、CVC、PICC、PORT。

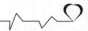

②一般不使用头皮钢针直接穿刺输血，如果是短期、单项输血治疗，优选静脉留置针，如果是长期的输血治疗，则优先选择中心静脉导管输血。

③使用无针输液接头。如使用肝素帽则须连接 9 号头皮钢针或取下接头输血后更换接头。

2. 输血器的选择

①全血、红细胞、血小板、血浆、血浆成分、粒细胞、冷沉淀使用标准输血器（滤器孔径 170~260 μm）。

②使用有螺口连接的输血器。

③造血干细胞移植患者移植血回输后，患者自身免疫功能重建前，使用未经辐照的红细胞、血小板，应使用床旁型去白细胞过滤输血器，以最大限度降低人类白细胞抗原（HLA）不相容引起的移植物抗宿主反应（GVHD），减少巨细胞病毒（CMV）感染的风险，但使用过程中须监测血压。

④为减少针刺伤，应该使用无针输液系统，穿刺工具应该使用带防止针刺伤的安全防护装置。

（三）直接穿刺静脉血管的选择

①评估患者既往静脉穿刺史、静脉损伤程度，常规选上肢远心端部位，再次穿刺应位于前次穿刺点的近心端，尽量避免肢体关节部位。

②选择粗、直、有弹性的血管穿刺输血；成人不宜使用下肢静脉；不要从静脉分支处进行穿刺，避开静脉瓣；避免使用桡静脉腕部穿刺，防止发生桡神经损伤。

③乳腺手术后、腋下淋巴结清扫术后、有动静脉瘘管的肢体禁止穿刺，应选健侧肢体静脉穿刺。

④如肢体无具备条件的静脉，可选颈外静脉，穿刺时应有助手协助压迫颈外静脉近心端，注意避免压迫到静脉窦，颈外静脉压力不足，不易见到回血，可在静脉穿刺针连接 5 mL 注射器，注射器内抽取 0.9% 的生理盐水 2~3 mL，用于抽回血判断穿刺针是否在静脉内。

⑤中长导管直视穿刺首选贵要静脉，其次为正中静脉、头静脉。小儿可选择头静脉、股静脉穿刺。

⑥血小板低下、凝血时间延长的患者，应由有经验的护士仔细选择条件良好的血管穿刺，避免反复穿刺造成淤血、血肿、出血不止。

（四）经头皮钢针穿刺输血

由于存在渗出风险，一般不建议使用头皮钢针输血，但部分条件较差的医院或门诊及特殊情况仍可能使用钢针输血，使用中应避免严重的并发症。

①遵照护理常规严格查对和执行头皮钢针穿刺操作流程，严格无菌操作。

②使用 100 mL0.9% 的生理盐水、输血器，建立静脉通道。

③使用 9 号头皮针进行静脉穿刺，保证血液的顺利输注。

④做好输血前健康教育，对清醒患者，告知血液输注不畅、局部组织感到不适或疼痛，立即请护士予以处理；昏迷或意识障碍的患者，可做好陪护人员的健康教育；无陪护的患者，护士应每 5~10 min 观察穿刺局部有无红、肿等外渗表现，发现渗出立即停止输液并拔针，另建通道输血，做好局部渗出的处理。

⑤小儿、躁动患者不应使用头皮钢针，应该使用静脉留置针或中心静脉导管输血。

⑥输血完毕，使用 100 mL0.9% 的生理盐水静脉滴注冲管后拔出针头。

（五）经静脉留置针输血

1. 直接穿刺置管输血

①遵照护理常规严格执行查对和静脉留置针穿刺操作流程，严格无菌操作。

②使用 100 mL0.9% 的生理盐水、输血器，建立输血通路。

③根据选择穿刺静脉大小，使用 20~24 号静脉留置针。

④需要快速输血时，如术中、低血容量性休克，使用较大号的静脉留置针（14~18号），取下输液接头连接输血器输血。

⑤如管路须继续留置使用，使用 3~5 mL0.9% 的生理盐水或 10 U/mL 肝素钠稀释液正压封管。如单次使用，则滴入生理盐水冲洗尽输血器内的余血后拔出针头，严格限制液体入量的患者，按液体入量要求控制滴入的生理盐水拔针后按压穿刺点 10~15 min。

⑥输血过程中，严密观察输血不良反应，还应仔细观察穿刺局部组织和血管情况，有红、肿、痛者应立即停止输血，拔除管道，更换输血器重新置管。

2. 经已留置的未输液中的静脉留置针输血

①遵照护理常规严格查对和执行静脉输液、输血流程。准备 100 mL0.9% 的生理盐水、输血器，排气备用按护理技术规范消毒并连接无针输液接头（或肝素帽接头连接 9 号头皮针）和输血器，少量生理盐水冲管后输血。

②接生理盐水冲管时，观察穿刺局部组织和血管情况，有红、肿、痛应拔出管道重新留置管道；重新静脉置管首选另一侧肢体，如无可选静脉须在同侧肢体穿刺，尽量选择在原穿刺点下方扎止血带，否则应压迫原穿刺点 15~30 min 后加压固定，再扎止血带选取静脉进行穿刺，避免穿刺点出血、血肿，观察管路是否通畅，如不通畅，应检查管路是否打

折、留置针延长管锁扣是否打开，如无问题仍不通畅，使用 5~10 mL 注射器抽取 3~5 mL 0.9% 的生理盐水，连接留置针回抽，如可抽出血液，抽取 2~3 mL 血液弃去，再连接输注生理盐水冲管；经回抽仍不通畅的管道，建议拔除重新建立静脉通道。

③血液输注完毕，更换生理盐水、输液器冲管，滴入生理盐水冲洗尽输血器内的余血，冲管完毕使用生理盐水或肝素钠稀释液正压封管，封管过程中观察穿刺局部血管和组织情况，有渗出应立即拔除管道。

3. 经已留置的输液中的静脉留置针输血

①遵照护理常规严格执行查对和静脉输液、输血流程。

②100 mL 0.9% 的生理盐水接输血器排气备用。

③停止正在输注的液体，按护理技术规范消毒并连接无针输液接头（或肝素帽接头连接 9 号头皮针）和输血器，按经已留置的未输液中的静脉留置针输血流程进行冲管、输血及观察，输血完毕，使用 5~10 mL 注射器抽取 3~5 mL 0.9% 的生理盐水脉冲式冲洗导管，减少导管壁血细胞残留，续接正在输注的液体。

④如患者正在输注抗生素、全程覆盖细胞代谢周期的药物、有时间节点限制的药物，或全天输液量大，停止输液会导致无法完成输液计划时，应该另建静脉通道输血，避免影响疾病治疗效果。

（六）经中长导管、PICC、CVC 输血

1. 经单腔中长导管、PICC、CVC 输血

①遵照护理常规严格执行查对和静脉输液、输血流程。

②0.9% 的生理盐水 100 mL 接输血器排气备用。

③经未在输液的导管单次输血，输血前用 10 mL 0.9% 的生理盐水抽回血检查导管是否通畅，如通畅，脉冲式冲管后按流程输血，输血完毕，用 20 mL 0.9% 的生理盐水再次脉冲式冲管，使用 10 U/mL 的肝素钠稀释液 3~5 mL 正压封管。注意应使用 10 mL 或以上注射器冲封管。如管道堵塞，应及时重新建立静脉留置针通道输血，并按堵管性质进行导管的融通。若输液接头内残留血迹，应立即予以更换。

④使用输液中的导管输血，停止正在输注的液体，按护理技术规范消毒并连接无针输液接头和备用生理盐水，滴入少量生理盐水冲管后输血，输血完毕使用 20 mL 0.9% 的生理盐水脉冲式冲管，撤除输血器和血袋，消毒输液接头，续接正在输注的液体。当输血影响到其他药物疗效或输液计划的完成时，须另建静脉留置针通道，如导管为中长导管或PICC，首选对侧上肢，如在同侧肢体穿刺，应在原穿刺点远心端，尽量远离导管穿刺点穿

刺，止血带不可扎于留置管道的静脉上。若输液接头内残留血迹，应立即更换。

⑤使用中长导管输血，输血前冲管时和输血过程中应观察导管头端的局部组织情况，倾听患者主诉，有疼痛、肿胀等静脉炎表现时，应避免或停止经此导管输血，停止输血者，使用 10 mL0.9%的生理盐水脉冲式冲管，10 U/mL 的肝素钠稀释液 3~5 mL 封管，在对侧肢体建立静脉留置针通道及时输血。同时，根据静脉炎分级情况做好局部处理。

⑥导管入口处渗液，排除淋巴漏、局部组织渗液的情况，如为管路破损、纤维蛋白鞘包裹管路造成的渗液，应避免或停止经此导管输血，另建静脉留置针通道及时输血，并视导管并发症情况进行相应处理。

2. 经双腔 PICC，双腔或三腔 CVC 输血

①遵照护理常规严格执行查对和静脉输液、输血流程，按单腔中心导管要求做好输血前后冲封管。

②为保证输血速度，使用多腔管道中流量最大的管腔进行输血。

③管道各腔均未输液、正输液中使用未在输液的管腔输血，按未输液的单腔中心导管输血流程执行。

④2 个或 2 个以上管腔均须补液者，应提前做好输液、输血计划，合理使用各个管腔通路；输注有时间节点控制的药物（抗生素、化疗药、免疫抑制剂等），使用流量较小的管腔，大流量管腔接普通液体备用输血。

⑤使用未输液的头端修剪式双腔 PICC 输血，输血前后，两管腔均使用 10 mL 或以上 0.9%的生理盐水脉冲式冲管，封管时建议采用单手双腔同时封管法，避免因压差使余血进入另一侧管腔造成血栓性堵管。

（七）经输液港输血

①使用输液港专用针头。

②遵照未输液和输液中 PICC 输血流程输血。

③输血后使用 20 mL0.9%的生理盐水脉冲式冲管，用 3~5 mL 100 U/mL 肝素钠稀释液正压封管，在近针端夹闭延长管。

④输血前冲管、输血中均应观察输液港底座周围皮肤组织情况，倾听患者主诉，如局部组织肿、痛，应另建静脉留置针通道输血，请有资质的护士或医生进行输液港的评估及并发症的处理。

四、输血不良反应的观察和处理

输血过程中应严密观察患者，及时发现输血反应征象，输血开始 5~15 min，护士应

在床旁守护，出现输血反应立即报告医生，同时尽可能靠入静脉端夹住输液管道，防止输液管内的其余血液输注到患者身上，以 0.9% 生理盐水维持管道开放，记录所有观察到的症状，包括干预或采取的措施。保留相关血袋和输血器送血库以便调查分析。

（一）发热反应

1. 临床表现

发热反应是输血反应中最常见的反应，可发生在输血过程中或输血后 1~2 h 内，患者先出现发冷、寒战，继而出现高热，体温可达 38~41 ℃，可伴有皮肤潮红、头痛、恶心、呕吐、肌肉酸痛等全身症状，而血压一般无变化。轻者症状持续 1~2 h，体温逐渐降至正常。

2. 预防及护理措施

（1）预防措施

严格执行输血常规及无菌操作，严格管理血库保养液和输血用具，有效预防致热原；遵医嘱每输 200 mL 血液可在输血前给予地塞米松 2 mg。

（2）护理措施

反应轻者立即减慢输血速度，症状可以自行缓解；反应严重者暂停输血，但要保留静脉通路，并保持其通畅；监测生命体征；畏冷或寒战时给予保温，高热时根据病种、病情选用适当的物理降温，并遵医嘱使用解热镇痛药物；留意伴随症状，对于多次输血发生多次原因不明发热反应的患者，护士应细心观察并详细记录患者发热时的伴随症状，出现发热、寒战并伴有干咳、呼吸困难等肺部症状者可能是白细胞抗体引起的输血反应，必要时在输血前做好 HLA 交叉配型。

（二）变态反应

1. 临床表现

输血变态反应与受血者对供血者的某些血液成分过敏或抗原抗体反应有关，可在输注过程中的不同时间发生。一般症状出现越早，反应越严重。

①轻度反应：输血后出现皮肤瘙痒，局部或全身出现荨麻疹。

②中度反应；出现血管神经性水肿，多见于颜面部，表现为眼睑、口唇高度水肿。也可发生喉头水肿，表现为呼吸困难，两肺可闻及哮鸣音。

③重度反应：发生过敏性休克。

2. 预防及护理措施

①预防措施：正确管理血制品，选用无过敏史的供血者，供血者在采血前 4 h 内不宜高蛋白和高脂肪饮食；输血前遵医嘱使用抗过敏药物。

②护理措施：减慢输血速度或立即停止输血，及时报告主管医生，保持静脉通路通畅，遵医嘱使用抗过敏药物；呼吸困难者给予吸氧，严重喉头水肿者行气管切开；出现过敏性休克者立即进行抢救；监测生命体征。

（三）溶血反应

1. 临床表现

溶血反应是最严重的输血反应，是受血者或供血者的红细胞发生异常破坏或溶解所引起的一系列临床症状。与输入血型不合的血液，或输入已发生溶血的血液有关。血制品加温过高、保存不当或受到碰撞挤压等均可导致红细胞破坏。轻者与发热反应相似，重者在输入 10~15 mL 血液时即可出现症状，死亡率高。通常可见溶血反应的临床表现分为三个阶段。

第一阶段：受血者血清中的凝集素与输入血中红细胞表面的凝集原发生凝集反应，使红细胞凝集成团，阻塞部分小血管。患者出现头部涨痛，面部潮红，恶心、呕吐，心前区压迫感，四肢麻木，腰背部剧烈疼痛等反应。

第二阶段：凝集的红细胞发生溶解，大量血红蛋白释放到血浆中出现黄疸和血红蛋白尿，尿呈酱油色，同时伴有寒战、高热、呼吸困难、发绀和血压下降等。

第三阶段：大量血红蛋白从血浆进入肾小管，遇酸性物质后形成结晶，阻塞肾小管；同时，由于抗原抗体的相互作用，又可引起肾小管内皮缺血、缺氧而坏死脱落，进一步加重了肾小管阻塞，导致急性肾衰竭，表现为少尿或无尿，管型尿和蛋白尿，高钾血症、酸中毒，严重者可致死亡。

2. 预防及护理措施

（1）预防措施

认真做好血型鉴定与交叉配血试验，输血前认真查对，杜绝差错事故的发生；严格遵守血液保存规则，不使用变质血液；开始输血后的 15 min 内，输血速度应缓慢，每分钟不超过 20 滴，观察患者的反应，若异常立即停止输血。

（2）护理措施

一旦发生输血反应，应进行以下处理：立即停止输血，马上通知医生；给予吸氧，建立静脉通道，遵医嘱给予升压药或其他药物治疗；将余血、患者血标本盒、尿标本送

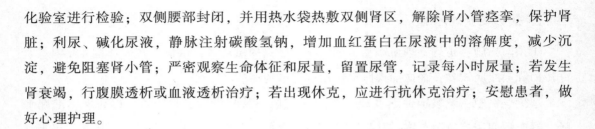

化验室进行检验；双侧腰部封闭，并用热水袋热敷双侧肾区，解除肾小管痉挛，保护肾脏；利尿、碱化尿液，静脉注射碳酸氢钠，增加血红蛋白在尿液中的溶解度，减少沉淀，避免阻塞肾小管；严密观察生命体征和尿量，留置尿管，记录每小时尿量；若发生肾衰竭，行腹膜透析或血液透析治疗；若出现休克，应进行抗休克治疗；安慰患者，做好心理护理。

（四）与大量输血有关的反应

大量输血是指 1 h 内输入的血量相当于或超过体内血容量的 50%，或者 20 min 内输血速度>1.5 mL（kg·min），或者一次输血总量达到患者总血容量 1~1.5 倍，或者在 24 h 内紧急输血量相当于或大于患者总血容量。

1. 心脏负荷过重

（1）临床表现

胸部紧迫感、呼吸急促、静脉压增高、颈静脉怒张、脉搏细速、血压下降、发绀、肺水肿、充血性心力衰竭等。

（2）预防及护理措施

①预防措施。严格掌握输血速度，尤其对年老体弱有心脏疾病者、婴幼儿，根据病情和医嘱，调整每分钟流量，全程输血量要均匀分配，切忌忽快忽慢。

②护理措施。发生心力衰竭，立即停止输血，给氧，立即配合医生进行紧急处理，遵医嘱使用强心利尿药；出现肺水肿时，给予半坐卧位，用 50%酒精湿化给氧；严密监测生命体征，记录出入量及病情变化；安慰患者，解除患者的焦虑与不安情绪。

2. 出血倾向

（1）临床表现

皮肤紫癜、穿刺部位淤血；伤口渗血、鼻出血和血尿；严重者可有内脏出血、心功能紊乱，甚至死亡。

（2）处理

短时间内输入大量库存血时，应密切观察患者的意识、血压、脉搏等变化，注意皮肤、黏膜或手术伤口有无出血；严格掌握输血量，每输入库存血 3~5 个单位，应补充 1 个单位的新鲜血；根据凝血因子缺乏情况补充有关成分。

3. 枸橼酸钠中毒反应

（1）临床表现

大量输血可致体内枸橼酸钠积聚、低血钙，患者可出现手足抽搐、血压下降、心率缓慢；心电图可出现 Q-T 间期延长，甚至心搏骤停。

（2）处理

遵医嘱常规每输入库存血 1000 mL，静脉注射 10% 葡萄糖酸钙 10 mL，防止发生低血钙。

（五）其他

如空气栓塞、细菌污染反应、体温过低，以及通过输血传染病毒性肝炎、疟疾、艾滋病等各种疾病等。因此，严格把握采血、贮血和输血操作的各个环节，是预防输血反应的关键。

第三章　消化系统常见疾病护理

第一节　慢性胃炎

慢性胃炎是由不同原因引起的胃黏膜慢性炎症。病变可局限于胃的一部分（常见于胃窦部），也可累及整个胃部。慢性胃炎一般可分为慢性浅表性胃炎、慢性萎缩性胃炎两大类，前者是慢性胃炎中最常见的一种，约占 60%～80%，后者则由于易发生癌变而受到人们的关注。慢性胃炎的发病率随年龄增长而增加。

一、护理要点

合理应用药物，及时对症处理；戒除烟酒嗜好，养成良好的饮食习惯；做好健康指导，保持良好心理状态；重视疾病变化，定期检查随访。

二、护理措施

①慢性胃炎的患者应立即解除疲劳的工作状态而加强休息，必要时卧床休息。患者应撇开一切烦恼，保持安详、乐观的人生态度。周围环境应保持清洁、卫生和安静。可以听一点轻音乐，将有助于慢性胃炎的康复。

②改变不规律进食、过快进食或暴饮暴食等不良习惯，养成定时、定量规律进食的好习惯。进食宜细嚼慢咽，使食物与唾液充分混合，减少对胃黏膜的刺激。

③停止进食过冷、过烫、辛辣、高钠、粗糙的食物。患者最好以细纤维素、易消化的面食为主食。

④慢性胃炎的患者必须彻底戒除烟酒，最好也不要饮用浓茶。

⑤停止服用水杨酸类药物。对胃酸减少或缺乏者，可适当喝米醋。

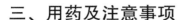

三、用药及注意事项

(一) 保护胃黏膜

1. 硫糖铝

它能与胃黏膜中的黏蛋白结合，形成一层保护膜，是一种很好的胃黏膜保护药。同时，它还可以促进胃黏膜的新陈代谢。每次 10 g，每日 3 次。

2. 生胃酮

能促使胃黏液分泌增加和胃黏膜上皮细胞寿命延长，从而形成保护黏膜的屏障，增强胃黏膜的抵抗力。每次 50~100 mg，每日 3 次，高血压患者不宜应用。

3. 胃膜素

为猪胃黏膜中提取的抗胃酸多糖质，遇水变为具有附着力的黏浆，附贴于胃黏膜而起保护作用，并有制酸作用。每次 2~3 g，每日 3 次。

4. 麦滋林-S 颗粒

此药具有胃黏膜保护功能，最大的优点是不被肠道吸收入血，故几乎无任何不良反应。每次 0.67 g，每日 3 次。

(二) 调整胃运动功能

1. 胃复安

能抑制延脑的催吐化学感受器，有明显的镇吐作用；同时能调整胃窦功能，增强幽门括约肌的张力，防止和减少碱性反流。每次 5~10 mg，每日 3 次。

2. 吗丁啉

作用较胃复安强而不良反应少，且不透过血脑屏障，不会引起锥体外系反应，是目前较理想的促进胃蠕动的药物。每次 10~20 mg，每日 3 次。

3. 西沙比利 (普瑞博斯)

作用类似吗丁啉，但不良反应更小，疗效更好。每次 5 mg，每日 3 次。

(三) 抗酸或中和胃酸

1. 甲氰咪胍

它能使基础胃酸分泌减少约 80%，使各种刺激引起的胃酸分泌减少约 70%。每次 200 mg，每日 3 次。

2. 泰胃美

作用比较温和，而且符合胃的生理功能，是比较理想的治疗胃酸增多的慢性浅表性胃炎的药物。每次 400 mg，每日 3 次。

(四) 促胃酸分泌

1. 康胃素

能促进胃肠功能，使唾液、胃液、胆液、胰液及肠液等的分泌增加，从而加强消化功能，有利于低酸的恢复。

2. 多酶片

每片内含淀粉酶 0.12 g、胃蛋白酶 0.04 g、胰酶 0.12 g，作用也是加强消化功能。每次 2 片，每日 3 次。

(五) 抗感染

1. 庆大霉素

庆大霉素口服每次 4 万 U，每日 3 次；对于治疗诸如上呼吸道炎症、牙龈炎、鼻炎等慢性炎症，有较快较好的疗效。

2. 德诺 (De-Nol)

其主要成分是胶体次枸橼酸铵，具有杀灭幽门螺杆菌的作用。每次 240 mg，每日 2 次。服药时间最长不得超过 3 个月，因为久服胶体铋，有引起锥体外系中毒的危险。

3. 三联疗法

即胶体枸橼酸铵+甲硝唑+四环素或羟氨苯青霉素，是当前根治幽门螺杆菌的最佳方案，根治率可达 96%。用法为：德诺每次 240 mg，每日 2 次；甲硝唑每次 0.4 g，每日 3 次；四环素每次 500 mg，每日 4 次；羟氨苄青霉素每次 1.0 g，每日 4 次。此方案连服 14 天为 1 个疗程。

四、健康指导

慢性胃炎由于病程较长，治疗进展缓慢，而且可能反复发作，所以，患者常有严重焦虑，而焦虑不安、精神紧张，又是慢性胃炎病情加重的重要因素之一。如此恶性循环，必将严重影响慢性胃炎的治疗。因此，对患者进行心理疏导治疗，往往能收到良好的效果。告诫患者生活要有规律，保持乐观情绪；饮食应少食多餐，戒烟酒，以清淡无刺激性易消化为宜；禁用或慎用阿司匹林等可致溃疡的药物；定期复诊，如上腹疼痛节律发生变化或出现呕血、黑便时应立即就医。

第二节　消化性溃疡

消化性溃疡是一种常见的胃肠道疾病，简称溃疡病，通常指发生在胃或十二指肠球部的溃疡，并分别称之为胃溃疡或十二指肠溃疡。事实上，本病可以发生在与酸性胃液相接触的其他胃肠道部位，包括食管下端、胃肠吻合术后的吻合口及其附近的肠襻，以及含有异位胃黏膜的梅克尔憩室。

消化性溃疡是一组常见病、多发病，人群中患病率高达 5%~10%，严重危害人们的健康。本病可见于任何年龄，以 20~50 岁之间为多，占 80%，10 岁以下或 60 岁以上者较少。胃溃疡（GU）常见于中年和老年人，男性多于女性，二者之比约为 3∶1。十二指肠球部溃疡（DU）多于胃溃疡，患病率是胃溃疡的 5 倍。

一、病因及发病机制

消化性溃疡病因和发病机制尚不十分明确，学说甚多，归纳起来有三个方面：损害因素的作用，即化学性、药物性等因素的直接破坏作用；保护因素的减弱；易感及诱发因素（遗传、性激素、工作负荷等）。目前认为胃溃疡多以保护因素减弱为主，而十二指肠球部溃疡则以损害因素的作用为主。

（一）损害因素作用

1. 胃酸及胃蛋白酶分泌异常

31%~46% 的 DU 患者胃酸分泌率高于正常高限（正常男 11.6~60.6 mmol/h，女 8.0~40.1 mmol/h）。因胃蛋白酶原随胃酸分泌，故患者中胃蛋白酶原分泌增加的百分比大致与胃酸分泌增加的百分比相同。

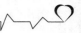

多数 GU 患者酸分泌率正常或低于正常，仅少数患者（如卓-艾综合征）酸分泌率高于正常。虽然如此，并不能排除胃酸及胃蛋白酶是某些 GU 的病因。通常认为在胃酸分泌高的溃疡患者中，胃酸和胃蛋白酶是导致发病的重要因素。

基础胃酸分泌增加可由下列因素所致：①胃泌素分泌增加（卓-艾综合征等）。②乙酰胆碱刺激增加（迷走神经功能亢进）。③组织胺刺激增加（系统性肥大细胞病或嗜碱性粒细胞白血病）。

2. 药物性因素

阿司匹林、糖皮质激素、非甾体抗炎药等可直接破坏胃黏膜屏障，被认为与消化性溃疡的发病有关。

3. 胆汁及胰液反流

胆酸、溶血卵磷脂及胰酶是引起一些消化性溃疡的致病因素，尤其见于某些 GU。这些 GU 患者幽门括约肌功能不全，胆汁和（或）胰酶反流入胃造成胃炎，继发 GU。

胆汁及胰液损伤胃黏膜的机制可能是改变覆盖上皮细胞表面的黏液，损伤胃黏膜屏障，使黏膜更易受胃酸和胃蛋白酶的损害。

（二）易感及诱发因素

1. 遗传倾向

消化性溃疡有相当高的家族发病率。曾有报告约 20%～50% 的患者有家族史，而一般人群的发病率仅为 5%～10%。许多临床调查研究表明，DU 患者的血型以"O"型多见，消化性溃疡伴并发症者也以"O"型多见，这与 50%DU 患者和 40%GU 患者不分泌 ABH 血型物质有关。DU 与 GU 的遗传易感基因不同。提示 GU 与 DU 是两种不同的疾病。GU 患者的子女患 GU 风险为一般人群的 3 倍，而 DU 患者的子女的风险则并不比一般人群高。曾有报道 62% 的儿童 DU 患者有家族史。消化性溃疡的遗传因素还直接表现为某些少见的遗传综合征。

2. 性腺激素因素

国内报道消化性溃疡的男女性别比 3.9～8.5：1，这种差异被认为与性激素作用有关。女性激素对消化道黏膜具有保护作用。生育期妇女罹患消化性溃疡明显少于绝经期后妇女，妊娠期妇女的发病率亦明显低于非妊娠期。现认为女性性腺激素，特别是孕酮，能阻止溃疡病的发生。

3. 心理社会因素

研究认为，消化性溃疡属于心理生理疾患的范畴，特别是 DU 与心理社会因素的关系

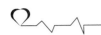

尤为密切。与溃疡病的发生有关的心理社会因素主要有:

（1）长期的精神紧张

不良的工作环境和劳动条件，长期的脑力活动造成的精神疲劳，加之睡眠不足，缺乏应有的休息和调节导致精神过度紧张。

（2）强烈的精神刺激

重大的生活事件，生活情景的突然改变，社会环境的变迁，如丧偶、离婚、自然灾害、战争动乱等造成的心理应激。

（3）不良的情绪反应

指不协调的人际关系，工作生活中的挫折，无所依靠而产生的心理上的"失落感"和愤怒、抑郁、忧虑、沮丧等不良情绪。消化系统是情绪反应的敏感器官系统，所以这些心理社会因素就会在其他一些内外致病因素的综合作用下，促使溃疡病的发生。

4. 个性和行为方式

个性特点和行为方式与本病的发生也有一定关系，它既可作为本病的发病基础，又可改变疾病的过程，影响疾病的转归。溃疡病患者的个性和行为方式有以下几个特点:

①竞争性强，雄心勃勃。有的人在事业上虽取得了一定成就，但其精神生活往往过于紧张，即使在休息时，也不能取得良好的精神松弛。

②独立和依赖之间的矛盾，生活中希望独立，但行动上又不愿吃苦，因循守旧、被动、顺从、缺乏创造性、依赖性强，因而引起心理冲突。

③情绪不稳定，遇到刺激，内心情感反应强烈，易产生挫折感。

④惯于自我克制。情绪虽易波动，但往往喜怒不形于色，即使在愤怒时，也常常是"怒而不发"，情绪反应被阻抑，导致更为强烈的自主神经系统功能紊乱。

⑤其他，性格内向、孤僻、过分关注自己、不好交往、自负、焦虑、易抑郁、事无巨细、刻求井井有条等。

5. 吸烟

吸烟与溃疡发病是否有关，尚不明确。但流行病学研究发现溃疡患者中吸烟比例较对照组高；吸烟量与溃疡病流行率呈正相关；吸烟者死于溃疡病者比不吸烟者多；吸烟者的 DU 较不吸烟者难愈合；吸烟者的 DU 复发率比不吸烟者高。吸烟与 GU 的发病关系则不清楚。

6. 酒精及咖啡饮料

两者都能刺激胃酸分泌，但缺乏引起胃、十二指肠溃疡的确定依据。

二、症状和体征

（一）疼痛

溃疡疼痛的确切机制尚不明确。较早曾提出胃酸刺激是溃疡疼痛的直接原因。因溃疡疼痛发生于进餐后一段时期，此时胃内胃酸浓度达到最高水平。然而，以酸灌注溃疡病患者却不能诱发疼痛；"酸理论"亦不能解释十二指肠溃疡疼痛。由于溃疡痛与胃内压力的升高同步，故胃壁肌紧张度增高与十二指肠球部痉挛均被认为是溃疡痛的原因。溃疡周围水肿与炎症区域的肌痉挛，或溃疡基底部与胃酸接触可引起持续烧灼样痛。给溃疡病患者服用安慰剂，发现其具有与抗酸剂同样的缓解疼痛疗效，进食对有些患者反而会加重疼痛，因此溃疡疼痛的另一种机制可能与胃、十二指肠运动功能异常有关。

1. 疼痛的性质与强度

溃疡痛常为绞痛、针刺样痛、烧灼样痛和钻痛，也可仅为烧灼样感或类似饥饿性胃收缩感以至于难与饥饿感相区别。疼痛的程度因人而异，多数呈钝痛，可忍受，无须立即停止工作。老年人感觉迟钝，疼痛往往较轻。少数则剧痛，须使用止痛剂才可缓解。约 10% 的患者在病程中不觉疼痛，直至出现并发症时才被诊断，故被称为无痛性溃疡。

2. 疼痛的部位和放射

无并发症的 GU 的疼痛部位常在剑突下或上腹中线偏左；DU 多在剑突下偏右，范围较局限。疼痛常不放射。一旦发生穿透性溃疡或溃疡穿孔，则疼痛向背部、腹部其他部位，甚至肩部放射。有报道在一些吸烟的溃疡病患者，疼痛可向左下胸放射，类似心绞痛，称为胃心综合征。患者戒烟和溃疡治愈后，左下胸痛即消失。

3. 疼痛的节律性

消化性溃疡病中一项最特别的表现是疼痛的出现与消失呈节律性，这与胃的充盈和排空有关。疼痛常与进食有明显关系。GU 疼痛多在餐后 0.5~2 h 出现，至下餐前消失，即有"进食—疼痛—舒适"的规律。DU 疼痛多在餐后 3~4 h 出现，进食后可缓解，即有"进食—舒适—疼痛"的规律。疼痛还可出现在晚间睡前或半夜痛醒，称为夜间痛。

4. 疼痛的周期性

消化性溃疡的疼痛发作可延续数天或数周后自行缓解，称为溃疡痛小周期。每逢深秋至冬春季节交替时疼痛发作，构成溃疡痛的大周期。溃疡病病程的周期性原因不明，可能与机体全身反应，特别是神经系统兴奋性的改变有关，也与气候变化和饮食失调有关。一般饮食不当，情绪波动，气候突变等可加重疼痛；进食、饮牛奶、休息、局部热敷、服制酸药物可缓解疼痛。

（二）胃肠道症状

1. 恶心、呕吐

溃疡病的呕吐为胃性呕吐，属反射性呕吐。呕吐前常有恶心且与进食有关。但恶心与呕吐并非是单纯性胃、十二指肠溃疡的症状。消化性溃疡患者发生呕吐很可能伴有胃潴留或与幽门附近溃疡刺激有关。刺激性呕吐于进食后迅速发生，患者在呕吐大量胃内容物后感觉轻松。幽门梗阻胃潴留所致呕吐很可能发生于清晨，呕吐物中含有隔宿的食物，并带有酸馊气味。

2. 嗳气与胃灼热

①嗳气可见于溃疡病患者，此症状无特殊意义。多见于年轻的 DU 患者，可伴有幽门痉挛。

②胃灼热（亦称烧心）是位于心窝部或剑突后的发热感，见于 60%～80% 溃疡病患者，患者多有高酸分泌。可在消化性溃疡发病之前多年发生。胃灼热与溃疡痛相似，有在饥饿时与夜间发生的特点，且同样具有节律性与周期性。胃灼热发病机制仍有争论，目前，多认为是由于反流的酸性胃内容物刺激下段食管的黏膜引起。

3. 其他消化系统症状

消化性溃疡患者食欲一般无明显改变，少数有食欲亢进。由于疼痛常与进食有关，往往不敢多食。有些患者因长期疼痛或并发慢性胃、十二指肠炎，胃分泌与运动功能减退，导致食欲减退，这较多见于慢性 GU。有些 DU 患者有周期性唾液分泌增多，可能与迷走神经功能亢进有关。

痉挛性便秘是消化性溃疡常见症状之一，但其原因与溃疡病无关，而与迷走神经功能亢进，严重偏食使纤维食物摄取过少以及药物（铝盐、铋盐、钙盐、抗胆碱能药）的不良反应有关。

（三）全身性症状

除胃肠道症状外，患者可有自主神经功能紊乱的症状，如缓脉、多汗等。久病更易出现焦虑、抑郁和失眠等精神症状。疼痛剧烈影响进食者可有消瘦及贫血。

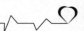

三、并发症

约 1/3 的消化性溃疡患者病程中出现出血、穿孔或梗阻等并发症。

（一）出血

出血是消化性溃疡最常见的并发症，见于 15%~20% 的 DU 和 10%~15%GU 患者。它标志着溃疡病变处于高度活动期。发生出血的危险率与病期长短无关，约 1/3~1/4 患者发生出血时无溃疡病史。出血多见于寒冷季节。

出血是溃疡腐蚀血管所致。急性出血最常见现象为黑便和呕血。仅 50~75 mL 的少量出血即可表现为黑便。GU 者大量出血时有呕血伴黑便。DU 则多为黑便，量多时反流入胃亦可表现为呕血。如大量血流快速通过胃肠道，粪色则为暗红或酱色。大量出血导致急性循环血量下降，出现体位性心动过速、血压脉压差减小和直立性低血压，严重者发生休克。

（二）穿孔

溃疡严重，穿破浆膜层可致：十二指肠内容物经过溃疡穿孔进入腹膜腔即游离穿孔；溃疡侵蚀穿透胃、十二指肠壁，但被胰、肝、脾等实质器官所封闭而不形成游离穿孔；溃疡扩展至空腔脏器如胆总管、胰管、胆囊或肠腔形成瘘管。

6%~11% 的 DU 和 2%~5% 的 GU 患者发生游离穿孔，甚至以游离穿孔为起病方式。老年男性及服用非类固醇抗炎药者较易发生游离穿孔。十二指肠前壁溃疡容易穿孔，偶有十二指肠后壁溃疡穿孔至小网膜囊引起背痛而非弥漫性腹膜炎症。GU 穿孔多位于小弯处。

游离穿孔的特点为突然出现、发展很快，有持续的剧烈疼痛。痛始于上腹部，很快发展为全腹痛，活动可加剧，患者多取仰卧不动的体位。腹部触诊压痛明显，腹肌广泛板样强直。由于体液向腹膜腔内渗出，常有血压降低、心率加快、血液浓缩及白细胞增高，而少有发热。16% 患者血清淀粉酶轻度升高。75% 患者的直立位胸腹部 X 线可见游离气体。经鼻胃管注入 400~500 mL 空气或碘造影剂后摄片，更易发现穿孔。

有时，游离穿孔的临床表现可不典型：如穿孔很快闭合，腹腔细菌污染很轻，临床症状可很快自动改善；老年或有神经精神障碍者，腹痛及腹部体征不明显，仅表现为原因不明的休克；体液缓慢渗漏入腹膜腔而集积于右结肠旁沟，临床表现似急性阑尾炎。

溃疡穿孔至胰腺者通常有难治性溃疡疼痛。十二指肠后壁穿透者血清淀粉酶及脂酶水平可升高。偶尔，穿孔可引起瘘管，如十二指肠穿孔至胆总管瘘管，胃溃疡穿通至结肠或十二指肠瘘管。

穿孔死亡率约为 5%~15%，而靠近贲门的高位胃溃疡的死亡率更高。

（三）幽门梗阻

约 5%DU 和幽门溃疡患者出现幽门梗阻。梗阻由水肿、平滑肌痉挛、纤维化或诸种因素合并所致，梗阻多为溃疡病后期表现。消化性溃疡并发梗阻的死亡率为 7%~26%。

由于梗阻使胃排空延缓，患者常出现恶心、呕吐、上腹部饱满、胀气、食欲减退、早饱、畏食和体重明显下降。上腹痛经呕吐后可暂时缓解。呕吐多在进食后 1 h 或更长时间后出现，吐出量大，为不含胆汁的未消化食物，此种症状可持续数周至数月。体格检查可见血容量不足征象（低血压、心动过速、皮肤黏膜干燥），上腹部蠕动波及胃部振水音。

实验室检查常有血液浓缩、肾前性氮质血症等血容量不足征象及呕吐引起的低钾低氯代谢性碱中毒。若体重丧失明显，可出现低蛋白血症。

（四）癌变

少数 GU 发生癌变，发生率不详。凡 45 岁以上患者，内科积极治疗无效者以及营养状态差、贫血、粪便隐血试验持续阳性者均应做钡餐、纤维胃镜检查及活组织病理检查，以尽早发现癌变。

四、检查

（一）血清胃泌素含量

放免法检测胃泌素可检出卓-艾综合征及其他高胃酸分泌性消化性溃疡。未服过大剂量的抗酸剂、H_2 受体拮抗剂或质子泵抑制剂等药者，如空腹血清胃泌素水平>200 pg/mL，应测定胃酸分泌量，以明确是否由于恶性贫血、萎缩性胃炎、胃癌或迷走神经切除等因素胃泌素反馈性增高。血清胃泌素含量及基础酸排量均增加仅见于少数疾病。测定静脉注射胰泌素后的血清胃泌素浓度，有助于确诊诊断不明的卓-艾综合征。

（二）胃酸分泌试验方法

是在透视下将胃管置入胃内，管端位于胃窦，以吸引器吸取胃液，测定每次吸取的胃液量及酸浓度。健康人胃酸分泌量见表 3-1。GU 的酸排量与正常人相似，而 DU 则空腹和夜间均维持较高水平。胃酸分泌幅度在正常人和消化性溃疡患者之间重迭，GU 与 DU 之间亦有重迭，故胃酸分泌检查对溃疡病的定性诊断意义不大。对缺乏胃酸的溃疡病，应疑有癌变；胃酸很高，基础酸排量和最高酸排量明显增高，则提示胃泌素瘤可能。

表 3-1 健康男女性正常胃酸分泌的高限及低限值

	基础（mmol/h）	最高（mmol/h）	最大（mmol/h）	基础/最大（mmol/h）
男性（N=172）高限值	10.5	60.6	47.7	0.31
男性（N=172）低限值	0	11.6	9.3	0
女性（N=76）高限值	5.6	40.1	31.2	0.29
女性（N=76）低限值	0	8.0	5.6	0

（三）X 线钡餐检查

X 线钡餐检查是确定诊断的有效方法，尤其对临床表现不典型者。消化性溃疡在 X 线征象上出现形态和功能的改变，即直接征象与间接征象。由钡餐充填溃疡形成龛影为直接征象，是最可靠的诊断依据。溃疡病周围组织的炎性病变与局部痉挛产生钡餐检查时的局部压痛或激惹现象及溃疡愈合形成瘢痕收缩使局部变形均属于间接征象。

（四）纤维胃镜检查

胃镜检查对消化性溃疡的诊断和鉴别诊断有很大价值。该检查可以发现 X 线所难以发现的浅小溃疡，确切地判断溃疡的部位、数目、大小、深浅、形态及病期（活动期、愈合期、瘢痕期），对随访溃疡的过程和判定治疗的效果有价值。胃镜检查还可在直视下做胃黏膜活组织检查等，故对溃疡良性、恶性的鉴别价值较大。

（五）粪便隐血试验

溃疡活动期，溃疡面有微量出血，粪隐血试验大都阳性，治疗 1~2 周后多转为阴性。如持续阳性，则疑有癌变。

（六）幽门螺杆菌（HP）感染检查

近来 HP 在消化性溃疡发病中的重要作用备受重视。我国人群中 HP 感染率为 40%~60%。HP 在 GU 和 DU 中的检出率更是分别高达 70%~80% 和 90%~100%。诊断 HP 方法有多种：①直接从活检胃黏膜中细菌培养、组织涂片或切片染色查 HP。②用尿素酶试验、14C 尿素呼吸试验、胃液尿素氮检测等方法测定胃内尿素酶活性。③血清学查抗 HP 抗体。④聚合酶链式反应技术查 HP。

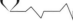

五、护理

（一）护理观察

1. 腹痛

观察腹痛的部位、性质、强度，有无放射痛，与进食、服药的关系，腹痛有无周期性。

2. 呕吐

观察呕吐物性质、气味、量、颜色、呕吐次数及与进食关系，注意有无因呕吐而致脱水和低钾、低钠血症，以及低氯性碱中毒。

3. 呕血和黑粪

观察呕血、便血的量、次数和性质。注意出血前有无恶心、呕吐、上腹不适、血中是否混有食物，以便与咯血相区别。半数以上溃疡出血者有 38.5 ℃ 以下的低热，持续时间与出血时间一致，可作为出血活动的一个标志，故应每日多次测体温。

4. 穿孔

由于老年人常有其他慢性病，穿孔时腹痛、腹肌紧张不明显，可无显著压痛和反跳痛，常易误诊，死亡率高，应予密切观察生命体征和腹部情况。

5. 幽门梗阻观察以下情况可了解胃潴留程度

餐后 4 h 后胃液量（正常<300 mL），禁食 12 h 后胃液量（正常<200 mL），空腹胃注入 750 mL 生理盐水 30 min 后胃液量（正常<400 mL）。

6. 其他

注意观察有无影响溃疡愈合的焦虑和忧郁、饮食不节、熬夜、过度劳累、服药不正规，服用阿司匹林和肾上腺皮质激素、吸烟等。

（二）常规护理

1. 休息

消化性溃疡属于典型的心身疾病，心理—社会因素对发病起着重要作用。因此，规律的生活和劳逸结合的工作安排，无论在本病的发作期或缓解期都十分重要。休息是消化性溃疡基本和重要的护理。休息包括精神休息和躯体休息。病情轻者可边工作边治疗，较重

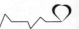

者应卧床数天至 2 周，继之休息 1~2 月。平卧休息时胆汁反流明显减少，对胃溃疡患者有利。另外应保证充足的睡眠，服用适量镇静剂。

2. 戒烟、酒及其他嗜好品

吸烟者，消化性溃疡的发病率较不吸烟者多。吸烟可使溃疡恶化或延迟溃疡愈合。吸烟会削弱十二指肠液中和胃酸的能力，还能引起十二指肠液反流入胃。患者戒烟后溃疡症状明显改善。有研究认为就 DU 患者而言，戒烟比服甲氰咪胍更重要。

酒精能损坏胃黏膜屏障引起胃炎而加重症状，延迟愈合。此外，还能减弱胰泌素对胰外分泌腺分泌水和碳酸氢根的作用，降低了胰液中和胃酸的能力。临床观察也显示消化性溃疡患者停止饮酒后症状减轻，故应劝患者戒酒。

咖啡等物质能刺激胃酸与胃蛋白酶分泌，还可使胃黏膜充血，加剧溃疡病症状。故应不饮或少饮咖啡、可口可乐、茶、啤酒等。

3. 饮食

饮食护理是消化性溃疡病治疗的重要组成部分。饮食护理的目的是减轻机械性和化学性刺激、缓解和减轻疼痛。合理营养有利改善营养状况、纠正贫血，促进溃疡愈合，避免发生并发症。

(三) 饮食护理原则

1. 宜少量多餐，定时、定量进餐

每日 5~7 餐，每餐量不宜过饱，约为正常量的 2/3。因少量多餐可中和胃酸，减少胃酸对溃疡面的刺激，又可供给足够营养。少量多餐在急性消化性溃疡时更为适宜。

2. 宜选食营养价值高、质软而易于消化的食物

如牛奶、鸡蛋、豆浆、鱼、嫩的瘦猪肉等食物，经加工烹调变得细软易消化，对胃肠无刺激。同时，注意补充足够的热量及蛋白质和维生素。

3. 蛋白质、脂肪、碳水化合物的供给要求

蛋白质按每日每千克体重 1~1.5 g 供给；脂肪按每日 70~90 g 供给，选择易消化吸收的乳融状脂肪（如奶油、牛奶、蛋黄、黄油、奶酪等），也可用适量的植物油，碳水化合物按每日 300~350 g 供给。选择易消化的糖类如粥、面条、馄饨等，但蔗糖不宜供给过多，否则可使胃酸增加，且易胀气。

4. 避免化学性和机械性刺激的食物

化学刺激性的食物有咖啡、浓茶、可可、巧克力等这些食物可刺激胃酸分泌增加；机

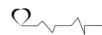

械性刺激的食物有油炸猪排、花生米、粗粮、芹菜、韭菜、黄豆芽等，这些食物可刺激胃黏膜表面血管和溃疡面。总之，溃疡病患者不宜吃过咸、过甜、过酸、过鲜、过冷、过热及过硬的食物。

5. 食物烹调必须切碎制烂

可选用蒸、煮、氽、烧、烩、闷等的烹调方法。不宜采用爆炒、滑溜、干炸、油炸、生拌、烟熏、腌腊等烹调方法。

6. 必须预防便秘

溃疡病饮食中含粗纤维少，食物细软，易引起便秘，宜经常吃些润肠通便的食物如果子冻、果汁、菜汁等，可预防便秘。

溃疡病急性发作或出血刚停止后，进流质饮食，每天 6~7 餐。无消化道出血且疼痛较轻者宜进厚流质或少渣半流，每天 6 餐。病情稳定、自觉症状明显减轻或基本消失者，每日 6 餐细软半流质。基本愈合者每日 3 餐普食加 2 餐点心，不宜进食油煎、炸和粗纤维多的食物。

出现呕血、幽门梗阻严重或急性穿孔均应禁食。

（四）心理护理

在治疗护理过程中应注重教育，应把防病治病的基本知识介绍给患者，如让患者注意避免精神紧张和不良情绪的刺激，注意精神卫生，注意锻炼身体、增强体质、培养良好的生活习惯，生活有规律，注意劳逸结合，节制烟酒，慎用对胃黏膜有损害的药物等，使患者了解本病的规律性、治疗原则和方法，从而坚定战胜疾病的信心，自觉配合治疗和护理。在心理护理过程中，护士应当了解患者在疾病的不同时期所出现的心理反应，如否认、焦虑、抑郁、孤独感、依赖心理等心理反应，护理上重点要给患者以心理支持，特别帮助他们克服紧张、焦虑、抑郁等常见的心理问题，帮助他们进行认识重建，即认识个人、认识社会，调整和处理好人与人、个人与社会之间的关系，重新找到自己新的起点，减少疾病造成的痛苦和不安。心理护理中，护士应当实施针对性、个性化的心理护理。如对那些具有明显心理素质上弱点的患者，有易暴怒、抑郁、孤僻及多疑倾向者应及早通过心理指导加强其个性的培养，对那些有明显行为问题者，如酗酒、吸烟、多食、缺少运动及 A 型行为等，应用心理学技术指导其进行矫正；对那些工作和生活环境里存在明显应激源的人，应及时帮助其进行适当的调整，减少不必要的心理刺激。

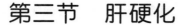

第三节　肝硬化

肝硬化是长期肝细胞坏死继发广泛纤维化伴结节形成的结果。一种或多种致病因子长期或反复损伤肝实质，致使肝细胞弥漫性变性、坏死和再生，进而引起肝脏结缔组织弥漫性增生和肝细胞再生，最后导致肝小叶结构破坏和重建，肝内血液循环发生障碍。肝功能损害和门脉高压为本病的主要临床表现，晚期常出现严重的并发症。

一、病因

引起肝硬化的病因很多，以病毒性肝炎最为常见。同一病例可由一种、两种或两种以上病因同时或先后作用引起，有些病例则原因不明。

（一）病毒性肝炎

病毒性肝炎经慢性活动性肝炎阶段逐步演变为肝硬化，称为肝炎后肝硬化。乙型肝炎和丙型肝炎常见，甲型肝炎一般不发展为肝硬化。由急性或亚急性肝坏死演变的肝硬化称为坏死后肝硬化。

（二）寄生虫感染

感染血吸虫病时，大量血吸虫卵进入肝窦前的门脉小血管内，刺激结缔组织增生引起门脉高压。肝细胞的坏死和增生一般不明显，没有肝细胞的结节再生。但如伴发慢性乙型肝炎，其结果多为混合结节型肝硬化。

（三）酒精中毒

主要由酒精的中间代谢产物（乙醛）对肝脏的直接损害引起。酗酒引起长期营养失调，使肝脏对某些毒性物质的抵抗力降低，在发病机制上也起一定的作用。

（四）胆汁淤积

肝外胆管阻塞或肝内胆汁淤积持续存在时，高浓度的胆酸和胆红素对肝细胞有损害作用，久之可发展为肝硬化。由于肝外胆管阻塞引起的肝硬化称为继发性胆汁性肝硬化。由原因未明的肝内胆汁淤积引起的肝硬化称为原发性胆汁性肝硬化。

（五）循环障碍

慢性充血性心力衰竭、缩窄性心包炎和各种病因引起肝小静脉阻塞综合征等，导致肝脏充血、肝细胞缺氧，引起小叶中央区肝细胞坏死及纤维组织增生，最终发展为肝硬化。

（六）药物和化学毒物

长期服用某些药物如双醋酚汀、辛可芬、异烟肼、甲基多巴、PAS 和利福平等或反复接触化学毒物如四氯化碳、磷、砷、氯仿等均可损伤肝脏，引起中毒性肝炎，最后演变为肝硬化。

（七）遗传和代谢性疾病

血友病、肝豆状核变性、半乳糖血症、糖原贮积等遗传代谢性疾病，亦可发展为肝硬化，称之代谢性肝硬化。

（八）慢性肠道感染和营养不良

慢性菌痢、溃疡性结肠炎等常引起消化和吸收障碍，发生营养不良，同时，肠内的细菌毒素及蛋白质腐败的分解产物等经门静脉到达肝内，引起肝细胞损害，演变为肝硬化。

（九）隐匿性肝硬化

病因难以肯定的称为隐匿性肝硬化，其中很大部分病例可能与隐匿性无黄疸型肝炎有关。

二、临床表现

肝硬化的病程一般比较缓慢，可能隐伏数年至数十年之久。由于肝脏具有很强的代偿功能，因此，早期临床表现常不明显或缺乏特征性。肝硬化的临床分期为肝功能代偿期和肝功能失代偿期。

（一）肝功能代偿期

一般症状较轻，缺乏特征性。常有乏力、食欲减退、消化不良、恶心、厌油、腹胀、中上腹隐痛或不适及腹泻，部分有踝部水肿、鼻衄、齿龈出血等。上述症状多呈间歇性，常因过度疲劳而发病，经适当休息及治疗可缓解。体征一般不明显，肝脏可轻度肿大，无或有轻度压痛，部分患者可有脾脏肿大。肝功能检查结果多在正常范围内或有轻度异常。

（二）肝功能失代偿期

随着疾病的进展，症状逐渐明显，肝脏常逐渐缩小，质变硬。临床表现主要是肝功能减退和门脉高压。

1. 肝功能减退

（1）营养障碍

表现为消瘦、贫血、乏力、水肿、皮肤干燥而松弛、面色灰暗、黝黑、口角炎、毛发稀疏无光泽等。

（2）消化道症状

早期出现的食欲不振、腹胀、恶心、腹泻等消化道症状逐渐明显，稍进油腻肉食，即引起腹泻。部分患者还可出现轻度黄疸。

（3）出血倾向

轻者有鼻衄、齿龈出血，重者有胃肠道黏膜弥漫性出血及皮肤紫癜。这与肝脏合成凝血因子减少，脾大及脾功能亢进引起血小板减少有关。毛细血管脆性增加是出血倾向的附加因素。

（4）发热

部分患者可有低热，多为病变活动及肝细胞坏死时释出的物质影响体温调节中枢所致。此类发热用抗菌素治疗无效，只有肝病好转时才能消失。如持续发热或高热，则提示合并有感染、血栓性门静脉炎、原发性肝癌等。

（5）黄疸

表现为巩膜浅黄、尿色黄。如巩膜甚至全身皮肤黏膜呈深度金黄色，应考虑有肝硬化伴肝内胆汁瘀积的可能。

（6）内分泌功能失调的表现

肝对雌激素灭活作用减退导致脸、颈、肩、手背及上胸处的蜘蛛痣及（或）毛细血管扩张。肝掌表现为大、小鱼际和指尖斑点状发红，加压后退色。可出现男性乳房发育、睾丸萎缩、性功能减退，女性月经不调、闭经、不孕等。皮肤色素沉着，面色污黑、晦暗，可能由继发性肾上腺皮质功能减退所致，也可能与肝脏不能代谢黑色素有关。继发性醛固酮、抗利尿激素增加导致水、钠潴留，尿量减少，对浮肿与腹水的形成亦起重要促进作用。

2. 门脉高压症

在肝硬化发展过程中，肝细胞的坏死、再生结节的形成、结缔组织增生和肝细胞结构

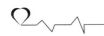

的改建，使门静脉小分支闭塞、扭曲，门静脉血流障碍，导致门脉压力增高。

（1）脾肿大及脾功能亢进

门脉压力增高时，脾脏淤血、纤维结缔组织及网状内皮细胞增生，使脾脏肿大（多为正常的2~3倍，部分可平脐或达脐下）。脾肿大时常伴有脾功能亢进，表现为末梢血中白细胞和血小板减少，红细胞也可减少。胃底静脉破裂出血时脾缩小，输血、补液后渐增大。关于脾功能亢进的原因，可能由于增生的网状内皮细胞对血细胞的吞噬、破坏作用加强，或由于脾脏产生某些体液因素抑制骨髓造血功能或加速血细胞的破坏。

（2）侧支循环的形成

因门静脉回流受阻，门静脉与腔静脉间的吻合支渐次扩张开放，形成侧支循环。胃冠状静脉与食管静脉丛吻合，形成食管下段和胃底静脉曲张。这些静脉位于黏膜下疏松组织中，常由于腹内压突然增高或消化液反流侵蚀及食物的摩擦而破裂出血。脐旁静脉与脐周腹壁静脉沟通，形成脐周腹壁静脉曲张，有时该处可听到连续的静脉杂音。直肠上静脉与直肠中、下静脉吻合扩张形成内痔。门静脉回流受阻时，侧支循环血流方向。

（3）腹水

腹水的产生表明肝硬化病情较重。初起时有腹胀感，体检可发现移动性浊音（腹水量>500 mL）。大量腹水可使横膈抬高而致呼吸困难和心悸，腹部膨隆，腹壁皮肤紧张发亮，有移动性浊音和水波感。腹内压力明显增高时，脐可突出而形成脐疝。在腹水出现的同时，常可发生肠胀气。部分腹水患者伴有胸腔积液，其中以右侧多见，两侧者较少。胸水系腹水通过横膈淋巴管进入胸腔所致。腹水为草黄色漏出液。腹水形成的主要因素有：清蛋白合成减少、蛋白质摄入和吸收障碍，当血浆清蛋白<23~30 g/L时，血浆胶体渗透压降低，促使血浆外渗；门脉压力增高至2.94~5.88 kPa（正常约为0.785~1.18 kPa），腹腔毛细血管的滤过压增高，组织液回吸收减少而漏入腹腔；进入肝静脉血流受阻使肝淋巴液增加与回流障碍，淋巴管内压增高，造成大量淋巴液从肝包膜及肝门淋巴管溢出；肝脏对醛固酮、抗利尿激素灭活作用减退；腹水形成后循环血容量减少，通过肾小球旁器使肾素分泌增加，产生肾素—血管紧张素—醛固酮系统反应，醛固酮分泌增多，导致肾远曲小管水钠潴留作用加强，腹水进一步加重。

（4）食管和胃底曲张静脉破裂出血

是门脉高压症的主要并发症，死亡率为30%~60%。当门静脉压力超过下腔静脉压力达1.47~1.60 kPa时，曲张静脉就可发生出血。曲张静脉大者比曲张静脉小者更易破裂出血。最常见的表现是呕血。出血可以是大量的，并迅速发生休克；也可自行停止，以后再发。偶尔仅表现为便血或黑便。

3. 肝肾综合征

肝肾综合征（功能性肾衰）指严重肝病患者出现肾功能不良，并排除其他引起肾功不良的原因。肝肾综合征的发病机制尚未明确。肝肾综合征通常见于严重的肝脏疾病患者。主要表现为少尿、蛋白尿、尿钠低（<10 mmol/L），尿与血浆肌酐比值≥30∶1，尿与血浆渗透压比值>1。这些尿的改变与急性肾小管坏死不同。肾功能损害的发展不一，一些患者于数日内肾功能完全丧失，另一些患者血清肌酐随肝脏功能逐渐恶化而缓慢上升达数周之久。

4. 肝性脑病

肝性脑病指肝脏功能衰竭而导致代谢紊乱、中枢神经系统功能失调的综合征，是晚期肝硬化的最严重表现，也是常见致死原因。临床上以意识障碍和昏迷为主要表现。

肝硬化是肝性脑病的最主要原发病因。常见的诱发因素有：上消化道出血，感染，摄入高蛋白饮食、含氮药物、大量利尿或放腹水、大手术、麻醉、安眠药和饮酒等。肝性脑病的发病机制尚未明了。主要有氨和硫醇中毒学说、假性神经介质学说、γ-氨基丁酸能神经传导功能亢进等学说。

临床上按意识障碍、神经系统表现和脑电图改变分为四期（表3-2）。

表3-2　肝性脑病分期

分期	精神状况	运动改变
亚临床期	常规检查无变化；完成工作或驾驶能力受损	完成常规精神运动试验或床边实验，如画图或数字连接的能力受损
Ⅰ期（前驱期）	思维紊乱、淡漠、激动、欣快、不安、睡眠紊乱	细震颤，协调动作缓慢，扑翼样震颤
Ⅱ期（昏迷前期）	嗜睡、昏睡、定向障碍、行为失常	扑翼样震颤，发音困难，初级反射出现
Ⅲ期（昏睡期）	思维显著紊乱，言语费解	反射亢进，巴彬斯基征，尿便失禁，肌阵挛，过度换气
Ⅳ期（昏迷期）	昏迷	去大脑体位，短促的眼头反射，疼痛刺激反应早期存在，进展为反应减弱和刺激反应消失

肝性脑病患者呼气中常具有一种类似烂苹果样臭味，这与肝脏不能分解甲硫氨酸中间产物二甲基硫和甲基硫醇有关，肝臭可在昏迷前出现，是一种预后不良的征象。

5. 其他

肝硬化患者常因抵抗力降低，并发各种感染，如支气管炎、肺炎、自发性腹膜炎、结核性腹膜炎、尿路感染等。腹膜炎发生的机制可能是细菌通过血液或淋巴液播散入腹腔，并可穿过肠壁而入腹腔。腹水患者易于发生，死亡率高，早期诊断非常重要。自发性腹膜炎起病较急者常为腹痛和腹胀。起病缓者则多为低热或不规则的发热，伴有腹部隐痛、恶心、呕吐及腹泻。体检可发现腹膜刺激征，腹水性质由漏出液转为渗出液。

长期低钠盐饮食，利尿及大量放腹水易发生低钠血症和低钾血症。长期使用高渗葡萄糖溶液与肾上腺糖皮质激素、呕吐及腹泻亦可使钾、氯减少，而产生低钾、低氯血症，并致代谢性碱中毒和肝性脑病。

(三) 肝脏体征

肝脏大小不一，早期肝脏肿大，质地中等或中等偏硬，晚期缩小、坚硬、表面呈颗粒状或结节状。一般无压痛，但在肝细胞进行性坏死或并发肝炎或肝周围炎时，则可有触痛与叩击痛。肝边缘锐利提示无炎症活动，边缘圆钝表明有炎症、水肿、脂肪浸润或纤维化。肝硬化时右叶下缘不易触及而左叶增大。

三、检查

(一) 血常规

白细胞和血小板明显减少。失血、营养障碍、叶酸及维生素 B_{12} 缺乏导致缺铁性或巨幼红细胞性贫血。

(二) 肝功能检查

早期蛋白电泳即显示球蛋白增高，而清蛋白到晚期才降低。絮状及浊度试验在肝功能代偿期可正常或轻度异常，而在失代偿期多为异常。失代偿期转氨酶活力可呈轻、中度升高，一般以 SGPT 活力升高较显著，肝细胞有严重坏死时，则 SGOT 活力常高于 SGPT。

静脉注射磺溴酞 5 mg/kg 体重 45 min 后，正常人血内滞留量应低于 5%，肝硬化时多有不同程度的增加。磺溴酞可有过敏反应，检查前应做皮内过敏试验。吲哚靛青绿亦是一种染料，一般静脉注射 0.5 mg/kg 体重 15 min 后，正常人血中滞留量<10%，肝硬化尤其是结节性肝硬化患者的潴留值明显增高，约在 30% 以上。本试验为诊断肝硬化的最好的方法，比溴磺酞试验更敏感，更安全可靠。

肝功能代偿期，血中胆固醇多正常或偏低；失代偿期，血中胆固醇下降，特别是胆固醇酯部分常低于正常水平。凝血酶原时间测定在代偿期可正常，失代偿期则呈不同程度延长，虽注射维生素 K 亦不能纠正。

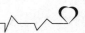

（三）影像学检查

B 型超声波检查可探查肝、脾大小及有无腹水。可显示脾静脉和门静脉增宽，有助于诊断。食管静脉曲张时，吞钡 X 线检查可见蚯蚓或串珠状充盈缺损，纵行黏膜皱襞增宽。胃底静脉曲张时，可见菊花样充盈缺损。放射性核素肝脾扫描可见肝摄取减少、分布不规则，脾摄取增加，脾脏增大可明显显影。

（四）纤维食管镜

纤维食管镜检查可见食管钡餐检查阴性的食管静脉曲张。

（五）肝穿刺活组织检查

肝活组织检查常可明确诊断，但此为创伤性检查，仅在临床诊断确有困难时才选用。

（六）腹腔镜检查

可直接观察肝脏表面、色泽、边缘及脾脏等改变，并可在直视下进行有目的穿刺活组织检查，对鉴别肝硬化、慢性肝炎和原发性肝癌以及明确肝硬化的病因很有帮助。

四、基本护理

（一）观察要点

一般症状和体征的观察：观察患者全身情况，有无消瘦、贫血、乏力、面色灰暗黝黑、口角炎、毛发稀疏无光泽等营养障碍表现。观察皮肤黏膜、巩膜有无黄染，尿色有无变化。注意蜘蛛痣、杵状指、色素沉着、肝臭、水肿、男性乳房发育等体征。了解有无肝区疼痛、纳差、厌油、恶心、呕吐、排便不规则、腹胀等消化道症状。

（二）并发症的观察

1. 门脉高压症

观察腹水、腹胀和其他压迫症状，腹壁静脉曲张、痔出血、贫血，以及鼻衄、齿龈出血、瘀点、瘀斑、呕血、黑便。

2. 腹水

观察尿量、腹围、体重变化和有无水肿。

3. 肝性脑病

注意意识和精神活动，有无嗜睡、昏睡、昏迷、定向障碍、胡言乱语，有无睡眠节律紊乱和扑翼样震颤。

（三）一般护理

1. 合理的休息

研究证明卧位与站立时肝脏血流量有明显差异，前者比后者多40%以上。因此，合理的休息既可减少体能消耗，又能降低肝脏负荷，增加肝脏血流量，防止肝功能进一步受损和促进肝细胞恢复。肝功能代偿期患者应适当减少活动和工作强度，注意休息，避免劳累。若病情不稳定、肝功能试验异常，则应减少活动，充分休息。有发热、黄疸、腹水等表现的失代偿患者，应以卧床休息为主，并保证充足的睡眠。

2. 正确的饮食

饮食营养是改善肝功能的基本措施之一。正确的进食和合理的营养，能促进肝细胞再生，反之则会加重病情，诱发上消化道出血、肝昏迷、腹泻等。肝硬化患者应以高热量、高蛋白、高维生素且易消化的食物为宜。适当限制动物脂肪的摄入。不食增加肝脏解毒负荷的食物和药物。一般要求每日总热量在 10.46~12.55 kJ（2.5~3.0 kcal）。蛋白质每日 100~150 g，蛋白食物宜多样化、易消化、含有丰富的必需氨基酸。脂肪每日 40~50 g。要有足量的维生素 B、维生素 C 等。为防便秘，可给含纤维素多的食物。肝功能显著减退的晚期患者或有肝昏迷先兆者给予低蛋白饮食，限制蛋白每日在 30 g 左右。伴有腹水者按病情给予低盐（每日 3~5 g）和无盐饮食。腹水严重时应限制每日的入水量。黄疸患者补充胆盐。禁忌饮酒、咖啡、烟草和高盐食物。避免有刺激性及粗糙坚硬的食物，进食时应细嚼慢咽，以防引起食管或胃底静脉破裂出血。教育患者和家属认识到正确饮食和合理营养的意义，并且理解饮食疗法必须长期持续，要有耐心和毅力，使患者能正确地掌握，家属能予以监督。

（四）心理护理

肝硬化患者病程漫长，久治不愈，尤其进入失代偿期后，患者心身遭受很大痛苦，承受的心理压力大，心理变化也大，因此在常规治疗护理中更应强调心理护理，须做好以下几方面：①保持病房的整洁、安静、舒适，从视、听、嗅、触等方面消除不良刺激，使患者在生活起居方面感到满意。②对病情稳定者，要主动指导患者和家属掌握治疗性自我护理方法，包括通过多种形式宣教有关医疗知识，消除他们恐惧悲观感，树立信心；帮助分析并发症发生的诱因，增强患者预防能力；对心理状态稳定型患者可客观地介绍病情及检查化验结果，以取得其配合。③对病情反复发作者，要热情帮助其恢复生活自理能力，增加战胜疾病的信心。对忧郁悲观型患者应予极大的同情心，充分理解他们，帮助他们解决困难。对怀疑类型的患者应明确告知诊断无误，客观介绍病情，并使其冷静面对现实。④根据病情需要适当安排娱乐活动。

（五）药物治疗的护理

严重患者特别是老年患者进食少时，可静脉供给能量，以补充机体所需。研究表明，约80%～100%的肝硬化患者存在程度不同的蛋白质能量营养不足。因此老年人按每日每千克体重摄入 1.0 g 蛋白质作为基础要量，附加由疾病相关因素造成的额外丢失。补充蛋白质（氨基酸）时，应提供以必需氨基酸为主的氨基酸溶液。若肝功损害严重，则以含丰富支链氨基酸（45%）的溶液作为氨源为佳。目前冰冻血浆的使用越来越广泛，使用过程中应注意掌握正确的融化方法和输注不良反应的观察。一般融化后不再复冻。

使用利尿剂时，应教会患者正确服用利尿药物。通常须向患者讲述常用利尿药的作用及不良反应。指导患者掌握利尿药观察方法，如体重每日减少 0.5 kg，尿量每日达 2000～2500 mL，腹围逐渐缩小。

第四节　上消化道大出血

一、疾病概述

（一）概念和特点

上消化道出血是指屈氏韧带以上的消化道，包括食管、胃、十二指肠、胰腺、胆道等病变引起的出血，以及胃空肠吻合术的空肠病变引起的出血。上消化道大出血是指数小时内失血量超过 1000 mL 或循环血容量的20%，主要表现为呕血和（或）黑便，常伴有血容量减少而引起急性周围循环衰竭，是临床的急症，严重者可导致失血性休克而危及生命。

近年来，本病的诊断和治疗水平有很大的提高，临床资料统计显示，约 80%～85%急性上消化道大出血患者短期内能自行停止，仅 15%～20%患者出血不止或反复出血，最终死于出血并发症，其中急性非静脉曲张性上消化道出血的发病率在我国仍居高不下，严重威胁人民的生命健康。

（二）相关病理生理

上消化道出血多起因于胃溃疡侵蚀胃基底血管导致其破裂而引发出血。出血后逐渐影响周围血液循环量，如因出血量多引起有效循环血量减少，进而引发血液循环系统代偿，血压降低，心悸、出汗，这亟须即刻处理。出血处可能因血块形成而自动止血，但也可能再次出血。

（三）上消化道出血的病因

上消化道出血的病因包括溃疡性疾病、炎症、门脉高压、肿瘤、全身性疾病等。临床上最常见的病因是消化性溃疡，其他依次为急性糜烂出血性胃炎、食管胃底静脉曲张破裂和胃癌。现将病因归纳列述如下。

1. 上消化道疾病

①食管疾病、食管物理性损伤、食管化学性损伤。

②胃、十二指肠疾病：消化性溃疡、Zollinger-Ellison 综合征、胃癌等。

③空肠疾病：胃肠吻合术后空肠溃疡、空肠 Crohn 病。

2. 门静脉高压引起的食管胃底静脉曲张破裂出血

①各种病因引起的肝硬化。

②门静脉阻塞：门静脉炎、门静脉血栓形成、门静脉受邻近肿块压迫。

③肝静脉阻塞：如 Budd-Chiari 综合征。

3. 上消化道邻近器官或组织的疾病

①胆道出血：胆囊或胆管结石、胆道蛔虫、胆管癌、肝癌、肝脓肿或肝血管瘤破入胆管等。

②胰腺疾病：急慢性胰腺炎、胰腺癌、胰腺假性囊肿、胰腺脓肿等。

③其他：纵隔肿瘤或囊肿破入食管、主动脉瘤、肝或脾动脉瘤破入食管等。

4. 全身性疾病

①血液病：白血病、血友病、再生障碍性贫血、DIC 等。

②急性感染：脓毒症、肾综合征出血热、钩端螺旋体病、重症肝炎等。

③脏器衰竭：尿毒症、呼吸衰竭、肝衰竭等。

④结缔组织病：系统性红斑狼疮、结节性多动脉炎、皮肌炎等。

5. 诱因

①服用水杨酸类或其他非甾体类抗炎药物或大量饮酒。

②应激相关胃黏膜损伤：严重感染、休克、大面积烧伤、大手术、脑血管意外等应激状态下，会引起应激相关胃黏膜损伤。应激性溃疡可引起大出血。

（四）临床表现

上消化道大量出血的临床表现主要取决于出血量及出血速度。

1. 呕血与黑便

是上消化道出血的特征性表现。上消化道出血之后，均有黑粪。出血部位在幽门以上者常有呕血。若出血量较少、速度慢亦可无呕血。反之，幽门以下出血如出血量大，速度快，可因血反流入胃腔引起恶心、呕吐而表现为呕血。

呕血多棕褐色呈咖啡渣样，如出血量大，未经胃酸充分混合即呕出，则为鲜红色或有血块。黑粪呈柏油样，黏稠而发亮，当出血量大，血液在肠内推进快，粪便可呈暗红甚至鲜红色。

2. 失血性周围循环衰竭

急性大量失血由于循环血容量迅速减少而导致周围循环衰竭。一般表现为头昏、心慌、乏力，突然起立发生晕厥、肢体冷感、心率加快、血压偏低等。严重者呈休克状态。

3. 发热

大量出血后，多数患者在24 h内出现低热，持续3~5天后降至正常。发热原因可能与循环血量减少和周围循环衰竭导致体温调节中枢功能紊乱等因素有关。

4. 氮质血症

上消化道大量出血后，由于大量血液蛋白质的消化产物在肠道被吸收，血中尿素氮浓度可暂时增高，称为肠源性氮质血症。一般于一次出血后数小时血尿素氮开始上升，约24~48 h达到高峰，一般不超过 14.3 mmol/L（40 mg/dL），3~4日后降至正常。

5. 贫血和血象

急性大量出血后均有失血性贫血。但在出血的早期，血红蛋白浓度、红细胞计数与血细胞比容可无明显变化。在出血后，组织液渗入血管内，使血液稀释，一般经3~4 h以上才出现贫血，出血后24~72 h血液稀释到最大限度。贫血程度取决于失血量外，还和出血前有无贫血、出血后液体平衡状态等因素相关。

急性出血患者为正细胞正色素性贫血，在出血后骨髓有明显代偿性增生，可暂时出现大细胞性贫血，慢性失血则呈小细胞低色素性贫血。出血24 h内网织红细胞即见增高，出血停止后逐渐降至正常。白细胞计数在出血后2~5 h轻至中度升高，血止后2~3日才恢复正常。但在肝硬化患者中，如同时有脾功能亢进，则白细胞计数可不升高。

（五）辅助检查

1. 实验室检查

红细胞、白细胞和血小板计数，血红蛋白浓度、血细胞比容、肝肾功能、大便隐血检查等（以了解其病因、诱因及潜在的护理问题）。

2. 内镜检查

是上消化道出血病因诊断的首选检查方法。出血后 24~48 h 内行急诊内镜检查，可以直接观察出血部位，明确出血的病因，同时，对出血灶进行止血治疗。

3. X 线钡餐检查

对明确病因亦有价值。主要适用于不宜或不愿进行内镜检查者或胃镜检查未能发现出血原因，须排除十二指肠降段以下的小肠段有无出血病灶者。

4. 其他

放射性核素扫描或选择性动脉造影如腹腔动脉、肠系膜上动脉造影帮助确定出血部位，适用于内镜及 X 线钡餐造影未能确诊而又反复出血者。不能耐受 X 线、内镜或动脉造影检查的患者，可做吞线试验，根据棉线有无沾染血迹及其部位，可以估计活动性出血部位。

（六）治疗原则

上消化道大量出血为临床急症，应采取积极措施进行抢救。迅速补充血容量，纠正水电解质失衡，预防和治疗失血性休克，给予止血治疗，同时积极进行病因诊断和治疗。

药物治疗：包括局部用药和全身用药两部分。

1. 局部用药

经口或胃管注入消化道内，对病灶局部进行止血。

①8~16 mg 去甲肾上腺素溶于 100~200 mL 冰盐水口服，强烈收缩出血的小动脉而止血，适用于胃、十二指肠出血。

②口服凝血酶，经接触性止血，促使纤维蛋白原转变为纤维蛋白，加速血液凝固，近年来被广泛应用于局部止血。

2. 全身用药

经静脉进入体内，发挥止血作用。

（1）抑制胃酸分泌药

对消化性溃疡和急性胃黏膜损伤引起的出血，常规给予 H 受体拮抗剂或质子泵阻滞剂，以提高和保持胃内较高的 pH 值，有利于血小板聚集及血浆凝血功能所诱导的止血过程。常用药物有：西咪替丁 200~400 mg，每 6 h 1 次；雷尼替丁 50 mg，每 6 h 1 次；法莫替丁 20mg，12 h 1 次；奥美拉唑 40 mg，每 12 h 1 次。急性出血期均为静脉用药。

（2）降低门静脉压力药

①血管加压素及其拟似物：为常用药物，其机制是收缩内脏血管，从而减少门静脉血流量，降低门静脉及其侧支循环的压力。用法为血管升压素 0.2 U/min 持续静脉滴注，视治疗反应，可逐渐加至 0.4 U/min。同时用硝酸甘油静脉滴注或含服，以减轻大剂量用血管升压素的不良反应，并且硝酸甘油有协同降低门静脉压力的作用。②生长抑素及其拟似物：止血效果好，可明显减少内脏血流量，并减少奇静脉血流量，而奇静脉血流量是食管静脉血流量的标志。14 肽天然生长抑素，用法为首剂 250 μg 缓慢静注，继以 250 μg/h 持续静滴。人工合成剂奥曲肽，常用首剂 100 μg 缓慢静注，继以 25~50 μg/h 持续静滴。

（3）促进凝血和抗纤溶药物

补充凝血因子如静脉注入纤维蛋白原和凝血酶原复合物对凝血功能异常引起出血者有明显疗效。抗血纤溶芳酸和 6-氨基己酸有对抗或抑制纤维蛋白溶解的作用。

二、护理评估

（一）一般评估

1. 生命体征

大量出血患者因血容量不足，外周血管收缩，体温可能偏低，出血后 2 天内多有发热，一般不超过 38.5 ℃，持续 3~5 天；脉搏增快（>120 次/分）或细速；呼吸急促、浅快；血压降低，收缩压降至 80 mmHg（10.6 kPa）以下，甚至可持续下降至测不出，脉压差减少，小于 25~30 mmHg（3.3~3.9 kPa）。

2. 患者主诉

有无头晕、乏力、心慌、气促、冷、口干口渴等症状。

3. 相关记录

呕血颜色、量，皮肤、尿量、出入量、黑便颜色和量等记录结果。

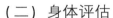

（二）身体评估

1. 头颈部

上消化道大量出血，有效循环血容量急剧减少，患者可出现精神萎靡、嗜睡、表情淡漠、烦躁不安、意识模糊甚至昏迷。

2. 腹部

①有无肝脾肿大，如果脾大、蜘蛛痣、腹壁静脉曲张或有腹水者，提示肝硬化门脉高压食管静脉破裂出血；肝大、质地硬、表面凹凸不平或有结节，提示肝癌。

②腹部肿块的质地软硬度，如果质地硬、表面凹凸不平或有结节应考虑胃、胰腺、肝胆肿瘤。

③中等量以上的腹腔积液可有移动性浊音。

④肠鸣音活跃，肠蠕动增强，肠鸣音达 10 次/分以上，但音调不特别高调，提示有活动性出血。

⑤直肠和肛门有无结节、触痛和肿块、狭窄等异常情况。

3. 其他

（1）出血部位与出血性质的评估

上消化道出血不包括口、鼻、咽喉等部位出血及咯血，应注意鉴别。出血部位在幽门以上，呕血及黑粪可同时发生，而幽门以下部位出血，多以黑粪为主。下消化道出血较少时，易被误认为是上消化道出血。下消化道出血仅有便血，无呕血，粪便鲜红、暗红或有血块，患者常感下腹部疼痛等不适感。进食动物血、肝，服用骨炭、铁剂、铋剂或中药也可使粪便发黑，但黑而无光泽。

（2）出血量的评估

粪便隐血试验阳性，表示每天出血量大于 5 mL；出现黑便时表示每天出血量在 50~70 mL，胃内积血量达 250~300 mL，可引起呕血；急性出血量<400 mL 时，组织液及脾脏贮血补充失血量，可无临床表现，若大量出血数小时内失血量超过 1000 mL 或循环血容量的 20%，引起急性周围循环衰竭，导致急性失血性休克而危及患者生命。

（3）失血程度的评估

失血程度除按出血量评估外，还应根据全身状况来判断。失血的表现多伴有全身症状，表现为：①轻度失血，失血量达全身总血量 10%~15%，患者表现为皮肤苍白、头晕、怕冷、血压可正常但有波动，脉搏稍快，尿量减少；②中度失血，失血量达全身总血量 20% 以上，患者表现为口干、眩晕、心悸、血压波动、脉压变小、脉搏细数、尿量减少；

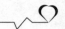

③重度失血，失血量达全身总血量30%以上，患者表现为烦躁不安、意识模糊、出冷汗、四肢厥冷、血压显著下降、脉搏细数超过120次/分钟，尿少或尿闭，重者失血性休克。

（4）出血是否停止的评估

①反复呕血，呕吐物由咖啡色转为鲜红色，黑便次数增多且粪便稀薄色泽转为暗红色，伴肠鸣音亢进；②周围循环衰竭的表现经充分补液、输血仍未见明显改善，或暂时好转后又恶化，血压不稳，中心静脉压不稳定；③红细胞计数、血细胞比容、血红蛋白测定不断下降，网织红细胞计数持续增高；④在补液足够、尿量正常时，血尿素氮升高；⑤门脉高压患者的脾脏大，因出血而暂时缩小，如不见脾脏恢复肿大，提示出血未止。

（三）心理-社会评估

患者发生呕血与黑便都可产生精神紧张、烦躁不安、恐惧、焦虑等情绪反应。病情危重者，患者可出现濒死感，而此时其家属表现伤心状态，使患者出现较强烈的紧张及恐惧感。慢性疾病或全身性疾病致反复呕血与黑便者，易使患者对治疗和护理失去信心，表现为护理工作上不合作。患者及其家庭对疾病的认识态度影响患者的生活质量，影响其工作、学习、社交等活动。

（四）辅助检查结果评估

1. 血常规

上消化道出血后均有急性失血性贫血；出血后6~12 h红细胞计数、血红蛋白浓度及血细胞比容下降；在出血后2~5 h白细胞数开始增高，血止后2~3天降至正常。

2. 血尿素氮测定

呕血的同时因部分血液进入肠道，血红蛋白的分解产物在肠道被吸收，故在出血数小时后尿素氮开始上升，24~48 h可达高峰，持续时间不等，与出血时间长短有关。

3. 粪便检查

隐血试验（OBT）阳性，但检查前须禁止食动物血、肝、绿色蔬菜等3~4天。

4. 内镜检查

直接观察出血的原因和部位，黏膜皱襞迂曲可提示胃底静脉曲张。

（五）常用药物治疗效果的评估

1. 输血

输血前评估患者的肝功能，肝功能受损宜输新鲜血，因库存血含氨量高易诱发肝性脑病。同时要评估患者年龄、病情、周围循环动力学及贫血状况，注意因输液、输血过快、过多导致肺水肿，原有心脏病或老年患者必要时可根据中心静脉压调节输液量。

2. 血管升压素

滴注速度应准确，并严密观察有无出现腹痛、血压升高、心律失常、心肌缺血，甚至发生心肌梗死等不良反应。评估是否药液外溢，一旦外溢用 50% 硫酸镁湿敷，因该药有抗利尿作用，突然停用血管加压素会引起反射性尿液增多，故应观察尿量并向家属做好解释工作。同时，孕妇、冠心病、高血压禁用血管升压素。

3. 凝血酶

口服凝血酶时评估有无恶心、头昏等不良反应，并指导患者更换体位。此药不能与酸碱及重金属等药物配伍，应现用现配，若出现过敏现象应立即停药。

4. 镇静剂

评估患者的肝功能，肝病患者忌用吗啡、巴比妥类等强镇静药物。

三、主要护理诊断/问题

（一）体液不足

与上消化道大量出血有关。

（二）活动无耐力

与上消化道出血所致周围循环衰竭有关。

（三）营养失调

低于机体需要量：与急性期禁食及贫血有关。

（四）恐惧

与急性上消化道大量出血有关。

（五）知识缺乏

缺乏有关出血的知识及防治的知识。

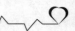

（六）潜在并发症

休克、急性肾功能衰竭。

四、护理措施

（一）一般护理

1. 休息与体位

少量出血者应卧床休息，大出血时绝对卧床休息，取平卧位并将下肢略抬高，以保证脑部供血。呕吐时头偏向一侧，防止窒息或误吸。指导患者坐起、站起时动作要缓慢，出现头晕、心慌、出汗时立即卧床休息并告知护士。病情稳定后，逐渐增加活动量。

2. 饮食护理

急性大出血伴恶心、呕吐者应禁食。少量出血无呕吐者，可进食温凉、清淡流质食物。出血停止后改为营养丰富、易消化、无刺激性半流质、软食，少量多餐逐渐过渡到正常饮食。食管胃底静脉曲张破裂出血者避免粗糙、坚硬、刺激性食物，且应细嚼慢咽。防止损伤曲张静脉而再次出血。

3. 安全护理

轻症患者可起身稍做活动，可上厕所大小便。但应注意有活动性出血时，患者常因有便意而至厕所，在排便时或便后起立时晕厥，因此，必要时由护士陪同如厕或暂时改为在床上排泄。重症患者应多巡视，用床栏加以保护。

（二）病情观察

上消化道大量出血，有效循环血容量急剧减少，可导致休克而死亡，要严密监测：①精神和意识状态：是否精神萎靡、嗜睡、表情淡漠、烦躁不安、意识模糊甚至昏迷；②生命体征：体温不升或发热，呼吸急促，脉搏细弱、血压降低、脉压差变小、必要时行心电监护。③周围循环状况：观察皮肤和甲床色泽，肢体温暖或是湿冷，周围静脉特别是颈静脉充盈情况。④准确记录 24 h 出入量，测每小时尿量，应保持尿量大于每小时 30 mL，并记录呕吐物和粪便的性质、颜色及量。⑤定期复查红细胞计数、血细胞比容、血红蛋白、网织红细胞计数、血尿素氮、粪潜血，以了解贫血程度、出血是否停止。

（三）用药护理

立即建立静脉通道，遵医嘱迅速、准确地实施输血、输液、各种止血治疗及用药等抢救措施，并观察治疗效果及不良反应。血管升压素可引起腹痛、血压升高、心律失常、心肌缺血，甚至发生心肌梗死，故滴注速度应准确，并严密观察不良反应。同时，孕妇、冠心病、高血压禁用血管升压素。肝病患者忌用吗啡、巴比妥类药物，宜输新鲜血，因库存血含氨量高，易诱发肝性脑病。

（四）三（四）腔两囊管护理

插管前应仔细检查，确保三（四）腔气囊管通畅，无漏气，并分别做好标记，以防混淆，备用。插管后检查管道是否在胃内，抽取胃液，确定管道在胃内分别向胃囊和食管囊注气，将食管引流管、胃管连接负压吸引器，定时抽吸，观察出血是否停止，并记录引流液的性状及量。并做好留置于腔气囊管期间的护理和拔管出血停止后的观察及拔管。

（五）心理护理

护理人员应关心、安慰患者尤其是反复出血者。解释各项检查、治疗措施，耐心细致地解答患者或家属的提问，消除他们的疑虑。同时，经常巡视，大出血时陪伴患者，以减轻患者的紧张情绪。抢救工作应迅速而不忙乱，使其产生安全感、信任，保持稳定情绪，帮助患者消除紧张恐惧心理，更好地配合治疗及护理。

（六）健康教育

1. 疾病知识指导

应帮助患者和家属掌握有关疾病的病因和诱因，以及预防、治疗和护理知识，以减少再度出血的危险。并且指导患者及家属学会早期识别出血征象及应急措施。

2. 饮食指导

合理饮食是避免诱发上消化道出血的重要环节。注意饮食卫生和规律饮食，进食营养丰富、易消化的食物，避免粗糙、刺激性食物，或过冷、过热、产气多的食物、饮料，禁烟、浓茶、咖啡等对胃有刺激的食物。

3. 生活指导

生活起居要规律，劳逸结合，情绪乐观，保证身心休息，避免长期精神紧张。应在医师指导下用药，同时，慢性病者应定期门诊随访。

4. 自我观察

教会患者出院后早期识别出血征象及应急措施：出现头晕、心悸等不适，或呕血、黑便时，立即卧床休息，保持安静，减少身体活动；呕吐时取侧卧位以免误吸；立即送医院治疗。

5. 及时就诊的指标

①有呕血和黑便。

②出现血压降低、头晕、心悸等不适。

五、护理效果评估

①患者呕血和黑便停止，生命体征正常。

②患者活动耐受力增加，活动时无晕厥、跌倒危险。

③患者置管期间患者无窒息、意外吸入、食管胃底黏膜无溃烂、坏死。

④患者体重逐渐恢复正常，营养状态良好。

第五节　病毒性肝炎

一、甲型病毒性肝炎

甲型病毒性肝炎旧称流行性黄疸或传染性肝炎，早在公元 8 世纪就有记载。目前，全世界有 40 亿人口受到该病的威胁。近年对其病原学和诊断技术等方面的研究进展较大，并已成功研制出甲型肝炎病毒减毒活疫苗和灭活疫苗，可有效控制甲型肝炎的流行。

（一）病因

甲型肝炎传染源是患者和亚临床感染者。潜伏期后期及黄疸出现前数日传染性最强，黄疸出现后 2 周粪便仍可能排出病毒，但传染性已明显减弱。本病无慢性甲肝病毒（HAV）携带者。

（二）诊断要点

甲型病毒性肝炎主要依据流行病学资料、临床特点、常规实验室检查和特异性血清学诊断。流行病学资料应参考当地甲型肝炎流行疫情，病前有无肝炎患者密切接触史及个人、集体饮食卫生状况。急性黄疸型病例黄疸期诊断不难。在黄疸前期获得诊断称为早期诊断，此期表现似"感冒"或"急性胃肠炎"，如尿色变为深黄色应疑及本病。急性无黄疸型及亚临床型病例不易早期发现，诊断主要依赖肝功能检查。根据特异性血清学检查可做出病因学诊断。凡慢性肝炎和重型肝炎，一般不考虑甲型肝炎的诊断。

1. 分型

甲型肝炎潜伏期为 2~6 周，平均 4 周，临床分为急性黄疸型（AIH）、急性无黄疸型和亚临床型。

（1）急性黄疸型

①黄疸前期：急性起病，多有畏寒发热，体温 38 ℃左右，全身乏力，食欲缺乏，厌油、恶心、呕吐，上腹部饱胀不适或腹泻。少数病例以上呼吸道感染症状为主要表现，偶见荨麻疹，继之尿色加深。本期一般持续 5~7 日。②黄疸期：热退后出现黄疸，可见皮肤巩膜不同程度黄染。肝区隐痛，肝大，触之有充实感，伴有叩痛和压痛，尿色进一步加深。黄疸出现后全身及消化道症状减轻，否则可能发生重症化，但重症化者罕见。本期持续 2~6 周。③恢复期：黄疸逐渐消退，症状逐渐消失，肝脏逐渐回缩至正常，肝功能逐渐恢复。本期持续 2~4 周。

（2）急性无黄疸型

起病较缓慢，除无黄疸外，其他临床表现与黄疸型相似，症状一般较轻。多在 3 个月内恢复。

（3）亚临床型

部分患者无明显临床症状，但肝功能有轻度异常。

（4）急性淤胆型

本型实为黄疸型肝炎的一种特殊形式，特点是肝内胆汁淤积性黄疸持续较久，消化道症状轻，肝实质损害不明显。而黄疸很深，多有皮肤瘙痒及粪色变浅，预后良好。

2. 实验室检查

（1）常规检查

外周血白细胞总数正常或偏低，淋巴细胞相对增多，偶见异型淋巴细胞，一般不超过 10%，这可能是淋巴细胞受病毒抗原刺激后发生的母细胞转化现象。黄疸前期末尿胆原及尿胆红素开始呈阳性反应，是早期诊断的重要依据。血清丙氨酸氨基转移酶（ALT）于黄疸前期早期开始升高，血清胆红素在黄疸前期末开始升高。血清 ALT 高峰在血清胆红素高峰之前，一般在黄疸消退后一至数周恢复正常。急性黄疸型血浆球蛋白常见轻度升高，但随病情恢复而逐渐恢复。急性无黄疸型和亚临床型病例肝功能改变以单项 ALT 轻中度升高为特点。急性淤胆型病例血清胆红素显著升高而 ALT 仅轻度升高，两者形成明显反差，同时伴有血清 ALP 及 GGT 明显升高。

（2）特异性血清学检查

特异性血清学检查是确诊甲型肝炎的主要指标。血清 IgM 型甲型肝炎病毒抗体（抗-HAV-IgM）于发病数日即可检出，黄疸期达到高峰，一般持续 2~4 个月，以后逐渐下降乃至消失。目前临床上主要用酶联免疫吸附法（ELISA）检查血清抗-HAV-IgM，以作为早期诊断甲型肝炎的特异性指标。血清抗-HAV-IgM 出现于病程恢复期，较持久，甚至终生阳性，是获得免疫力的标志，一般用于流行病学调查。新近报道应用线性多抗原肽包被进行 ELISA 检测 HAV 感染，其敏感性和特异性分别高于 90% 和 95%。

二、乙型病毒性肝炎

慢性乙型病毒性肝炎是由乙型肝炎病毒感染致肝脏发生炎症及肝细胞坏死，持续 6 个月以上而病毒仍未被清除的疾病。我国是慢性乙型病毒性肝炎的高发区，人群中约有 9.09% 为乙型肝炎病毒携带者。该疾病呈慢性进行性发展，间有反复急性发作，可演变为肝硬化、肝癌或肝功能衰竭等，严重危害人民健康，故对该疾病的早发现、早诊断、早治疗很重要。

（一）病因

1. 传染源

传染源主要是有 HBV DNA 复制的急、慢性患者和无症状慢性 HBV 携带者。

2. 传播途径

主要通过血清及日常密切接触而传播。血液传播途径除输血及血制品外，可通过注射、刺伤，共用牙刷、剃刀及外科器械等方式传播，经微量血液也可传播。由于患者唾液、精液、初乳、汗液、血性分泌物均可检出 HBsAg，故密切的生活接触可能是重要传播途径。所谓"密切生活接触"可能是由于微小创伤所致的一种特殊经血传播形式，而非消化道或呼吸道传播。另一种重要的传播方式是母婴传播（垂直传播）。生于 HBsAg/HBeAg 阳性母亲的婴儿，HBV 感染率高达 95%，大部分在分娩过程中感染，低于 10%~20% 可能为宫内感染。因此，医源性或非医源性经血液传播，是本病的传播途径。

3. 易感人群

感染后患者对同一 HBsAg 亚型 HBV 可获得持久免疫力。但对其他亚型免疫力不完全，偶可再感染其他亚型，故极少数患者血清抗-HBs（某一亚型感染后）和 HBsAg（另一亚型再感染）可同时阳性。

（二）诊断要点

急性肝炎病程超过半年，或原有乙型病毒性肝炎或 HBsAg 携带史，本次又因同一病原再次出现肝炎症状、体征及肝功能异常者可以诊断为慢性乙型病毒性肝炎。发病日期不明或虽无肝炎病史，但肝组织病理学检查符合慢性乙型病毒性肝炎，或根据症状、体征、化验及 B 超检查综合分析，亦可做出相应诊断。

1. 分型

据 HBeAg 可分为 2 型。

（1）HBeAg 阳性慢性乙型病毒性肝炎

血清 HBsAg、HBVDNA 和 HBeAg 阳性，抗-HBe 阴性，血清 ALT 持续或反复升高，或肝组织学检查有肝炎病变。

（2）HBeAg 阴性慢性乙型病毒性肝炎

血清 HBsAg 和 HBVDNA 阳性，HBeAg 持续阴性，抗-HBe 阳性或阴性，血清 ALT 持续或反复异常，或肝组织学检查有肝炎病变。

2. 分度

根据生化学试验及其他临床和辅助检查结果，可进一步分 3 度。

（1）轻度

临床症状、体征轻微或缺如，肝功能指标仅 1 或 2 项轻度异常。

（2）中度

症状、体征、实验室检查居于轻度和重度之间。

（3）重度

有明显或持续的肝炎症状，如乏力、纳差、尿黄、便溏等，伴有肝病面容、肝掌、蜘蛛痣、脾大，并排除其他原因，且无门静脉高压症者。实验室检查血清 ALT 和（或）AST 反复或持续升高，清蛋白降低或 A/G 比值异常，球蛋白明显升高。除前述条件外，凡清蛋白不超过 32 g/L，胆红素大于 5 倍正常值上限，凝血酶原活动度为 40%~60%，胆碱酯酶低于 2500 U/L，4 项检测中有 1 项达上述程度者即可诊断为重度慢性肝炎。

3. B 超检查结果可供慢性乙型病毒性肝炎诊断参考

（1）轻度

B 超检查肝脾无明显异常改变。

（2）中度

B 超检查可见肝内回声增粗，肝脏和（或）脾脏轻度肿大，肝内管道（主要指肝静脉）走行多清晰，门静脉和脾静脉内径无增宽。

（3）重度

B 超检查可见肝内回声明显增粗，分布不均匀；肝表面欠光滑，边缘变钝；肝内管道走行欠清晰或轻度狭窄、扭曲；门静脉和脾静脉内径增宽；脾大；胆囊有时可见"双层征"。

4. 组织病理学诊断

包括病因（根据血清或肝组织的肝炎病毒学检测结果确定病因）、病变程度及分级分期结果。

（三）鉴别要点

本病应与慢性丙型病毒性肝炎、嗜肝病毒感染所致肝损害、酒精性及非酒精性肝炎、药物性肝炎、自身免疫性肝炎、肝硬化、肝癌等鉴别。

三、丙型病毒性肝炎

慢性丙型病毒性肝炎是一种主要经血液传播的疾病，是由丙型肝炎病毒（HCV）感染导致的慢性传染病。慢性 HCV 感染可导致肝脏慢性炎症坏死，部分患者可发展为肝硬化甚至肝细胞癌（HCC），严重危害人民健康，已成为严重的社会和公共卫生问题。

（一）病因

1. 传染源

主要为急、慢性患者和慢性 HCV 携带者。

2. 传播途径

与乙型肝炎相同，主要有以下三种：

（1）通过输血或血制品传播

由于 HCV 感染者病毒血症水平低，所以输血和血制品（输 HCV 数量较多）是最主要的传播途径。经初步调查，输血后非甲非乙型肝炎患者血清丙型肝炎抗体（抗-HCV）阳性率高达 80% 以上，已成为大多数（80%～90%）输血后肝炎的原因。但供血员血清抗-HCV 阳性率较低，欧美各国为 0.35%～1.4%，故目前公认，反复输入多个供血员血液或血制品者更易发生丙型肝炎，输血 3 次以上者感染 HCV 的危险性增高 2~6 倍。国内曾因单采血浆回输血细胞时污染，造成丙型肝炎暴发流行，经 2 年以上随访，血清抗-HCV 阳性率达到 100%。1989 年国外综合资料表明，抗-HCV 阳性率在输血后非甲非乙型肝炎患者为 85%，血源性凝血因子治疗的血友病患者为 60%~70%，静脉药瘾患者为 50%~70%。

（2）通过非输血途径传播

丙型肝炎亦多见于非输血人群，主要通过反复注射、针刺、含 HCV 血液反复污染皮肤黏膜隐性伤口及性接触等其他密切接触方式而传播。这是世界各国广泛存在的散发性丙型肝炎的传播途径。

（3）母婴传播

要准确评估 HCV 垂直传播很困难，因为在新生儿中所检测到的抗-HCV 实际可能来源于母体（被动传递）。检测 HCV RNA 提示，HCV 有可能由母体传播给新生儿。

3. 易感人群

对 HCV 无免疫力者普遍易感。在西方国家，除反复输血者外，静脉药瘾者、同性恋等混乱性接触者及血液透析患者丙型肝炎发病率较高。本病可发生于任何年龄，一般儿童和青少年 HCV 感染率较低，中青年次之。男性 HCV 感染率大于女性。HCV 多见于 16 岁以上人群。HCV 感染恢复后血清抗体水平低，免疫保护能力弱，有再次感染 HCV 的可能性。

（二）诊断要点

1. 诊断依据

HCV 感染超过 6 个月，或发病日期不明、无肝炎史，但肝脏组织病理学检查符合慢性肝炎，或根据症状、体征、实验室及影像学检查结果综合分析，做出诊断。

2. 病变程度判定

慢性肝炎按炎症活动度（G）可分为轻、中、重 3 度，并应标明分期（S）。

（1）轻度慢性肝炎（包括原慢性迁延性肝炎及轻型慢性活动性肝炎）：$G_{1~2}$，$S_{0~2}$

①肝细胞变性，点、灶状坏死或凋亡小体。②汇管区有（无）炎症细胞浸润、扩大，有或无局限性碎屑坏死（界面肝炎）。③小叶结构完整。

（2）中度慢性肝炎（相当于原中型慢性活动性肝炎）：G_3，$S_{1~3}$

①汇管区炎症明显，伴中度碎屑坏死。②小叶内炎症严重，融合坏死或伴少数桥接坏死。③纤维间隔形成，小叶结构大部分保存。

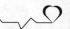

（3）重度慢性肝炎（相当于原重型慢性活动性肝炎）：G_4，$S_{2\sim4}$

①汇管区炎症严重或伴重度碎屑坏死。②桥接坏死累及多数小叶。③大量纤维间隔，小叶结构紊乱，或形成早期肝硬化。

3．组织病理学诊断

包括病因（根据血清或肝组织的肝炎病毒学检测结果确定病因）、病变程度及分级分期结果，如病毒性肝炎、丙型、慢性、中度、G_3/S_4。

（三）鉴别要点

本病应与慢性乙型病毒性肝炎、药物性肝炎、酒精性肝炎、非酒精性肝炎、自身免疫性肝炎、病毒感染所致肝损害、肝硬化、肝癌等鉴别。

四、护理措施

①甲、戊型肝炎进行消化道隔离；急性乙型肝炎进行血液（体液）隔离至 HBsAg 转阴；慢性乙型和丙型肝炎患者应分别按病毒携带者管理。

②向患者及家属说明休息是肝炎治疗的重要措施。重型肝炎、急性肝炎、慢性活动期应卧床休息；慢性肝炎病情好转后，体力活动以不感疲劳为度。

③急性期患者宜进食清淡、易消化的饮食，蛋白质以营养价值高的动物蛋白为主 $1.0\sim1.5$ g／（kg·d）；慢性肝炎患者宜高蛋白、高热量、高维生素易消化饮食，蛋白质 $1.5\sim2.0$ g／（kg·d）；重症肝炎患者宜低脂、低盐、易消化饮食，有肝性脑病先兆者应限制蛋白质摄入，蛋白质摄入小于 0.5 g／（kg·d）；合并腹水、少尿者，钠摄入限制在 0.5 g／d。

④各型肝炎患者均应戒烟和禁饮酒。

⑤皮肤瘙痒者及时修剪指甲，避免搔抓，防止皮肤破损。

⑥应向患者解释注射干扰素后可出现发热、头痛、全身酸痛等"流感样综合征"，体温常随药物剂量增大而增高，不良反应随治疗次数增加而逐渐减轻。发热时多饮水、休息，必要时按医嘱对症处理。

⑦密切观察有无皮肤淤点淤斑、牙龈出血、便血等出血倾向；观察有无性格改变、计算力减退、嗜睡、烦躁等肝性脑病的早期表现。如有异常及时报告医师。

⑧让患者家属了解肝病患者易生气、易急躁的特点，对患者要多加宽容理解；护理人员多与患者热情、友好交谈沟通，缓解患者焦虑、悲观、抑郁等心理问题；向患者说明保持豁达、乐观的心情对于肝脏疾病的重要性。

五、应急措施

（一）消化道出血

①立即取平卧位，头偏向一侧，保持呼吸道通畅，防止窒息。

②通知医生，建立静脉液路。

③合血、吸氧、备好急救药品及器械，准确记录出血量。

④监测生命体征的变化，观察有无四肢湿冷、面色苍白等休克体征的出现，如有异常，及时报告医师并配合抢救。

（二）肝性脑病

①如有烦躁，做好保护性措施，必要时给予约束，防止患者自伤或伤及他人。

②昏迷者，平卧位，头偏向一侧，保持呼吸道通畅。

③吸氧，密切观察神志和生命体征的变化，定时翻身。

④遵医嘱给予准确及时的治疗。

六、健康教育

①宣传各类型病毒性肝炎的发病及传播知识，重视预防接种的重要性。

②对于急性肝炎患者要强调彻底治疗的重要性及早期隔离的必要性。

③慢性患者、病毒携带者及家属采取适当的家庭隔离措施，对家中密切接触者鼓励尽早进行预防接种。

④应用抗病毒药物者必须在医师的指导、监督下进行，不得擅自加量或停药，并定期检查肝功能和血常规。

⑤慢性肝炎患者出院后避免过度劳累、酗酒、不合理用药等，避免反复发作，并定期监测肝功能。

⑥对于乙肝病毒携带者禁止献血和从事饮食、水管、托幼等工作。

第四章　呼吸与循环系统常见疾病护理

第一节　呼吸系统常见疾病护理

一、一般护理常规

（一）概述

由于大气污染、吸烟、人口老龄化及其他因素，呼吸系统疾病现已成为一种常见病、多发病，且表现多样，主要病变在气管、支气管、肺部及胸腔。病变轻者多咳嗽、胸痛、呼吸受影响，重者呼吸困难、缺氧，甚至呼吸衰竭而致死。因呼吸道与外界相通，与其他器官相比更易感染，故应减少环境因素污染，做好控烟知识宣教，对老年患者做好呼吸道疾病的预防，促进排痰；对已出现临床症状者，应密切观察患者病情变化，保持呼吸道通畅，正确氧疗，等等。

（二）主要护理问题及相关因素

①清理呼吸道无效：与痰液黏稠、疲乏、咳嗽无力致痰液不易咳出有关。

②气体交换受损：与肺功能下降、气道高反应性有关。

③活动无耐力：与疾病致体力下降有关。

④疼痛：与胸膜摩擦、癌细胞浸润、肿瘤压迫或转移有关。

⑤睡眠形态紊乱：与咳嗽、呼吸困难、焦虑有关。

（三）护理常规

①与住院患者一般护理常规相同。

②给予高蛋白、高热量、含丰富维生素、无刺激、易消化的饮食，大咯血时应禁食。忌吸烟、饮酒。

③根据病情给予适当的活动。

④密切观察病情变化。观察生命体征、意识变化；是否有感染性疾病所致全身中毒反

应，如畏寒、发热、乏力、衰竭等；注意评估患者咳嗽、咳痰、咯血、呼吸困难、胸痛等症状。

⑤遵医嘱正确采集痰标本，做细菌培养或药敏试验。

⑥呼吸困难者给予氧气吸入，根据医嘱正确给氧。

⑦结合临床，了解肺功能检查和血气分析的意义，发现异常及时通知医师。

⑧鼓励患者有效咳嗽，协助多翻身、叩背，保持气道通畅。

⑨配合医生做好胸腔穿刺、胸膜活检等专项检查，并做好相关护理。

⑩按时准确执行医嘱，并观察药物治疗效果及副作用。

⑪备好抢救物品和药物。

⑫给予心理疏导和支持，树立战胜疾病的信心。

二、常见疾病护理

（一）支气管哮喘

1. 概述

支气管哮喘简称哮喘，是由多种细胞（如嗜酸性粒细胞、肥大细胞、T淋巴细胞、中性粒细胞、气道上皮细胞等）和细胞组分参与的气道慢性炎症性疾病。这种慢性炎症与气道高反应性相关，通常出现广泛多变的可逆性气流受限，并引起反复发作性喘息、气急、胸闷或咳嗽等症状。

2. 治疗原则

①去除病因。

②药物治疗，如支气管扩张剂、糖皮质激素、免疫抑制剂和抗生素。

③避免接触过敏源。

④预防呼吸道感染。

3. 主要护理问题及相关因素

①低效性呼吸型态：与支气管狭窄、气道阻塞有关。

②清理呼吸道无效：与痰液黏稠，不易咳出有关。

③体液不足：与哮喘发作时间长，患者体液消耗过多，不能进食有关。

4. 护理重点

①病情观察：密切观察发作先兆，如鼻咽痒、喷嚏、流泪、眼痒、呼吸不畅、干咳等

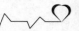

先兆时，应立即给予少量解痉药，以制止哮喘发作；严重者出现发作性呼气性呼吸困难或发作性胸闷和咳嗽，端坐呼吸、大量泡沫痰；观察生命体征、发绀、尿量情况；观察药物作用和不良反应，尤其是糖皮质激素。

②发作时的护理：

a. 协助患者采取半卧位或端坐位。

b. 注意室内空气流通与保暖。

c. 按医嘱迅速给予药物治疗，控制哮喘发作。

d. 守护及安慰患者，解除患者情绪过度紧张及心理压力。

③哮喘持续状态护理：哮喘发作 24 h 不能缓解者称为哮喘持续状态。由于细小支气管高度痉挛，常发生阻塞性窒息。黏液栓形成或黏稠痰阻塞，导致呼吸衰竭。应注意：

a. 嘱患者多饮水，并给予雾化吸入。

b. 协助患者痰液引流，定时协助患者变换体位、叩击背部。

c. 控制输液速度，以免引起心功能不全。

d. 纠正低氧血症。一般哮喘可在入睡前吸氧 1~2 h，严重哮喘可根据血气分析结果调节吸氧浓度。

e. 纠正呼吸性酸中毒，注意监测血气，及时纠正呼吸衰竭和代谢紊乱。

f. 必要时准备吸痰器、气管插管或气管切开包。

5. 健康指导

①指导患者增加对哮喘的诱发因素、发病机制、控制目的和效果认识，提高患者对治疗的依从性。

②指导患者识别哮喘发作的先兆征象，一旦出现，及时告诉医护人员。

③指导患者有效控制可诱发哮喘发作的各种因素。

④教会患者哮喘发作时简单的紧急自我处理方法。

⑤指导患者及家属掌握正确的药物吸入技术。

（二）支气管扩张

1. 概述

支气管扩张是由于急、慢性呼吸道感染和支气管阻塞后，反复发生支气管炎症，致使支气管壁结构破坏，引起支气管异常和持久性扩张。典型临床症状为慢性咳嗽、咳大量脓痰和（或）反复咯血。

2. 治疗原则

①抗感染。

②改善气流受限。

③清除气道分泌物。

④外科手术。

3. 主要护理问题及相关因素

①清理呼吸道低效与痰液黏稠和无效咳嗽有关。

②潜在并发症大咯血、窒息。

③营养失调：低于机体需要量与慢性感染导致机体消耗有关。

4. 护理重点

（1）病情观察

观察痰液的量、颜色、性质、气味和体位的关系，痰液静置后是否有分层；观察咯血的颜色、性质及量。观察生命体征及意识状态，观察有无胸闷、气促、发绀、面色苍白及窒息的先兆症状。

（2）保持口腔清洁

减少呼吸道感染机会。

（3）协助排痰

①体位引流根据病变部位、病情和患者状况，每天 1～3 次，每次 15～20 min。一般于饭前进行，清晨和入睡前进行，嘱患者间歇做深呼吸后用力咳痰，同时用手轻拍背部以提高引流效果，引流完毕给予漱口。

②痰液黏稠时，鼓励患者每天饮水 1500 mL 以上，必要时行雾化吸入或给予化痰药物以利于痰的排出。

（4）大咯血、窒息的护理

①立即头低脚高位，头偏向一侧，专人守护，给予心理安慰。

②绝对卧床休息，小量咯血时静卧，取患侧卧位，避免搬动。

③观察有无窒息先兆咯血突然中断，咯血量减少，同时出现呼吸急促、发绀、大汗淋漓、极度烦躁等症状。听诊：呼吸音减弱或消失。若抢救不及时，随之出现张口瞪目，面色青紫，甚至意识昏迷，大小便失禁。

④窒息的抢救应立即取头低脚高 45°俯卧位，面向一侧，轻拍背部，迅速清除口咽部和气道的血块，高浓度吸氧，做好气管插管或气管切开的准备与配合工作。

5. 健康指导

①避免诱因，及时治疗呼吸系统疾病。

②指导患者及家属掌握有效咳嗽、胸部叩击、雾化吸入及体位引流的排痰方法。

③吸烟者应戒烟。

(三) 原发性支气管肺癌

1. 概述

原发性支气管肺癌简称肺癌，为起源于支气管黏膜或腺体的恶性肿瘤。肺癌发病率为男性肿瘤的首位，由于早期诊断不足致使预后差。按解剖学分类为：中央型肺癌、周围型肺癌。按组织病理学分类为：非小细胞型肺癌（包括鳞癌、腺癌、大细胞癌等）、小细胞型肺癌（燕麦细胞型、中间细胞型、复合燕麦细胞型）。

2. 治疗原则

①手术治疗。

②化疗。

③放疗。

④局部治疗。

⑤生物反应调节剂治疗。

3. 主要护理问题及相关因素

①疼痛：与癌细胞浸润、肿瘤压迫或转移有关。

②营养失调：低于机体需要量与癌肿致机体过度消耗、压迫食管致吞咽困难、化疗反应致食欲下降、摄入量不足有关。

③恐惧：与肺癌确诊、不了解治疗计划及预感到治疗对机体功能的影响和死亡威胁有关。

4. 护理重点

①病情观察。观察患者咳嗽、咳痰、咯血、胸痛、发热等症状，并做好护理。

②做好术前准备及术中配合工作，标本及时送检。

③痰液脱落细胞检查时，痰液标本必须新鲜并及时送检。

④加强沟通，鼓励患者树立战胜疾病的信心，配合化疗、放疗或手术治疗。

5. 健康指导

①提倡健康的生活方式，劝导戒烟及避免被动吸烟。对肺癌高危人群定期进行体检。

②指导患者加强营养，正确应对放疗、化疗的副作用。

③帮助患者及家属正确认识癌症，使其寻求和得到有关帮助和支持。

（四）慢性阻塞性肺疾病

1. 概述

慢性阻塞性肺疾病（COPD）是一种具有气流受限特征的可以预防和治疗的疾病，气流受限不完全可逆，呈进行性发展。COPD主要累及肺脏，也可引起肺外的不良效应。临床上以咳嗽、咳痰、气短、喘息和胸闷为主要表现。

2. 治疗原则

①止咳、平喘、祛痰。

②抗感染。

③氧疗。

④激素疗法。

3. 主要护理问题及相关因素

①气体交换受损：与气道阻塞、通气不足、呼吸肌疲劳、分泌物过多和肺泡呼吸面积减少有关。

②清理呼吸道无效：与分泌物多而黏稠、气道湿度减低和无效咳嗽有关。

4. 护理重点

（1）病情观察

观察咳嗽、咳痰、胸闷、气促、呼吸困难的程度及生命体征、血氧饱和度的变化，监测动脉血气分析和水、电解质、酸碱平衡情况，发现病情变化及时向医生报告并采取相应措施。

（2）保持呼吸道通畅

①湿化气道。嘱患者多饮水，必要时每天给予雾化吸入1~2次。

②指导患者有效咳嗽。

③促进排痰，协助患者翻身、叩背等。

（3）氧疗护理

持续低流量吸氧，氧流量1~2 L/min，特别注意患者在睡眠时间氧疗，不可间歇。

（4）活动

中度以上的COPD急性加重期患者应卧床休息，极重度患者宜采取身体前倾位使辅助呼吸肌参与呼吸。

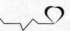

（5）指导患者进行缩唇呼吸和腹式呼吸

每天训练 3~4 次，每次重复 8~10 次。

①缩唇呼吸患者闭嘴经鼻吸气，呼气时缩唇（吹口哨样）缓慢呼出气体。吸呼比时间为 1 ∶（2~3）。

②腹式呼吸患者可取立位、平卧位或半卧位，两手分别放于前胸部和上腹部。用鼻缓慢吸气，膈肌最大限度下降，腹肌松弛，腹部凸起，手感到腹部向上抬高。呼气时经口呼出，腹肌收缩，膈肌松弛，膈肌随腹腔内压增加而上抬，推动肺部气体排出，手感到腹部下降。

5. 健康指导

①教会患者及家属判断呼吸困难的严重程度，以便合理安排工作和生活。

②坚持呼吸功能锻炼，进行腹式呼吸或缩唇呼吸。

③加强体质锻炼，运动强度根据患者自觉呼吸困难和心悸程度，结合呼吸频率、心率、肺通气量等决定。

④心理指导，引导患者适应慢性病，以积极的心态对待疾病，培养生活兴趣。

⑤家庭氧疗指导：

a. 注意安全供氧装置周围严禁烟火，防止氧气燃烧爆炸。

b. 氧疗装置定期更换、清洁、消毒。

c. 每日持续吸氧应在 15 h 以上。

（五）弥漫性间质性肺疾病

1. 概述

弥漫性间质性肺疾病是以肺泡壁为主并包括肺泡周围组织及其相邻支撑结构病变的一组非肿瘤、非感染性疾病群。病变可波及细支气管和肺泡实质，因此亦称为弥漫性实质性肺疾病。由于细支气管领域和肺泡壁纤维化使肺顺应性降低，导致肺容量减少和限制性通气障碍。此外，细支气管炎症以及肺小血管闭塞引起通气/血流比例失调和弥散能力降低，最终发生低氧血症和呼吸衰竭。最突出的症状是进行性气短和干咳。

2. 治疗原则

①糖皮质激素治疗。

②细胞毒药物治疗。

③肺泡灌洗治疗。

④氧疗。

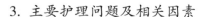

3. 主要护理问题及相关因素

①气体交换受损：与肺顺应性降低有关。

②活动无耐力：与疾病致体力下降有关。

③知识缺乏：缺乏弥漫性间质性肺疾病的预防保健知识。

4. 护理重点

（1）病情观察

观察生命体征、意识，呼吸困难、咳嗽情况，尤其要注意呼吸节律、频率、深度的变化。监测动脉血气，观察缺氧和二氧化碳蓄积的程度；观察呕吐物、排泄物，以判断有无消化道出血。

（2）保持呼吸道通畅

鼓励患者有效咳嗽，协助多翻身、叩背，指导患者进行呼吸功能锻炼。

（3）氧疗护理

①遵医嘱给予吸氧，4～6 L/min，并观察患者的缺氧改善情况，按给氧后 PaO_2、$PaCO_2$的监测结果确定吸氧浓度。

②对重度缺氧者避免间断给氧。

③保持吸氧管通畅，注意氧气的湿化，应经常检查，定时更换，避免分泌物堵塞而加重缺氧。

④观察疗效，注意观察吸氧后的效果。

（4）用药护理

观察用药效果及不良反应，做好用药健康教育。

（5）肺泡灌洗治疗护理

术前准备：①耐心向患者做好解释工作，以减轻患者的紧张情绪，接受治疗；②术前完善各项检查，包括胸部 X 线、胸部 CT、肺功能、血气分析、心电图、肝肾功能及血常规等；③术前训练，指导患者进行有效咳嗽和呼吸操锻炼，以利于灌洗后肺功能的恢复和肺部分泌物的排出；④术前 12 h 嘱患者禁食、禁水，以防术中发生呕吐及误吸；⑤选择合适的双腔气管插管，备好呼吸机及吸痰物品。

术中护理：①取下患者的义齿，协助其取侧卧位；②用沙袋垫于背部，给予患者充足的氧供；③密切观察患者生命体征变化，防止发生气压伤及其他并发症，如胸膜积液、液气胸、肺气肿；④灌洗完毕，开放管道，通过重力作用液体可自肺内流出，严格记录灌洗液出、入量。

术后护理：术后严密观察生命体征、血氧及动脉血气分析等变化；需要引出肺内残余

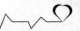

液，经过大容量肺泡灌洗后，应行呼吸机机械通气并遵医嘱使用利尿剂。预防感染，术后机械通气时间不宜过长以减少因上机而增加感染机会，术后 2~6 h 停用呼吸机及拔除气管插管；拔管后协助拍背，鼓励患者深呼吸及指导有效咳嗽以促进肺内残余液体及分泌物的排出。

5. 健康指导

（1）预防呼吸道感染

戒烟并减少被动吸烟。

（2）用药指导

控制此病主要用糖皮质激素，用药时注意：

①按时按量服药，在医师的指导下减药或换药，不要自行添加或减量。

②服药后会有食欲增加、肥胖、兴奋等症状，无须担忧，停药后会好转。

③此类药物还会引起骨质疏松，应注意安全，防止骨折。

④坚持呼吸功能锻炼，促进肺功能恢复。

（六）慢性肺源性心脏病

1. 概述

慢性肺源性心脏病简称慢性肺心病，是由于肺组织、肺血管或胸廓的慢性病变引起肺组织结构和（或）功能异常，产生肺血管阻力增加、肺动脉压力增高，使右心室扩张和（或）肥厚，伴或不伴右心功能衰竭的心脏病，并排除先天性心脏病和左心病变引起者。

2. 治疗原则

①控制感染。

②保持呼吸道通畅，保持足够的通气量。

③纠正缺氧，纠正酸碱及水、电解质平衡紊乱。

④控制心力衰竭及心律失常。

⑤预防治疗并发症。

3. 主要护理问题及相关因素

①气体交换受损：与肺血管阻力增高引起肺瘀血、肺血管收缩导致肺血流量减少有关。

②清理呼吸道无效：与呼吸道感染、痰多而黏稠有关。

③活动无耐力：与心、肺功能减退有关。

④体液过多：与心输出量减少、肾血流灌注量减少有关。

⑤营养失调：低于机体需要量与呼吸困难、疲乏等引起食欲减退有关。

⑥潜在并发症：肺性脑病、心律失常、休克、消化道出血。

4. 护理重点

（1）病情观察。

①严密观察生命体征、意识变化，发作时应重点观察呼吸困难、发绀、心悸、胸闷、下肢水肿状态，定期监测动脉血气分析，出现神志恍惚、表情淡漠、语言错乱、头痛、嗜睡、烦躁等症状时，应及时通知医生并尽早处理。

②及时观察球结膜是否充血水肿，瞳孔大小及对光反射情况，口唇、指（趾）甲发绀程度，皮肤出血及颈静脉充盈等情况。

③观察痰液的颜色、性状、量及排痰能力。

④注意观察有无消化道出血、心律失常、肾衰竭、电解质紊乱及肺性脑病等并发症，一旦发现立即报告医师。

（2）保持口腔清洁

防止大量抗生素应用后出现菌群失调而引起口腔真菌感染等并发症。

（3）促进排痰

做好翻身、叩背、给药、雾化吸入；对自行排痰困难者，床边应备吸痰器，必要时给予吸痰。

（4）氧疗护理

持续低流量、低浓度给氧，氧流量 1~2 L/min，浓度在 25%~29%。

（5）备好抢救用物。

（6）做好心理护理。

5. 健康指导

（1）疾病知识指导

①指导患者有效呼吸的技巧。

②指导患者有效排痰的技巧。

③病情缓解期，适当运动，同时注意加强营养，提高机体免疫功能。

④告知患者和家属给氧装置使用和清洁、维护方面的知识，坚持家庭氧疗。

（2）告知患者及家属病情变化的征象

病情变化或加重，须及时就诊。

第二节　循环系统常见疾病护理

一、一般护理常规

（一）概述

循环系统指人体内运送血液的器官和组织，由心脏、血管（动脉、静脉、微血管）和调节血液循环的神经体液组成。循环系统疾病包括心脏和血管疾病，合称心血管病。常见的有心力衰竭、心律失常、冠心病、高血压、心肌病、先天性心血管病、心脏瓣膜病、心包疾病、心搏骤停与心脏性猝死等，具有发病率高、致残率高、死亡率高、复发率高、并发症多等临床特点。

（二）常见护理问题及相关因素

1. 疼痛：

胸痛与心肌缺血、缺氧有关。

2. 气体交换受损

与肺瘀血、肺水肿或伴有肺部感染有关。

3. 活动无耐力

与呼吸困难所致能量消耗增加和机体缺氧状态有关。

4. 有受伤的危险

与头晕、视物模糊、意识改变或发生体位性低血压有关。

5. 恐惧、焦虑

与慢性病程、病情反复、对治疗及预后缺乏信心、对死亡的恐惧有关。

6. 知识缺乏

缺乏疾病与治疗相关知识。

7. 潜在并发症

猝死、心律失常、心力衰竭、栓塞、高血压急症、洋地黄中毒。

（三）护理常规

1. 活动原则

心功能Ⅰ级：避免重体力活动，一般体力活动不受限制。

心功能Ⅱ级：避免较重体力活动，一般体力活动适当限制。

心功能Ⅲ级：严格限制体力活动。

心功能Ⅳ级：绝对卧床休息。

随着病情的好转，逐渐增加活动量，以活动后不出现症状为宜，避免各种诱发因素，如过度体力活动、情绪激动、饱餐等，冬季注意保暖。

2. 卧位护理

根据病情和手术，给予正确、舒适且安全的卧位。

（1）不同病情时的卧位

心搏骤停立即给予仰卧位；心源性休克时平卧、抬高下肢15°~20°；心律失常者尽量避免左侧卧位；有明显呼吸困难，给予高枕卧位或半卧位，极度呼吸困难者给予端坐位，可用床上小桌，桌上置软枕让患者扶桌休息，必要时双腿下垂；伴胸腔积液或腹水者宜采用半卧位；下肢水肿者无明显呼吸困难，可抬高下肢。注意患者、体位的舒适和安全，必要时加用床栏或由专人守护，防止坠床。

（2）手术后卧位

经梅动脉穿刺行介入手术者不限制卧位；经股动脉穿刺行介入手术者，平卧位术肢制动24 h；经股静脉穿刺行介入手术者，平卧位术肢制动8 h；永久起搏器植入术后，平卧位48~72 h（双下肢不制动）。

（3）严格卧床休息

卧床休息期间，注意患者肢体的活动，适当变换体位，指导做深呼吸，定时翻身、拍背，防止发生静脉血栓、肺栓塞、坠积性肺炎、压疮等合并症。

3. 饮食护理

根据病情给予合理饮食，注意营养均衡。

①宜给低盐、低糖、低热量、低脂、低胆固醇、高维生素、高纤维素、清淡易消化饮食；少量多餐，忌暴饮暴食；避免大量辣椒、浓茶、浓咖啡等刺激性食物，戒烟限酒。

②心功能良好者进普食，略限钠盐；心功能失代偿者，给予低盐清淡易消化饮食，少量多餐，限制钠盐（每天食盐摄入量在5 g以下）、水及热量摄入。

③心脏瓣膜病患者，饮食给予高热量、高蛋白质、高维生素的清淡易消化饮食，以促

进机体恢复。

④心梗危重期给予流食半量，每日 5~6 次，尽量喂食。

4. 排泄护理

严密监测患者大便情况，保持大便通畅，严禁用力排便。危重患者密切观察尿量及双下肢水肿情况，遵医嘱准确记录 24 h 出入量。

（1）加强排便安全教育

向须严格卧床患者解释床上排便的重要意义，讲解危重期下床排便和用力大便的风险和惨痛后果；严禁用力排便，须排便时及时报告护士。

（2）加强排便心理护理

重视患者心理感受，排便时为其提供遮蔽和隐私的环境；加强心理疏导，指导患者不要因怕弄脏床单而不敢在床上排便，或因为怕在床上排便而不敢进食，从而加重便秘危险。

（3）每日评估患者排便状况

是否已按时排便，有无习惯性便秘，是否已服通便药物，是否适应床上排便等；督促患者每日定时排便和养成定时排便习惯。

（4）严防排便意外事件

对高危患者须守护指导并协助排便，凌晨尤其应有专人巡视监护，监护重点对象为高危伴血压偏低及心律失常者。

（5）指导患者采取预防及解除便秘措施

①合理饮食，进食清淡易消化富含纤维素的食物，禁食产气产酸难消化、辛辣刺激食物。

②每日清晨蜂蜜 20 mL 加适量温开水同饮。

③腹部环形按摩（按顺时针方向，即右下腹—上腹—左下腹），以促进肠蠕动。

④每日定时排便。

⑤有便秘前兆如大便稍干就告诉医护人员，遵医嘱应用缓泻剂等通便药物。

⑥便秘者及时给予缓泻剂或低压温水灌肠，硬便堵塞时可戴手套润滑手指后轻轻将粪便抠出。

5. 氧疗护理

①非严重缺氧患者采用低流量鼻导管吸氧，氧流量一般为 2~4 L/min。

②严重缺氧者 6~8 L/min。

③急性肺水肿患者，立即给予高流量吸氧 6~8 L/min，湿化瓶中加入 20%~30%乙醇

湿化，每 20 min 与普通湿化交替，病情特别严重者采用面罩呼吸机持续正压（CPAP）或双水平气道正压（BIPAP）给氧。

④肺源性心脏病患者给予低流量持续吸氧，呼吸功能不全者使用面罩加压吸氧或行机械通气。

6. 用药护理

掌握常用药物和急救药物的作用、剂量、用法及不良反应，指导患者正确用药，遵医嘱及时准确给药，观察疗效和预防不良反应。

（1）洋地黄类药

务须预防洋地黄中毒。

①洋地黄中毒的表现：常见为室性期前收缩，多表现为二联律，非阵发性交界区心动过速，房性期前收缩，心房颤动及房室传导阻滞等。特征性表现为快速房性心律失常伴传导阻滞。胃肠道表现为恶心、呕吐。中枢神经症状表现为视物模糊、黄视、绿视、定向力障碍、意识障碍等。

②高危患者：高龄、心肌缺血缺氧、重度心力衰竭、低钾低镁血症、肾功能减退、低体重等；尽量避免与奎尼丁、胺碘酮、维拉帕米、阿司匹林等药物合用，可增加中毒机会。

③必要时监测血清地高辛浓度。

④严格遵医嘱定时定量给药，用药前后密切监测心率、心律变化，每次给药前应了解上次用药后的反应，并测量脉搏（房颤者测心率），如患者脉搏或心率少于 60 次/min 或节律不规则，应暂停给药并立即报告医生处理，用毛花苷丙或毒毛花苷 K 时，必须稀释后缓慢（10~15 min）静注，并同时监测心率、心律及心电图变化。

⑤洋地黄中毒的处理：立即停用洋地黄；低血钾者可口服或静脉补钾，停用排钾利尿药；纠正心律失常：快速纠正心律失常可用利多卡因或苯妥英钠，一般禁用电复律，因易致心室颤动，有传导阻滞及缓慢心律失常者，可用阿托品静注或安置临时心脏起搏器。

（2）利尿剂

注意电解质及尿量变化。

①应用袢利尿剂和噻嗪类利尿剂者监测血钾，严防低血钾。低血钾时常表现为乏力、腹胀、肠鸣音减弱、心电图 U 波增高等。服用排钾利尿剂时多补充含钾丰富的食物，必要时遵医嘱补钾。

②氨苯蝶啶的不良反应有胃肠道反应、嗜睡、乏力、皮疹，长期服用可产生高血钾，尤其是伴肾功能减退时，少尿或无尿者慎用。

③螺内酯的不良反应有嗜睡、运动失调、男性乳房发育、面部多毛等，肾功能不全及

高钾血症者禁用。

④非紧急情况下，利尿剂的应用时间选择早晨或日间为宜，避免夜间排尿过频而影响患者休息。

（3）抗心律失常药物

①静注时速度宜慢（腺苷除外），一般 5~15 min 内注完，静滴药物尽量用输液泵调节速度。

②胺碘酮静脉用药易引起静脉炎，配制药物浓度不能过高，选择大血管用留置针输液，并用有消炎止痛作用的透明敷贴，每 12 h 交替更换输液部位，严密观察穿刺局部，谨防药物外渗。

③观察患者意识和生命体征，必要时监测心电图，注意用药前、用药过程中及用药后的心率、心律、P-R 间期、Q-T 间期等的变化，以判断疗效和有无不良反应。

（4）血管紧张素转换酶抑制剂

①观察有无不良反应如干咳、低血压和头晕、肾损害、高钾血症、血管神经性水肿等。

②用药期间须监测血压，避免体位突然改变，监测血钾和肾功。

③若出现不能耐受的咳嗽或血管神经性水肿应停止用药。

（5）β 受体阻滞剂

观察有无不良反应如体液潴留（可为体重增加）和心衰恶化、心动过缓和低血压等，监测心率和血压，心率低于 50 次/min 或低血压时，应停止用药并报告医生。

（6）扩血管药物

定时测量血压，准确控制和调节药物的浓度与速度。

①部分患者用药后可出现面部潮红、头部涨痛、头晕、心动过速等不适，应告知患者是由于药物导致，以解除其顾虑。

②硝酸甘油见光易分解，应用棕色瓶存放于干燥处，开封后每 6 个月更换 1 次，舌下含服时应平卧。

③硝普钠见光易分解，应现配现用，避光滴注，其代谢产物含氰化物和硫氰酸盐，连续使用 1 周及以上者应警惕中毒。

（7）他汀类

所有冠心病患者，无论其血脂水平如何，均应给予他汀类药物，并根据目标 LDL-C 水平调整剂量。严密监测转氨酶及肌酸激酶等生化指标，及时发现药物可能引起的肝脏损害和肌病。

（8）部分高危用药的护理

①抗血栓药物如欣维宁、阿司匹林、波立维、华法林等，注意患者有无出血现象，有胃溃疡病史者加服胃黏膜保护剂，不空腹服阿司匹林，注意肝功及血凝变化。

②使用血管活性药物如多巴胺、异丙肾上腺素，输注时宜微量泵注射给药，并严防漏至皮下。

③氯化钾注射液，严禁静脉注射（可导致心搏骤停）和严防漏至皮下。

④胰岛素抽药时剂量须准确无误（0.1 mL＝4 U，用1 mL空针抽取），用药过程谨防低血糖。

（9）婴幼儿用药护理

药物治疗量接近中毒量，各种用药必须严格按千克体重精确换算剂量，用1 mL空针抽取或用微量泵准确输注。

7. 病情观察及护理

密切观察患者病情变化，及时通知医生并采取相应措施。心血管疾病患者常出现的症状体征有：

（1）心源性呼吸困难

表现为劳力性呼吸困难、夜间阵发性呼吸困难、端坐呼吸，根据呼吸困难程度，给予相应卧位、吸氧等护理措施。

（2）心源性水肿

主要见于右心衰竭，其特点是下垂性、凹陷性水肿，重者可延及全身，出现胸腔积液、腹水。此外，患者还可伴有尿量减少，近期体重增加等。给予半卧位，抬高下肢，限制钠盐摄入，控制液体入量，遵医嘱使用利尿剂，保护皮肤等护理措施。

（3）胸痛

胸痛是心脏病的重要症状，见于心绞痛、心肌梗死、心动过速、主动脉瘤、急性心包炎、急性风湿性心肌炎等。轻者有胸闷、心前区钝痛，重者出现剧烈的绞痛，严重者伴有胸闷、气短甚至发生休克。可给予以下护理措施：

①卧床休息，限制活动。疼痛严重的患者应绝对卧床，禁止下床大小便。大便时切忌用力，便秘者可给予缓泻剂或低压灌肠。

②安慰患者，消除恐惧心理，避免情绪激动，以免不安情绪使心肌氧耗量增加诱发心绞痛发作。

③少量多餐，戒烟限酒。

④密切观察生命体征及病情，特别是夜间和清晨心绞痛最易发作，更应多加观察，发作时应观察疼痛的部位、程度、持续时间、有无放射等，一一记录，及时报告医生处理。

⑤有胸闷、呼吸困难时给予氧气吸入。

⑥按医嘱给予镇静剂或止痛剂，心绞痛给硝酸甘油口含，心肌梗死用吗啡止痛。

（4）心悸

自觉心脏跳动的不适感。心悸一般无危险性，但少数由严重心律失常所致者可发生猝死。因此需要对其原因和潜在危险性做出判断。给予卧床休息、心电监护、遵医嘱给药等措施。

（5）心源性晕厥

由于心排血量骤减、中断或严重低血压而引起脑供血骤然减少或停止而出现的短暂意识丧失，常伴有体张力丧失而不能维持一定的体位。近乎晕厥指一过性黑矇，肌张力降低或丧失，但不伴意识丧失。患者避免单独外出，频繁发作者应卧床休息，一旦有头晕、黑矇等先兆时立即平卧，以免跌伤；遵医嘱给予相应治疗，如心动过缓者可予阿托品、异丙肾上腺素等药物治疗，或配合人工心脏起搏治疗，室颤应立即予除颤抢救。

（四）健康指导

①鼓励患者积极治疗原发病，避免各种诱因及精神刺激。

②指导患者及家属掌握一定的自我监测和急救技能，如自测脉搏、血压，徒手心肺复苏术等。

③调整心态，减轻精神压力，逐渐改变急躁易怒性格，保持心理平衡，掌握放松技术和自我调适的方法。

④合理饮食，少量多餐，忌烟酒，避免刺激性食物，预防便秘，禁忌用力排便。

⑤肥胖患者应控制体重。

⑥严格遵医服药，不得随便改变药物的用法和用量。

⑦定期复查。

二、常见疾病护理

（一）心力衰竭

1. 概述

心力衰竭简称心衰，是各种心脏结构或功能性疾病导致心室充盈和（或）射血功能受损，心排血量不能满足机体组织代谢需要，以肺循环和（或）体循环瘀血，器官、组织血液灌注不足为临床表现的一组综合征，主要表现为呼吸困难、体力活动受限和体液潴留。

按发病缓急可分为慢性心衰和急性心衰。

2. 治疗原则

①采取综合治疗措施，去除基本病因和诱因，积极控制或去除心内外感染病灶。

②急性左心衰是严重的急危重症，须尽快缓解缺氧和严重呼吸困难。

③心室收缩不同步的患者可行心脏再同步化（CRT）治疗。

3. 主要护理问题及相关因素

①气体交换受损：与肺瘀血、肺部感染、不能有效排痰及咳嗽有关。

②体液过多：与静脉瘀血、水钠潴留、低蛋白血症有关。

③活动无耐力：与心排血量下降，呼吸困难，组织缺血、缺氧有关。

④潜在并发症：心源性休克、猝死、洋地黄中毒。

4. 护理重点

（1）慢性心衰的护理

①体位护理：绝对卧床休息，保证足够的睡眠。呼吸困难时，给予半卧位，持续低流量吸氧。

②皮肤护理：对于长期卧床的患者，要加强基础护理，防止压疮。

③病情观察：严格控制液体入量，遵循"量出为入"原则，严格掌握输液速度和总量，避免输注氯化钠注射液，以每分钟 15~20 滴为宜；准确记录 24 h 出入量，若患者尿量每小时<30 mL，应报告医生；每日测量体重、腹围；严密监测生命体征，如患者出现呼吸困难、胸闷、心悸、头晕、面色苍白、大汗、低血压等情况，应立即卧床休息，通知医生，并配合处理。

④预防洋地黄中毒。

（2）急性心衰的抢救配合与护理

①体位：坐位或半坐卧位，两腿下垂或放低，也可用止血带轮流结扎四肢，每隔 15 分钟放松一次，以减少静脉回流，减轻肺水肿。

②氧疗：立即给予高流量吸氧 6~8 L/min，20%~30% 酒精湿化，每 20 min 与普通湿化交替，严重缺氧者采用面罩吸氧，待缺氧纠正后改为常规供氧，病情特别严重者遵医嘱采用面罩呼吸机持续正压（CPAP）或双水平气道正压（BIPAP）给氧。

③迅速建立静脉通道，遵医嘱及时准确给药，观察疗效与不良反应。

a. 吗啡：吗啡 5~10 mg 皮下或肌内注射或哌替啶 50~100 mg 肌注。高龄、哮喘、昏迷、严重肺部病变、呼吸抑制和心动过缓、房室传导阻滞者则应慎用或禁用。

b. 利尿药：呋塞米 20~40 mg 静注，4 h 可重复 1 次，以降低心脏前负荷。

c. 硝普钠：为动、静脉血管扩张剂，一般剂量 12.5~25 μg/min。

d. 硝酸甘油：扩张小静脉，减少回心血量。可先舌下含服硝酸甘油 0.5 mg，若疗效不明显可改为静脉滴注。

e. 酚妥拉明：为 α 受体阻滞剂，以扩张小动脉为主。以 0.1 mg/min 开始，5~10 min 调整 1 次，每次增加 5~10 μg。

f. 洋地黄制剂：常首选毛花苷（西地兰），近期无用药史者，0.4~0.6 mg 稀释后缓慢静脉注射。

g. 氨茶碱：0.125~0.25 g 用 5% 葡萄糖注射液稀释至 20 mL，静脉注射，时间不得短于 10 min，或 0.25~0.5 g 用 5% 葡萄糖注射液稀释后缓慢滴注，适用于有明显哮鸣音者。

h. 肾上腺皮质激素：地塞米松 10~20 mg 静脉注射或静脉滴注，活动性出血者慎用或禁用。

i. 多巴胺和多巴酚丁胺：适用于急性左心衰伴低血压者，可单独使用或两者合用，血压显著降低者可短时联合加用间羟胺。

④病情监测：

急性心衰患者突发严重呼吸困难，呼吸频率可达 30~40 次/min，端坐呼吸，咳粉红色泡沫痰，有窒息感而极度烦躁不安、恐惧。面色灰白或发绀、大汗、皮肤湿冷。听诊两肺满布湿啰音和哮鸣音，心率快，心尖部可闻及舒张期奔马律。

严密监测血压、呼吸、血氧饱和度、心律、心率、心电图，检查血电解质、血气分析等。观察患者意识、精神状态、皮肤颜色、皮温及出汗情况，肺部啰音或哮鸣音的变化，记录出入量，严格交接班。

5. 健康指导

①疾病知识指导。告知患者及家属该病的病因及有效控制措施，嘱患者积极治疗原有心脏病，控制高血压、糖尿病。

②轻度心力衰竭患者，限制体力活动，较重心力衰竭患者以卧床休息为主；心功能改善后，应适当下床活动，以免下肢血栓形成和肺部感染。

③重度心力衰竭患者应限制入量并每日称体重，及早监测病情变化。

④定期复查，观察病情进展情况，如出现频繁咳嗽、气急、咳粉红色泡沫痰时应立即取端坐位并由他人护送就诊。

（二）心律失常

1. 概述

心律失常指心脏冲动的频率、节律、起源部位、传导速度或激动次序的异常，主要症状为心悸、胸闷，当心率过快或过慢时，患者会由于心排血量的减少而出现头晕、乏力、黑矇、晕厥及阿-斯综合征。房颤常导致心衰加重、脑栓塞。室颤和室扑是严重的异位心律，表现为突然昏厥、心音消失、呼吸困难、发绀、呼吸停止。

2. 治疗原则

病因治疗，预防及纠正心律失常发作。

3. 主要护理问题及相关因素

①活动无耐力：与心律失常导致心悸或心排血量减少有关。

②焦虑：与疾病反复发作、疗效欠佳有关。

③潜在并发症：猝死、心力衰竭。

4. 护理重点

（1）见一般护理常规。

（2）根据心律失常类型，准备药物和抢救仪器

①室性心动过速患者准备好利多卡因、除颤器。

②房性心律失常患者备好洋地黄、β受体阻滞剂。

③心动过缓患者准备好阿托品、异丙肾上腺素，心率<45次/min、药物疗效不佳的患者安装起搏器。

（3）卧床休息

窦性停搏、二度Ⅱ型或三度房室传导阻滞、持续性室速等严重心律失常患者或快速心室率引起血压下降者应卧床休息。

（4）病情观察

密切观察脉搏、呼吸、血压、心率、心律，以及神志、面色（发绀或苍白）、出汗等全身变化。此外，还可对严重心律失常患者进行心电监护，特别注意有无引起猝死的危险征兆。

①潜在引起猝死危险的心律失常频发性、多源性、成联律、Ron-T室性早搏，阵发性室上性心动过速，心房颤动，二度Ⅱ型房室传导阻滞等。

②随时有猝死危险的心律失常阵发性室性心动过速、三度房室传导阻滞等。如发现上述情况，应列为紧急情况，立即报告医师并配合处理：嘱咐患者卧床、吸氧、开放静脉通道、准备抗心律失常药物、除颤器、临时起搏器等。如患者发生阿-斯综合征、室颤、室扑、心搏骤停，应立即开始心脏按压、电除颤，并配合医生进行抢救。

（5）心脏电复律术的护理

心脏电复律是在严重快速心律失常时，短时间内向心脏通以高压强电流，使心肌瞬间

同时除极，造成心脏短暂的电活动停止，然后由最高自律性的起搏点重新主导心脏节律的治疗过程。分为以下两种：

①同步电复律：

主要用于除心室颤动与扑动以外的快速型心率失常，操作中应注意以下要点：

a. 术前查电解质、肝肾功能，房颤患者 B 超确认无脏器血栓。

b. 纠正心衰、低钾血症和酸中毒。

c. 抗凝治疗者测凝血酶原时间。

d. 停服洋地黄类药物 24~48 h。

e. 遵医嘱严格抗凝、抗心律失常用药。

f. 地西泮注射液 0.3~0.5 mg/kg 缓慢静注，至患者睫毛反射开始消失的深度。

②非同步电除颤：用于心室颤动与扑动，此时已无心动周期，患者神志多已丧失，应立即实施电除颤。其操作步骤如下：

a. 患者去枕平卧，开放气道，暴露胸部。

b. 打开开关选择非同步除颤（无心电监护时，先连接监护观察心电波形，再旋至除颤位置）。

c. 选择需要的除颤能量。

d. 取出除颤手柄，涂导电糊或包以生理盐水浸湿的纱布（6 层厚）。

e. 充电。

f. 放置除颤板于胸骨右缘第 2~3 肋间和胸前心尖区或左背。

g. 双手同时放电。

h. 观察。

i. 协助患者擦净皮肤、整理衣物、取舒适卧位，严密监护生命体征及病情。

j. 除颤仪使用完毕，整理用物，充电备用，使用登记。

（6）心律失常介入治疗的护理

临时起搏器植入术：临时心脏起搏器适用于阿-斯综合征发作、心脏介入或手术治疗引起的一过性完全房室传导阻滞等，并可辅助性应用于诊断性心脏电生理检查，预防性应用于某些特殊治疗与检查过程中可能出现明显心动过缓的患者，或作为起搏器依赖者更换新起搏器时的过渡。放置时间不能太久，一般不超过 1 个月，以免发生感染。

术前护理：备好起搏器、导线和电池，打开开关（起搏和感知指示灯亮、无低电量指示灯闪烁），预调起搏频率、电流、电压，连接导线。

术后护理：①交接班内容：设置参数、起搏效果、置入途径、穿刺部位、其他。②行床旁 ECG 及胸片检查。③严密监护：连续心电监测，密切观察起搏与感知功能是否正常，及时发现并处理与起搏相关的心律失常；有无呃逆或腹肌抽动现象。④确保临时起搏器功能正常：应固定在床上或者患者身上，注意脉冲发生器与电极导线连接是否紧密；备好备用电池，注意临时起搏器的低电压报警，及时更换。更换电池的方法：有医生在场。时机选择：患者自主心率较快时。起搏依赖：先将起搏频率逐渐减慢，观察自主心率能否出现，再迅速更换。⑤穿刺部位护理：每日更换敷料，注意无菌操作，观察有无渗血、血肿、皮肤红肿和渗液等情况。⑥体位要求：穿刺入口处的起搏导管尽可能固定不动；经股静脉放置导管者需要肢体固定，注意预防下肢静脉血栓；采用颈静脉或锁骨下静脉途径者限制较少。

永久起搏器植入术：永久起搏器是通过人工心脏起搏器发放脉冲电流，通过导线和电极的传导刺激心肌，使之兴奋和收缩，从而替代正常心脏起搏点，控制心脏按脉冲电流的频率有效地搏动，使其心率与排血量维持在正常范围，以治疗心动过缓或房室传导阻滞伴阿－斯综合征发作或窦房结病变所致的快慢综合征等严重心律失常。根据电极导线植入的部位不同，将永久起搏器分为：单腔起搏器、双腔起搏器、三腔起搏器。

术后护理：①休息与活动：绝对卧床24 h，平卧位或略向左侧卧位，术侧肢体绝对制动，锁骨下伤口盐袋压迫4~6 h。指导患者勿用力咳嗽，必要时用手按压伤口，防止电极移位或伤口出血。24~48 h后患者头部可抬高30°~60°，72 h后允许下床在室内轻度活动，同时指导患者做上肢及肩关节前后适当运动。②严密监护：术后持续心电监护3日以上。③并发症的观察及护理：起搏器术后可出现心律失常、电极移位及导线断裂、起搏阈值增高、感染及皮肤坏死、起搏系统故障、心功能减退等并发症，应仔细观察心电监护及症状，发现征兆及时报告医生，及时给予相应的处理。

射频消融术：射频消融术是治疗心律失常的一种导管治疗技术，是经皮穿刺将一特殊的电极导管送入心腔内，通过射频电能将其异常传导旁道消蚀，即使异常传导的局部心肌细胞脱水、变性、坏死，从而根治心律失常。用于治疗快速性心律失常。近年来其适应证逐渐增加，包含室上性、房性（顽固性房扑、特发性房颤）和室速等。

术前停用抗心律失常药物5个半衰期以上。术前常规12导联心电图检查，必要时进行食管调搏、动态心电图（Holter）等检查。术后平卧8~24 h（静脉穿刺6~8 h，动脉穿刺24 h），穿刺处盐袋压迫6小时，术肢禁弯曲，保持平直。观察腹股沟伤口及足背动脉搏动情况，及时解除压迫和尽早活动，防止肺动脉或下肢静脉栓塞。

房颤射频消融术：心房颤动（房颤）是临床上常见的心律失常之一。房颤发作时快速的心室率可引起血流动力学变化，患者产生心悸、胸闷等不适症状，可致患者发生血栓或栓塞进一步导致脑卒中，严重影响患者的生活和生存质量。导管消融（环肺静脉电隔离术）是治疗房颤的重要方法。

术前护理：①术前行食管超声检查明确心房有无血栓形成。②禁食、水 6 h，因房颤消融手术时间长，必要时留置导尿管。

术中配合与监护：①备好术中用物，各种抢救器材及药品。②消融监护：消融放电时，专人监护心电及确保患者无疼痛，每隔 5 s 向术者汇报实时温度、阻抗、能量及放电时间等参数；精准监护控制好以下参数，冷盐水灌注泵速：17 mL/min，放电功率：20~30 W 左右，消融温度：40~43 ℃，消融时间：每个靶点 30 s 左右；嘱患者严格制动，有痛即刻报告切忌移动躯体。③并发症的观察及护理：高流速泵注冷盐水时，严防心衰（呼吸困难、咳嗽）；如发生心绞痛，可能因大头导管误入冠状动脉，要及时撤出，如在冠脉内放电，可导致冠脉痉挛、血栓形成；严防血栓、气栓及心脏压塞等。

术后护理：①饮食护理：术后适量饮水，如无恶心呕吐，即可进食，清淡少渣温凉饮食，避免过热，以免发生心房-食管瘘。②并发症的观察及护理：肺静脉狭窄、心房食管瘘、心脏压塞、血气胸、完全性房室传导阻滞，必要时行心电监护、复查心电图，及时发现并发症征兆立即报告处理。

第五章　肾脏与内分泌常见疾病护理

第一节　内科常见疾病护理

一、肾小球肾炎

（一）急性肾小球肾炎

急性肾小球肾炎（acute glomerulonephritis，AGN）简称急性肾炎，是以急性肾炎综合征为主要表现的一组疾病。其特点为起病急，患者出现血尿、蛋白尿、水肿和高血压，可伴有一过性氮质血症：本病好发于儿童，男性居多。常有前驱感染，多见于链球菌感染后，其他细菌、病毒和寄生虫感染后也可引起。本部分主要介绍链球菌感染后急性肾炎。

1. 病因及发病机制

本病常发生于β-溶血性链球菌"致肾炎菌株"引起的上呼吸道感染（多为扁桃体炎）或皮肤感染（多为脓疱疮）后，感染导致机体产生免疫反应而引起双侧肾脏弥漫性的炎症反应。目前多认为，链球菌的主要致病抗原是胞质或分泌蛋白的某些成分，抗原刺激机体产生相应抗体，形成免疫复合物沉积于肾小球而致病。同时，肾小球内的免疫复合物可激活补体，引起肾小球内皮细胞及系膜细胞增生，并吸引中性粒细胞及单核细胞浸润，导致肾脏病变。

2. 临床表现

前驱感染后常有1~3周（平均10日左右）的潜伏期：呼吸道感染的潜伏期较皮肤感染短。本病起病较急，病情轻重不一，轻者仅尿常规及血清补体C3异常，重者可出现急性肾衰竭：大多预后良好，常在数月内临床自愈。典型者呈急性肾炎综合征的表现。

（1）尿异常

几乎所有患者均有肾小球源性血尿，约30%出现肉眼血尿，且常为首发症状或患者就诊的原因。可伴有轻、中度蛋白尿，少数（<20%）患者可呈大量蛋白尿。

（2）水肿

80%以上患者可出现水肿，常为起病的首发表现，表现为晨起眼睑水肿，呈"肾炎面容"，可伴有下肢轻度凹陷性水肿，少数严重者可波及全身。

（3）高血压

约80%患者患病初期水钠潴留时，出现一过性轻、中度高血压，经利尿后血压恢复正常。少数患者可出现高血压脑病、急性左心衰竭等。

（4）肾功能异常

大部分患者起病时尿量减少（400~700 mL/d），少数为少尿（<400 mL/d）。可出现一过性轻度氮质血症。一般于1~2周后尿量增加，肾功能于利尿后数日恢复正常，极少数出现急性肾衰竭。

3. 辅助检查

（1）尿液检查

均有镜下血尿，呈多形性红细胞：尿蛋白多为+~++。尿沉渣中可有红细胞管型、颗粒管型等。早期尿中白细胞、上皮细胞稍增多。

（2）血清C3及总补体

发病初期下降，于8周内恢复正常，对本病诊断意义很大——血清抗链球菌溶血素"O"滴度可增高。

（3）肾功能检查

可有内生肌酐清除率（Ccr）降低，血尿素氮（BUN）、血肌酐（Cr）升高。

4. 诊断要点

链球菌感染后1~3周出现血尿、蛋白尿、水肿和高血压等肾炎综合征典型表现。血清C3降低，病情于发病8周内逐渐减轻至完全恢复者，即可诊断为急性肾小球肾炎，病理类型须行肾活组织检查确诊。

5. 治疗要点

本病患者的治疗以卧床休息、对症处理为主。本病为自限性疾病，不宜用糖皮质激素及细胞毒性药物。急性肾衰竭患者应予透析。

（1）对症治疗

利尿治疗可消除水肿，降低血压。尿后高血压控制不满意时，可加用其他降压药物。

（2）控制感染灶

以往主张使用青霉素或其他抗生素10~14日，现其必要性存在争议。对于反复发作的慢性扁桃体炎，待肾炎病情稳定后，可做扁桃体摘除术，手术前后两周应注射青霉素。

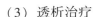

（3）透析治疗

对于少数发生急性肾衰竭者，应予血液透析或腹膜透析治疗，帮助患者渡过急性期，一般无须长期维持透析。

6. 护理诊断/合作性问题

①体液过多：与肾小球滤过率下降、水钠潴留有关。

②活动无耐力：与疾病处于急性发作期、水肿、高血压等有关。

③潜在并发症：急性左心衰竭、高血压脑病、急性肾衰竭。

7. 护理措施

（1）一般护理如下所述

①休息与运动：

急性期患者应绝对卧床休息，以增加肾血流量和减少肾脏负担。当其卧床休息 6 周~2 月，尿液检查只有蛋白尿和镜下血尿时，方可离床活动。病情稳定后逐渐增加运动量，避免劳累和剧烈活动，坚持 1~2 年，待完全康复后才能恢复正常的体力劳动。

②饮食护理：

当患者有水肿、高血压或心力衰竭时，应严格限制盐的摄入，一般进盐应低于 3 g/d，对于特别严重病例应完全禁盐。在急性期，为减少蛋白质的分解代谢，还应限制蛋白质的摄取量为 0.5~0.8 g/（kg·d）。当血压下降、水肿消退、尿蛋白减少后，即可逐渐增加食盐和蛋白质的量。

除限制钠盐外，也应限制进水量，进水量的控制本着宁少勿多的原则。每日进水量应为不显性失水量（约 500 mL）加上前一天 24 h 尿量，此进水量包括饮食、饮水、服药、输液等所含水分的总量。另外，饮食应注意热量充足、易于消化和吸收。

（2）病情观察

注意观察水肿的范围、程度，有无胸腔积液、腹腔积液，有无呼吸困难、肺部湿啰音等急性左心衰竭的征象；监测高血压动态变化，监测有无头痛、呕吐、颈项强直等高血压脑病的表现；观察尿的变化及肾功能的变化，及早发现有无肾衰竭的可能。

（3）用药护理

在使用降压药的过程中，要注意一定要定时、定量服用，随时监测血压的变化，还要嘱患者服药后在床边坐几分钟，然后缓慢站起，防止眩晕及直立性低血压。

（4）心理护理

患者尤其是儿童对长期的卧床会产生忧郁、烦躁等心理反应，加上担心血尿、蛋白尿是否会恶化，会进一步加重精神负担。故应尽量多关心、巡视患者，随时注意患者的情绪变化和精神需要，按照患者的要求予以尽快解决。关于卧床休息需要持续的时间和病情的变化等，应适当予以说明，并要组织一些有趣的活动活跃患者的精神生活，使患者能以愉快、乐观的态度安心接受治疗。

8. 健康指导

（1）预防指导

平时注意加强锻炼，增强体质。注意个人卫生，防止化脓性皮肤感染。有上呼吸道或皮肤感染时，应及时治疗。注意休息和保暖，限制活动量。

（2）生活指导

急性期严格卧床休息，按照病情进展调整作息制度。掌握饮食护理的意义及原则，切实遵循饮食计划。指导患者及其家属掌握本病的基本知识和观察护理方法，消除各种不利因素，防止疾病进一步加重。

（3）用药指导

遵医嘱正确使用抗生素、利尿药及降压药等，掌握不同药物的名称、剂量、给药方法，观察各种药物的疗效和不良反应。

（4）心理指导

增强战胜疾病的信心，保持良好的心境，积极配合诊疗计划。

（二）急进性肾小球肾炎

急进性肾小球肾炎（rapidly progressive glomerulonephritis，RPGN），是一组病情发展急骤，由血尿、蛋白尿迅速发展为少尿或无尿直至急性肾衰竭的急性肾炎综合征。临床上，肾功能呈急剧进行性恶化，常在 3 个月内肾小球滤过率（GFR）下降50%以上，发展至终末期肾衰竭一般为数周或数月。该病进展迅速，病情危重，预后差。病理改变特征为肾小球囊内细胞增生、纤维蛋白沉着，表现为广泛的新月体形成，故又称新月体肾炎。这组疾病发病率较低，危险性大，及时诊断、充分治疗尚可有效改变疾病的预后，临床上应高度重视。

1. 病因及发病机制

由多种原因所致的一组疾病，包括：①原发性急进性肾小球肾炎；②继发于全身性疾病（如系统性红斑狼疮肾炎）的急进性肾小球肾炎；③在原发性肾小球病（如系膜毛细血管性肾小球肾炎）的基础上形成广泛新月体，即病理类型转化而来的新月体性肾小球肾炎。本文着重讨论原发性急进性肾小球肾炎（以下简称急进性肾炎）。

RPGN 根据免疫病理可分为三型，其病因及发病机制各不相同：①Ⅰ型又称抗肾小球基膜型肾小球肾炎，由于抗肾小球基膜抗体与肾小球基膜（GBM）抗原相结合激活补体而致病。②Ⅱ型又称免疫复合物型，因肾小球内循环免疫复合物的沉积或原位免疫复合物形成，激活补体而致病。③Ⅲ型为少或无免疫复合物型，肾小球内无或仅微量免疫球蛋白沉积。现已证实50%～80%该型患者为原发性小血管炎肾损害，肾脏可为首发甚至唯一受累器官或与其他系统损害并存。原发性小血管炎患者血清抗中性粒细胞胞质抗体（ANCA）常呈阳性。我国以Ⅱ型多见，Ⅰ型好发于青、中年，Ⅱ型及Ⅲ型常见于中、老年患者，男性居多。

RPGN患者约半数以上有上呼吸道感染的前驱病史，其中，少数为典型的链球菌感染，其他多为病毒感染，但感染与RPGN发病的关系尚未明确，接触某些有机化学溶剂、碳氢化合物如汽油，与RPGN Ⅰ型发病有较密切的关系。某些药物如丙硫氧嘧啶（PTU）、肼苯达嗪等可引起RPGNⅢ型。RPGN的诱发因素包括吸烟、吸毒、接触碳氢化合物等，此外，遗传的易感性在RPGN发病中作用也已引起重视。

2. 病理

肾脏体积常较正常增大。病理类型为新月体性肾小球肾炎。光镜下通常以广泛（50%以上）的肾小球囊腔内有大量新月体形成（占肾小球囊腔50%以上）为主要特征，病变早期为细胞性新月体，后期为纤维性新月体。另外，Ⅱ型常伴有肾小球内皮细胞和系膜细胞增生，Ⅲ型常可见肾小球节段性纤维素样坏死。免疫病理学检查是分型的主要依据，Ⅰ型IgG及C3呈光滑线条状沿肾小球毛细血管壁分布；Ⅱ型IgG及C3呈颗粒状沉积于系膜区及毛细血管壁；Ⅲ型肾小球内无或仅有微量免疫沉积物；电镜下可见Ⅱ型电子致密物在系膜区和内皮下沉积，Ⅰ型和Ⅲ型无电子致密物。

3. 临床表现

患者可有前驱呼吸道感染，起病多较急，病情急骤进展。Ⅰ型的临床特征为急性肾炎综合征（起病急、血尿、蛋白尿、少尿、水肿、高血压），且多在早期出现少尿或无尿，进行性肾功能恶化并发展成尿毒症；Ⅱ型患者约半数可伴肾病综合征；Ⅲ型患者常有不明原因的发热、乏力、关节痛或咯血等系统性血管炎的表现。

4. 辅助检查

（1）尿液检查

常见肉眼血尿，镜下大量红细胞、白细胞和红细胞管型，尿比重及渗透压降低，蛋白尿常呈阳性（+～++++）。

（2）肾功能检查

血尿素氮、肌酐浓度进行性升高，肌酐清除率进行性降低。

（3）免疫学检查

主要有抗 GBM 抗体阳性（Ⅰ型）、ANCA 阳性（ID 型）。此外，Ⅱ型患者的血液循环免疫复合物及冷球蛋白可呈阳性，并可伴血清 C3 降低。

（4）影像学检查

半数患者 B 型超声显示双肾增大。

5. 治疗要点

包括针对急性免疫介导性炎症病变的强化治疗以及针对肾脏病变后果（如水钠潴留、高血压、尿毒症及感染等）的对症治疗两方面。尤其强调在早期做出病因诊断和免疫病理分型的基础上尽快进行强化治疗。

（1）强化疗法如下所述

①强化血浆置换疗法：应用血浆置换机分离患者的血浆和血细胞并弃去血浆，再以等量正常人的血浆（或血浆白蛋白）和患者血细胞混合后重新输入患者体内。通常每日或隔日 1 次，每次置换血浆 2~4 L，直到血清抗体（如抗 GBM 抗体、ANCA）或免疫复合物转阴、病情好转，一般须置换 6~10 次。该疗法须配合糖皮质激素 ［口服泼尼松 1 mg/（kg·d），2~3 个月后渐减］ 及细胞毒性药物 ［环磷酰胺 2~3 mg/（kg·d）口服，累积量一般不超过 8 g］，以防止在机体大量丢失免疫球蛋白后有害抗体大量合成而造成"反跳"。该疗法适用于各型急进性肾炎，但主要适用于Ⅰ型；对于 Goodpasture 综合征和原发性小血管炎所致急进性肾炎（Ⅲ型）伴有威胁生命的肺出血作用较为肯定、迅速，应首选。

②甲泼尼龙冲击伴环磷酰胺治疗：为强化治疗之一。甲泼尼龙 0.5~1.0 g 溶于 5% 葡萄糖中静脉滴入，每日或隔日 1 次，3 次为一疗程。必要时间隔 3~5 天可进行下一疗程，一般不超过 3 个疗程。甲泼尼龙冲击疗法也须辅以泼尼松及环磷酰胺常规口服治疗，方法同前。近年有人用环磷酰胺冲击疗法（0.8~1 g 溶于 5% 葡萄糖静脉滴入，每月 1 次）替代常规口服，可减少环磷酰胺的不良反应，其确切优缺点和疗效尚待进一步总结。该疗法主要适用Ⅱ、Ⅲ型，Ⅰ型疗效较差。用甲泼尼龙冲击治疗时，应注意继发感染和水钠潴留等不良反应。

（2）替代治疗

凡急性肾衰竭已达透析指征者应及时透析。对强化治疗无效的晚期病例或肾功能已无法逆转者，则有赖于长期维持透析。肾移植应在病情静止半年（Ⅰ型、Ⅲ型患者血中抗 GBM 抗体、ANCA 须转阴）后进行。

（3）对症治疗

对水钠潴留、高血压及感染等须积极采取相应的治疗措施。

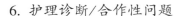

6. 护理诊断/合作性问题

①潜在并发症：急性肾衰竭。

②体液过多：与肾小球滤过率下降、大量激素治疗导致水钠潴留有关。

③有感染的危险：与激素、细胞毒性药物的应用、血浆置换、大量蛋白尿致机体抵抗力下降有关。

④恐惧：与疾病的病情进展快、预后差有关。

⑤知识缺乏：缺乏疾病防治的相关知识。

7. 护理措施

（1）病情监测

密切观察病情变化，及时识别急性肾衰竭的发生。监测项目包括：①生命体征：观察有无气促、端坐呼吸、肺部湿啰音等心力衰竭表现。②尿量：若尿量迅速减少或出现无尿，提示发生急性肾衰竭。③血肌酐、尿素氮、内生肌酐清除率：急性肾衰竭时可出现血尿素氮、肌酐浓度迅速进行性升高，肌酐清除率快速降低。④血清电解质：重点观察有无高血钾，急性肾衰竭时常可出现高血钾，并诱发心律失常、心脏骤停。⑤消化道症状：了解患者有无消化道症状，如食欲减退、恶心、呕吐、呕血或黑便等表现。⑥神经系统症状：有无意识模糊、定向障碍，甚至昏迷等神经系统症状。

（2）用药护理

严格遵医嘱用药，密切观察激素、免疫抑制剂、利尿剂的效果和不良反应。糖皮质激素可导致水钠潴留、血压升高、精神兴奋、消化道出血、骨质疏松、继发感染、伤口愈合缓慢以及类肾上腺皮质功能亢进症的表现，如满月脸、水牛背、腹部脂肪堆积、多毛等。对肾脏患者，使用糖皮质激素后应特别注意有无加重肾损害导致病情恶化的水钠潴留、血压升高和继发感染等不良反应。激素和细胞毒性药物冲击治疗时，可明显抑制机体的免疫功能，必要时需要对患者实施保护性隔离，防止感染。血浆置换和透析治疗时，应注意严格无菌操作。

8. 健康指导

（1）疾病防护指导

部分患者的发病与前驱感染病史、吸烟或接触某些有机化学溶剂有关，应积极预防，注意保暖，避免受凉和感冒。

（2）疾病知识指导

向患者家属介绍疾病特点。

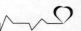

（3）用药指导

对患者及家属强调遵医嘱用药的重要性，告知激素及细胞毒性药物的作用、可能出现的不良反应和服药的注意事项，鼓励患者配合治疗。

（4）病情监测指导

向患者解释如何监测病情变化和病情经治疗缓解后的长期随访，防止疾病复发及恶化。

9. 预后

患者若能得到及时明确诊断和早期强化治疗，预后可得到显著改善。早期强化治疗可使部分患者得到缓解，避免或脱离透析，甚至少数患者肾功能得到完全恢复。若诊断不及时，早期未接受强化治疗，患者多于数周至半年内进展至不可逆肾衰竭，影响患者预后的主要因素有：①免疫病理类型：Ⅲ型较好，Ⅰ型差，Ⅱ型居中；②强化治疗是否及时：临床无少尿，血肌酐<530 μmol/L，病理尚未显示广泛不可逆病变（纤维性新月体、肾小球硬化或间质纤维化）时，即开始治疗者预后较好，否则预后差；③老年患者预后相对较差。

本病缓解后的长期转归，以逐渐转为慢性病变并发展为慢性肾衰竭较为常见，故应特别注意采取措施保护残存肾功能，延缓疾病进展和慢性肾衰竭的发生。部分患者可长期维持并缓解，仅少数患者（以 D1 型多见）可复发，必要时须重复肾活检，部分患者强化治疗仍可有效。

（三）慢性肾小球肾炎

慢性肾小球肾炎（chronic glomerulonephritis，CGN），简称慢性肾炎，是一组以血尿、蛋白尿、高血压、水肿为基本临床表现的肾小球疾病。临床特点是病程长，起病初无症状，进展缓慢，最终可发展成慢性肾衰竭。由于不同的病理类型及病程阶段不同，疾病表现可多样化。可发生于任何年龄，以青、中年男性居多。

1. 病因及发病机制

绝大多数慢性肾炎由不同病因、不同病理类型的原发性肾小球疾病发展而来，仅少数由急性链球菌感染后肾小球肾炎所致。其发病机制主要与原发病的免疫炎症损伤有关。此外，高血压、大量蛋白尿、高血脂等非免疫非炎症性因素亦参与其慢性化进程。

2. 病理类型

慢性肾炎的常见病理类型有系膜增生性肾小球肾炎（包括 IgA 肾病和非 IgA 系膜增生性肾小球肾炎）、系膜毛细血管性肾炎、膜性肾病及局灶节段性肾小球硬化等。上述所有类型均可转化为不同程度的肾小球硬化、肾小管萎缩和间质纤维化，最终肾脏体积缩小，晚期进展成硬化性肾小球肾炎，临床上进入尿毒症阶段。

3. 临床表现

本病起病多缓慢、隐匿，部分患者因感染、劳累呈急性发作。临床表现多样，病情时轻时重，逐渐发展为慢性肾衰竭。

（1）一般表现

蛋白尿、血尿、高血压、水肿为基本临床表现。早期患者可有乏力、食欲缺乏、腰部疼痛；水肿可有可无；轻度尿异常，尿蛋白定量常在 1~3 g/d，多有镜下血尿；血压可正常或轻度升高；肾功能正常或轻度受损。以上情况持续数年，甚至数十年，肾功能逐渐恶化出现相应临床表现（贫血、血压增高等）。

（2）特殊表现

有的患者可表现为血压（特别是舒张压）持续性升高，出现眼底出血、渗出，甚至视盘水肿；感染、劳累、妊娠和使用肾毒性药物可使病情急剧恶化，可能引起不可逆慢性肾衰竭。

4. 辅助检查

（1）尿液检查

尿蛋白+~+++，24 h 尿蛋白定量常在 1~3 g。尿中可有多形性的红细胞+~++，红细胞颗粒管型等。

（2）血液检查

肾功能不全的患者可有肾小球滤过率（GFR）下降，血尿素氮（BUN）、血肌酐（Cr）增高、内生肌酐清除率下降。贫血患者出现贫血的血象改变。部分患者可有血脂升高，血浆白蛋白降低。另外，血清补体 C3 始终正常，或持续降低 8 周以上不恢复正常。

（3）B 超检查

双肾可有结构紊乱、缩小、皮质变薄等改变。

（4）肾活组织检查

可以确定慢性肾炎的病理类型，对指导治疗和估计预后有重要价值。

5. 诊断要点

凡蛋白尿持续 1 年以上，伴血尿、水肿、高血压和肾功能不全，排除继发性肾炎、遗传性肾炎和慢性肾盂肾炎后，可诊断为慢性肾炎。

6. 治疗要点

慢性肾炎的治疗应以防止或延缓肾功能进行性恶化、改善或缓解临床症状及防治严重并发症为目标，主要治疗如下。

（1）优质低蛋白饮食和必需氨基酸治疗

限制食物中蛋白质及磷的摄入量，低蛋白及低磷饮食可减轻肾小球内高压力、高灌注及高滤过状态，延缓肾小球的硬化。根据肾功能的状况给予优质低蛋白饮食（每日 0.6~0.8 g/kg），同时控制饮食中磷的摄入。在进食低蛋白饮食时，应适当增加糖类的摄入以满足机体生理代谢所需要的热 SL 防止负氮平衡。在低蛋白饮食 2 周后可使用必需氨基酸或 a-酮酸（每日 0.1~0.2 g/kg）。极低蛋白饮食者，0.3 g/（kg·d），应适当增加必需氨基酸（8~12 kg·d）或 α-酮酸，防止负氮平衡。有明显水肿和高血压时，需低盐饮食。

（2）对症治疗

主要是控制高血压。控制高血压尤其肾内毛细血管高血压是延缓慢性肾衰竭进展的重要措施，一般多选用血管紧张素转换酶抑制剂（ACEI）、血管紧张素 Ⅱ 受体拮抗剂（ARB）或钙通道阻滞剂。临床与实验研究结果均证实，ACEI 和 ARB 具有降低肾小球内血压、减少蛋白尿及保护肾功能的作用。肾功能损害的患者使用此类药物时应注意高钾血症的防治。其他降压药如受体阻滞剂、α-受体阻滞剂、血管扩张药及利尿剂等亦可应用。患者应限盐，有明显水钠潴留的容量依赖型高血压患者选用噻嗪类利尿药。肾功能较差时，噻嗪类利尿剂无效或疗效较差，应改用襻利尿剂。

血压控制欠佳时，可联合使用多种抗高血压药物把血压控制到靶目标值。多数学者认为肾病患者的血压应较一般患者控制更严格，蛋白尿≥1.0 g/24h，血压应控制在 125/75 mmHg 以下；如果蛋白尿≤1.0 g/24h，血压应控制在 130/80 mmHg 以下。应尽量选用具有肾脏保护作用的降压药如 ACEI 和 ARB。

（3）特殊治疗

目前研究结果显示，大剂量双嘧达莫（300~400 mg/d）、小剂量阿司匹林（40~300 mg/d）对系膜毛细血管性肾小球肾炎有降低尿蛋白的作用。对糖皮质激素和细胞毒性药物一般不主张积极应用，但对病理类型较轻、肾体积正常、肾功能轻度受损而尿蛋白较多的患者在无禁忌时可试用。

（4）防治肾损害因素

包括：①预防和治疗各种感染，尤其是上呼吸道感染，因其可致慢性肾炎急性发作，使肾功能急剧恶化；②纠正水电解质和酸碱平衡紊乱；③禁用肾毒性药物，包括中药（如含马兜铃酸的中药关木通、广防己等）和西药（如氨基糖苷类、两性霉素、磺胺类抗生素等）；④及时治疗高脂血症、高尿酸血症。

7. 护理诊断/合作性问题

①营养失调：低于机体需要量与限制蛋白饮食、低蛋白血症等有关。

②有感染的危险：与皮肤水肿、营养失调、应用糖皮质激素和细胞毒性药物致机体抵抗力下降有关。

③焦虑：与疾病的反复发作、预后不良有关。

④潜在并发症：慢性肾衰竭。

8. 护理措施

（1）一般护理如下所述

①休息与活动：慢性肾炎患者每日在保证充分休息和睡眠的基础上，应有适度的活动。尤其是肥胖者应通过活动减轻体重，以减少肾脏和心脏的负担。但对病情急性加重及伴有血尿、心力衰竭或并发感染的患者，应限制活动。

②饮食护理：慢性肾炎患者肾小管的重吸收作用不良，在排尿量达到一般标准时，应充分饮水，增加尿量以排泄体内废物。一般情况下不必限制饮食，但若肾功能已受到严重损害，伴有高血压且有发展为尿毒症的倾向时，应限制盐为 3~4 g/d，蛋白质为 0.3~0.4 g/（kg·d），且宜给予优质的动物蛋白，使之既能保证身体所需的营养，又可达到低磷饮食的要求，起到保护肾功能的作用。另外，应提供足够热量、富含维生素、易消化的饮食，适当调节高糖和脂类在饮食热量中的比例，以减轻自体蛋白质的分解，减轻肾脏负担。

（2）病情观察

密切观察血压的变化，因血压突然升高或持续高血压可加重肾功能的恶化。注意观察水肿的消长情况，注意患者有无出现胸闷、气急及腹胀等胸、腹腔积液的征象。监测患者的尿量变化及肾功能，如血肌 Sf（Cr）、血尿素氮（BUN）升高和尿量迅速减少，应警惕肾衰竭的发生。

（3）用药护理

使用利尿剂注意监测有无电解质、酸碱平衡紊乱，如低钾血症、低钠血症等；肾功能不全患者在应用 ACEI 降压时，应监测电解质，防止高血钾，另外注意观察有无持续性干咳的不良反应，如果发现要及时提醒医生换药；用血小板解聚药时注意观察有无出血倾向，监测出血、凝血时间等；激素或免疫抑制剂常用于慢性肾炎伴肾病综合征的患者，应观察该类药物可能出现的不良反应。

（4）心理护理

本病病程长，病情反复，长期服药疗效差、不良反应大，预后不良，患者易产生悲观、恐惧等不良情绪反应。且长期患病使患者生活、工作能力下降，经济负担加重，更进一步增加了患者及亲属的思想负担。因此心理护理尤为重要。积极主动与患者沟通，鼓励其说出内心的感受，对提出的问题予以耐心解答。与亲属一起做好患者的疏导工作，联系单位和社区解决患者的后顾之忧，使患者以良好的心态正确面对现实。

9. 健康指导

（1）预防感染指导

保持环境清洁、空气流通、阳光充足；注意休息，避免剧烈运动和过重的体力劳动；注意个人卫生，预防呼吸道和泌尿道感染，如出现感染症状时，应及时治疗。

（2）生活指导

严格按照饮食计划进餐；能够劳逸结合；学会与疾病有关的家庭护理知识，如如何控制饮水量、自我监测血压等。

（3）怀孕指导

在血压和 BUN 正常时，可安全怀孕。如曾有高血压症，且 BUN 较高，应该避孕，必要时行人工流产。

（4）用药指导

掌握利尿剂、降压药等各种药物的使用方法、用药过程中的注意事项；不使用对肾功能有害的药物，如氨基糖苷类抗生素、抗真菌药等。

（5）心理指导

能明确不良心理对疾病的危害性，学会有效的调适方法，心境平和，积极配合医护工作。

10. 预后

慢性肾炎呈持续进行性进展，最终发展至终末期肾衰竭；其进展的速度主要取决于肾脏病理类型、延缓肾功能进展的措施以及避免各种危险因素，其中长期大量蛋白尿、伴高血压或肾功能受损者预后较差。

二、肾病综合征

肾病综合征（nephrotic syndrome，NS）是指由各种肾小球疾病引起的以大量蛋白尿（尿蛋白定量>3.5 g/d）、低蛋白血症（血浆白蛋白<30 g/L）、水肿、高脂血症为临床表现的一组综合征。

（一）病因

NS 分为原发性和继发性两大类，本节主要讨论原发性 NS。原发性 NS 为各种不同病理类型的肾小球病，常见的有：①微小病变肾病；②系膜增生性肾小球肾炎；③局灶节段性肾小球硬化；④膜性肾病；⑤系膜毛细血管性肾小球肾炎。

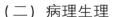

（二）病理生理

1. 大量蛋白尿

在正常生理情况下，肾小球滤过膜具有分子屏障及电荷屏障作用，这些屏障作用受损致使原尿中蛋白含量增多，当其增多明显超过近曲小管回吸收量时，形成大量蛋白尿。而高血压、高蛋白饮食或大量输注血浆蛋白等因素均可加重尿蛋白的排出。尿液中主要含白蛋白和与白蛋白近似分子量的蛋白。大分子蛋白如纤维蛋白原、α_1 和 α_2 巨球蛋白等，因其无法通过肾小球滤过膜，从而在血浆中的浓度保持不变。

2. 低白蛋白血症

大量白蛋白从尿中丢失的同时，如肝白蛋白合成增加不足以克服丢失和分解，则出现低白蛋白血症。同时，NS 患者因胃肠黏膜水肿导致食欲减退、蛋白摄入不足、吸收不良或丢失，也可加重低白蛋白血症。另外，某些免疫球蛋白（如 IgG）和补体、抗凝及纤溶因子、金属结合蛋白及内分泌素蛋白也可减少，尤其是肾小球病理损伤严重，大量蛋白尿和非选择性蛋白尿时更为显著。患者易产生感染、高凝、微量元素缺乏、内分泌紊乱和免疫功能低下等并发症。

由于免疫球蛋白和补体成分的丢失，NS 患者的抵抗力降低，易患感染，B 因子和 D 因子的丢失导致患者对致病微生物的易感性增加。激素结合蛋白随尿液的丢失会导致体内一系列内分泌和代谢紊乱。少数患者会在临床上表现出伴 NS 的甲状腺功能低下，并且会随着 NS 的缓解而得到恢复。NS 时，血钙和维生素 D 水平也受到明显的影响。血浆中维生素 D 水平下降，又同时使用激素或者有肾功能损害时，就会加速骨病的产生。因此，对于这样的患者应及时进行骨密度、血浆激素水平的监测，同时补充维生素 D 及相关药物，防止骨病的发生。

3. 水肿

NS 时低白蛋白血症、血浆胶体渗透压下降，使水分从血管腔内进入组织间隙，是造成 NS 水肿的基本原因。此外，部分患者有效循环血容量不足，肾素-血管紧张素-醛固酮系统激活和抗利尿激素分泌增加，可增加肾小管对钠的重吸收，进一步加重水肿。但也有研究发现，约 50% 的 NS 患者血容量并不减少甚至增加，血浆肾素水平正常或下降，提示 NS 患者的水钠潴留并不依赖于肾素、血管紧张素、醛固酮系统的激活，而是肾脏原发的水钠潴留的结果。

4. 高脂血症

患者表现为高胆固醇血症和（或）高三酰甘油血症，并可伴有低密度脂蛋白（LDL）、极低密度脂蛋白（VLDL）及脂蛋白 a［Lp（a）］的升高，高密度脂蛋白（HDL）正常或降低。高脂血症的发生与肝脏脂蛋白合成的增加和外周组织利用及分解减少有关，后者可能是高脂血症更为重要的原因。高胆固醇血症的发生与肝脏合成过多富含胆固醇和载脂蛋白 B 的 LDL 及 LDL 受体缺陷致 LDL 清除减少有关。高三酰甘油血症在 NS 中也常见，其产生的原因更多是由于分解减少而非合成增多。

（三）临床表现

引起原发性 NS 的肾小球疾病的病理类型有五种，各种病理类型的临床特征、对激素的治疗反应和预后不尽相同。

1. 微小病变型肾病

微小病变型肾病占儿童原发性 NS 的 80%~90%，占成人原发性 NS 的 5%~10%。好发于儿童，男性多于女性。典型临床表现为 NS，15% 左右伴镜下血尿，一般无持续性高血压及肾功能减退。60 岁以上的患者，高血压和肾功能损害较多见；90% 对糖皮质激素治疗敏感，但复发率高达 60%。

2. 系膜增生性肾小球肾炎

此类型在我国的发病率显著高于西方国家，占原发性 NS 的 30%，男性多于女性，好发于青少年。约 50% 于前驱感染后急性起病，甚至出现急性肾炎的表现，如非 IgA 系膜增生性肾小球肾炎，约 50% 表现为 NS，约 70% 伴有血尿；如 IgA 肾病，约 15% 出现 NS，几乎均有血尿。肾功能不全和高血压随着病变程度加重会逐潮增加。对糖皮质激素及细胞毒性药物的治疗反应与病理改变轻重有关，轻者疗效好，重者疗效差。50% 以上的患者经激素治疗后可获完全缓解。

3. 系膜毛细血管性肾小球肾炎

此类型占我国原发性 NS 的 10%，男性多于女性，好发于青壮年。约半数患者有上呼吸道的前驱感染史。约 50%~60% 表现为 NS，30% 的患者表现为无症状蛋白尿，常伴有反复发作的镜下血尿或肉眼血尿。20%~30% 的患者表现为急性肾炎综合征高血压、贫血及肾功能损害常见，常呈持续进行性进展。75% 的患者有持续性低补体血症，是本病的重要特征之一。糖皮质激素及细胞毒性药物对成人疗效差，发病 10 年后约 50% 的病例将进展为慢性肾衰竭。肾移植术后常复发。

4. 膜性肾病

此型占我国原发性 NS 的 25%~30%，男性多于女性，好发于中老年。起病隐匿，约

70%～80%表现为 NS，约 30%可伴有镜下血尿。肾静脉血栓发生率可高达 40%～50%，肾静脉血栓最常见。有自发缓解倾向，约 25%的患者会在 5 年内自发缓解。单用激素治疗无效；与细胞毒性药物联合使用可使部分患者缓解，但长期和大剂量使用激素和细胞毒性药物有较多的不良反应，因此必须权衡利弊，慎重选择。此外，应适当使用调脂药和抗凝治疗，患者常在发病 5～10 年后逐渐出现肾功能损害。

5. 局灶性节段性肾小球硬化

此型占我国原发性 NS 的 20%～25%，好发于青少年男性。多隐匿起病，NS 为主要临床表现，其中约 3/4 伴有血尿，约 20%可见肉眼血尿。确诊时约半数伴高血压，约 30%有肾功能减退，部分患者可伴有近曲小管功能障碍。部分患者可由微小病变型肾病转变而来。对激素和细胞毒性药物治疗的反应性较差，激素治疗无效者达 60%以上，疗程要较其他病理类型的 NS 适当延长预后与激素治疗的效果及蛋白尿的程度密切相关，激素治疗反应性好者，预后较好。

（四）并发症

1. 感染

感染是 NS 的常见并发症，与大量蛋白质营养不良、免疫功能紊乱及激素治疗有关。常见感染部位的顺序为：呼吸道、泌尿道、皮肤。感染是 NS 复发和疗效不佳的主要原因之一。

2. 血栓和栓塞

NS 患者的高脂血症以及蛋白质从尿中丢失会造成血液黏稠度增加，加之 NS 时血小板功能亢进、利尿剂和糖皮质激素等因素进一步加重高凝状态，使血栓、栓塞易发，其中以肾静脉血栓最为多见（发生率为 10%～50%，其中 3/4 病例无临床症状）。此外，肺血管血栓、栓塞，下肢静脉、脑血管、冠状血管血栓也不少见。

3. 急性肾衰竭

NS 时有效循环血容量的减少导致肾血流量不足，易诱发肾前性氮质血症，少数患者可出现急性肾衰竭，尤以微小病变型肾病居多。其机制可能是肾间质高度水肿压迫肾小管及大量管型阻塞肾小管，导致肾小管腔内高压、肾小球滤过率骤然减少所致。

4. 蛋白质和脂肪代谢紊乱

可出现低蛋白血症，蛋白代谢呈负平衡，长期低蛋白血症可造成患者营养不良、机体抵抗力下降、生长发育迟缓、内分泌紊乱等。低蛋白血症还可导致药物与蛋白结合减少，游离药物增多，影响药物的疗效，增加部分药物的毒性作用；金属结合蛋白丢失可使微量元素（铁、铜、锌等）缺乏；内分泌素结合蛋白不足可诱发内分泌紊乱高脂血症增加血液黏稠度，促进血栓、栓塞并发症的发生，还将增加心血管系统并发症冠状动脉粥样硬化、心肌梗死，并可促进肾小球硬化和肾小管-间质病变的发生，促进肾脏病变的慢性进展。

（五）辅助检查

1. 尿液检查

尿蛋白定性一般为+++~++++，尿中可有红细胞、管型等。24 h 尿蛋白定量超过 3.5 g。

2. 血液检查

血浆清蛋白低于 30 g/L，血中胆固醇、三酰甘油、低及极低密度脂蛋白增高。肾衰竭时血尿素氮、血肌酐升高。

3. 肾活检

可明确肾小球的病理类型。

4. 肾 B 超检查

双肾正常或缩小。

（六）诊断要点

根据大量蛋白尿、低蛋白血症、高脂血症、水肿等临床表现，排除继发性 NS 即可确立诊断，其中尿蛋白>3.5 g/d、血浆清蛋白<30 g/L 为诊断的必备条件，NS 的病理类型有赖于肾活组织病理检查。

（七）治疗要点

治疗原则以抑制免疫与炎症反应为主，同时防治并发症。

1. 一般治疗

①适当休息，预防感染 NS。患者应注意休息，避免到公共场所并预防感染，病情稳定者适当活动是必需的，以防止静脉血栓形成。

②限制水钠，优质蛋白饮食水肿明显者应适当限制水钠摄入（NaCl<3 g/d）。肾功能良好者不必限制蛋白的摄入，但 NS 患者摄入高蛋白饮食会加重蛋白尿，促进肾脏病变的进展。因此，主张给予 NS 患者正常量 0.8~1.0 g/（kg·d）的优质蛋白（富含必需氨基

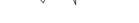

酸的动物蛋白）饮食。

2. 对症治疗

（1）利尿消肿

一般患者在使用激素并限制水、钠摄入后可达到利尿消肿的目的。对于水肿明显，经上述处理仍无效者可适当选用利尿剂。利尿治疗的原则是不宜过快、过猛，以免引起有效血容量不足、加重血液高黏倾向，诱发血栓、栓塞并发症。常用噻嗪类利尿剂（氢氯噻嗪）和保钾利尿剂（螺内酯）做基础治疗，二者并用可提高利尿的效果，同时可减少钾代谢紊乱。上述治疗无效时，改为渗透性利尿剂（低分子右旋糖酐、羟乙基淀粉）并用祥利尿剂（呋塞米），可获良好利尿效果。注意在通过输注血浆或血浆白蛋白利尿时要严格掌握适应证，只有对病情严重的患者在必须利尿时方可使用，且要避免过频、过多。对伴有心脏病的患者应慎用此法利尿。

（2）提高血浆胶体渗透压

血浆或白蛋白等静脉输注均可提高血浆胶体渗透压，促进组织中水分吸收并利尿，如继而使用呋塞米 60~120 mg 加于葡萄糖溶液中缓慢静脉滴注，有时能获得良好的利尿效果。但由于输入的蛋白均将于 24~48 h 内由尿中排出，可引起肾小球高滤过及肾小管高代谢造成肾小球脏层及肾小管上皮细胞损伤、促进肾间质纤维化，轻者影响糖皮质激素疗效，延迟疾病缓解，重者可损害肾功能，多数学者认为非必要时不宜多用。故应严格掌握适应证，对严重低蛋白血症、高度水肿而又少尿（尿量<400 mL/d）的 NS 患者，在必须利尿的情况下方可考虑使用，但也要避免过频、过多使用。心力衰竭者慎用。

（3）减少尿蛋白

持续性大量蛋白尿本身可导致肾小球高滤过、加重肾小管，间质损伤、促进肾小球硬化，是影响肾小球病预后的重要因素，已证实减少尿蛋白可以有效延缓肾功能的恶化。应用 ACEI 如贝那普利和（或）ARB 如氯沙坦，可通过有效地控制高血压，降低肾小球内压和直接影响肾小球基膜对大分子蛋白的通透性，有不依赖于降低全身血压而减少尿蛋白作用。所用剂量一般应比常规降压药剂量大，才能获得良好疗效。

（4）调脂

高脂血症可加速肾小球疾病的发展，增加心、脑血管疾病的发生率，因此，NS 患者并发高脂血症应使用调脂药，尤其是有高血压及冠心病家族史、高 LDL 及低 HDL 血症的患者更须积极治疗。常用降脂药有：①3-羟基-3-甲基戊二酰单酰辅酶 A 还原酶抑制剂，如洛伐他汀、辛伐他汀；②纤维酸类药物，如非诺贝特、吉非贝齐；③普罗布考，本品除降脂作用外还具有抗氧化作用，可防止低密度脂蛋白的氧化修饰，抑制粥样斑块的形成，长期使用可预防肾小球硬化。若 NS 缓解后高脂血症自行缓解则不必使用调脂药。

（5）抗凝

由于凝血因子的改变及激素的使用，常处于高凝状态，有较高血栓并发症的发生率，尤其是在血浆白蛋白<20 g/L 时，更易并发静脉血栓的形成。建议当血浆白蛋白<20 g/L 时常规使用抗凝剂，可使用普通肝素或低分子肝素，维持 APTT 在正常的 2 倍，此外，也可使用口服抗血小板药如双嘧达莫、阿司匹林，一旦出现血栓或栓塞时，应及早予尿激酶或链激酶溶栓，并配合应用抗凝药。治疗期间应密切观察出、凝血情况，避免药物过量而致出血。

（6）抗感染

用激素治疗时，不必预防性使用抗生素，因其不能预防感染，反而可能诱发真菌双重感染。一旦出现感染，应及时选用敏感、强效及无肾毒性的抗生素。

（7）透析

急性肾衰竭时，利尿无效且达到透析指征时应进行血液透析。

3. 抑制免疫与炎症反应

（1）糖皮质激素

该药可能是通过抑制免疫与炎症反应，抑制醛固酮和抗利尿激素的分泌，影响肾小球基膜通透性而达到治疗作用，应用激素时应注意以下几点：①起始用量要足：如泼尼松始量为 1 mg/（kg·d），共服 8~12 周。②撤减药要慢：足量治疗后每 1~2 周减少原用量的 10%，当减至 20 mg/d 时疾病易反跳，应更加缓慢减量。③维持用药要久：最后以最小有效剂量（10 mg/d）作为维持量，再服半年至 1 年或更久。激素可采用全日量顿服，维持用药期间两日量隔日一次顿服，以减轻激素的不良反应。

NS 患者对激素治疗的反应可分为三种类型：①激素敏感型，即治疗 8~12 周内 NS 缓解；②激素依赖型，即药量减到一定程度即复发；③激素抵抗型，即对激素治疗无效。

（2）细胞毒性药物

目前国内外最常用的细胞毒性药物为 CTX，细胞毒性药物常用于"激素依赖型"或"激素抵抗型" NS，配合激素治疗有可能提高缓解率。一般不首选及单独应用。

（3）环孢素

该药可选择性抑制辅助性 T 细胞及细胞毒效应 T 细胞。近年来已开始用该药治疗激素及细胞毒性药物都无效的难治性 NS，但此药昂贵，不良反应大，停药后病情易复发，因而限制了它的广泛应用。

（4）霉酚酸酯

霉酚酸酯（mycophenolate mofetil，MMF）是一种新型有效的免疫抑制剂，在体内代谢为霉酚酸，通过抑制次黄嘌呤单核苷酸脱氢酶、减少鸟嘌呤核苷酸的合成，从而抑制 T、B 淋巴细胞的增殖，可用于激素抵抗及细胞毒性药物治疗无效的 NS 患者。推荐剂量为 1.5~2.0 g/d，分两次口服，共用 3~6 个月，减量维持半年。不良反应相对较少，有腹泻及胃肠道反应等，偶有骨髓抑制作用，其确切的临床效果及不良反应还需要更多临床资料证实。

4. 中医中药治疗

一般主张与激素及细胞毒性药物联合使用，不但可降尿蛋白，还可拮抗激素及细胞毒性药物的不良反应，如雷公藤总苷、真武汤等。

（八）护理评估

1. 健康史

（1）病史

询问本病的有关病因，如有无原发性肾疾病、糖尿病、过敏性紫癜、系统性红斑狼疮等病史。询问有关的临床表现，如水肿部位、程度、特点及消长情况，有无出现胸闷、气促、腹胀等胸腔、心包、腹腔积液的表现；有无肉眼血尿、高血压、尿量减少等。注意有无发热、咳嗽、咳痰、尿路刺激征、腹痛等感染征象；有无腰痛、下肢疼痛等肾静脉血栓、下肢静脉血栓的表现。

（2）治疗经过

询问患者的用药情况，如激素的剂量、用法、减药情况、疗程、治疗效果、有无不良反应等；有无用过细胞毒性药及其他免疫抑制剂，其剂量及疗效等。

2. 身心状况

（1）身体评估评估

患者的一般状态，如精神状态、营养状况、生命体征、体重等有无异常。评估水肿范围、特点，有无胸腔、腹腔、阴囊水肿和心包积液。

（2）心理—社会状况

患者有无因形象的改变产生自卑、悲观、失望等不良的情绪反应；患者及家属的应对能力；患者的社会支持情况，患者出院后的社区保健资源等。

3. 辅助检查

观察实验室及其他检查结果，如 24 h 尿蛋白定量结果、血浆白蛋白浓度的变化、肝肾功能、血清电解质、血脂浓度的变化、凝血功能等；肾活组织的病理检查结果等。

（九）护理诊断/合作性问题

1. 体液过多

与低蛋白血症致血浆胶体渗透压下降等有关。

2. 营养失调

低于机体需要量与大量蛋白质的丢失、胃肠黏膜水肿致蛋白质吸收障碍等因素有关。

3. 焦虑

与疾病造成的形象改变及病情复杂，易反复发作有关。

4. 有感染的危险

与皮肤水肿，大量蛋白尿致机体营养不良，激素、细胞毒性药物的应用致机体免疫功能低下有关。

5. 潜在并发症

血栓形成、急性肾衰竭、心脑血管并发症等。

（十）护理目标

①患者能积极配合治疗，水肿程度减轻或消失。
②能按照饮食原则进食，营养状况逐步改善。
③能正确应对疾病带来的各种问题，焦虑程度减轻。
④无感染发生。
⑤无血栓形成及急性肾衰竭、心脑血管等并发症的发生。

（十一）护理措施

1. 一般护理如下所述

（1）休息与活动

NS 如有全身严重水肿、胸腹腔积液时应绝对卧床休息，并取半坐卧位。护理人员可协助患者在床上做关节的全范围运动，以防止关节僵硬及挛缩，并可防止肢体血栓形成，对于有高血压的患者，应适当限制活动量。老年患者改变体位时不可过快，以防止直立性低血压。

水肿减轻后患者可进行简单的室内活动，尿蛋白定量下降到 2 g/d 以下时可恢复适量的室外活动，恢复期的患者应在其体能范围内适当进行活动。但须注意在整个治疗、护理及恢复阶段，患者应避免剧烈运动，如跑、跳、提取重物等。

（2）饮食护理

NS 患者的饮食要求既能改善患者的营养状况，又不增加肾脏的负担。饮食原则如下：①蛋白质：高蛋白饮食可增加肾脏负担，对肾不利，故提倡正常量的优质蛋白（富含必需氨基酸的动物蛋白）摄入，按 1 g/（kg·d）供给。但当肾功能不全时，应根据肌酐清除率调整蛋白质的摄入量。②热量供给要充足，不少于 126~147 kJ［30~35 kcal/（kg·d）］。③为减轻高脂血症，应少食富含饱和脂肪酸的食物如动物油脂，而多吃富含多聚不饱和脂肪酸的食物如植物油及鱼油，以及富含可溶性纤维的食物如燕麦、豆类等。④水肿时低盐饮食，勿食腌制食品。⑤注意各种维生素及微量元素（如铁、钙）的补充。且应定期测量血浆白蛋白、血红蛋白等指标以反映机体营养状态。

由于 NS 患者一般食欲欠佳，因此可采用增加餐次的方法以提高摄入量，同时在食谱内容上注意色、香、味。在烹调方法上可用糖醋汁、番茄汁等进行调味以改善低盐膳食的口感。

2. 病情观察

监测生命体征、体重、腹围、出入量的变化，定时查看各种辅助检查结果，结合临床表现判断病情进展情况。如根据体温有无升高，患者有无出现咳嗽、咳痰、肺部湿啰音、尿路刺激征、皮肤破溃化脓等判断是否并发感染；根据患者有无腰痛、下肢疼痛、胸痛、头痛等判断是否并发肾静脉、下肢静脉、冠状血管及脑血管血栓；根据患者有无少尿、无尿及血 BUN、血肌酐升高等判断有无肾衰竭。同时，注意观察有无营养不良、内分泌紊乱及微量元素缺乏的改变。

3. 感染的预防及护理

保持水肿皮肤清洁、干燥，避免皮肤受摩擦或损伤；指导和协助患者进行口腔黏膜、眼睑结膜及阴部等的清洁；定期做好病室的空气消毒，用消毒药水拖地板、湿擦桌椅等；尽量减少病区的探访人次，对有上呼吸道感染者应限制探访；同时指导患者少去公共场所等人多聚集的地方；遇寒冷季节，嘱患者减少外出，注意保暖。出现感染情况时，按医嘱正确采集患者的血、尿、痰、腹腔积液等标本送检，根据药敏试验使用有效的抗生素，观察用药后感染有无得到有效控制。

4. 用药护理如下所述

（1）激素和细胞毒性药物

应用环孢素的患者，服药期间应注意监测血药浓度，观察有无不良反应的出现，如肝肾毒性、高血压、高尿酸血症、高血钾、多毛及牙龈增生等。

（2）抗凝药

如在使用肝素、双嘧达莫等的过程中，若出现皮肤黏膜、口腔、胃肠道等的出血倾向时，应及时减药并给予对症处理，必要时停药。

（3）中药

使用雷公藤制剂时，应注意监测尿量、性功能及肝肾功能、血常规的变化。因其可造成性腺抑制、肝肾损害及外周血白细胞减少等不良反应。

5. 心理护理

针对本病病程长、表现复杂、易反复发作带给患者及家属的忧虑，首先允许患者发泄自己的郁闷，对患者的表现表示理解；还要引导患者多说话，随时将自己的需要说出来，这样消极的寂寞会逐渐变为积极的配合；在此期间，随时向患者及家属报告疾病的进展情形，对任何微小的进步都应给予充分的认可，使他们重建信心。同时，要根据评估资料，调动患者的社会支持系统，为患者提供最大限度的物质和精神支持。

（十二）护理评价

①患者水肿程度有无减轻并逐渐消退。
②营养状况有无改善。
③焦虑程度有无减轻。
④是否发生感染。
⑤有无血栓形成、急性肾衰竭、心脑血管等并发症的发生。

（十三）健康指导

1. 预防指导

认识到积极预防感染的重要性，能够加强营养，注意休息，保持个人卫生，积极采取措施防止外界环境中病原微生物的侵入。

2. 生活指导

能够根据病情适度活动，注意避免肢体血栓等并发症的产生，饮食上注意限盐，每日不会摄入过多蛋白。

3. 病情监测指导

学会每日用浓缩晨尿自测尿蛋白，出院后坚持定期门诊随访，密切观察肾功能的变化。

4. 用药指导

坚持遵医嘱用药，勿自行减量或停用激素，了解激素及细胞毒性药物的常见不良反应。

5. 心理指导

意识到良好的心理状态有利于提高机体的抵抗力，增强适应能力。能保持乐观开朗的心态，对疾病治疗充满信心。

第二节　内分泌科常见疾病护理

一、甲状腺功能亢进症护理

甲状腺功能亢进症（hyperthyroidism，简称甲亢）是指多种病因导致甲状腺激素分泌增多而引起的临床综合征。

（一）病因和发病机制

1. 甲状腺功能亢进的病因分类

（1）甲状腺性甲状腺功能亢进

①Graves 病；

②自主性高功能甲状腺结节或腺瘤（Plummer 病）；

③多结节性甲状腺肿伴甲状腺功能亢进；

④滤泡性甲状腺癌；

⑤碘甲状腺功能亢进；

⑥新生儿甲状腺功能亢进。

（2）垂体性甲状腺功能亢进

（3）异源性 TSH 综合征

①绒毛膜上皮癌伴甲状腺功能亢进；

②葡萄胎伴甲状腺功能亢进；

③肺癌和胃肠道癌伴甲状腺功能亢进。

（4）卵巢甲状腺肿伴甲状腺功能亢进

（5）仅有甲状腺功能亢进症状而甲状腺功能不增高

①甲状腺炎甲状腺功能亢进：亚急性甲状腺炎，慢性淋巴细胞性甲状腺炎，放射性甲状腺炎；

②药源性甲状腺功能亢进。

2. Graves 病（简称 GD）病因

又称毒性弥漫性甲状腺肿或 Basedow 病、Parry 病。是一种伴甲状腺激素分泌增多的器官特异性自身免疫病，占甲状腺功能亢进的 80%~85%。

（1）遗传因素

GD 的易感基因主要包括人类白细胞抗原（如 HLA-B8、DR3 等）、CT-LA-4 基因和其他一些与 GD 特征性相关的基因（如 GD-1，GD-2）。

（2）环境因素（危险因素）

细菌感染、精神刺激、雌激素、妊娠与分娩、某些 X 染色体基因等。

（3）GD 的发生与自身免疫有关

遗传易感性、感染、精神创伤等诱因，导致免疫系统功能紊乱，Ts 功能缺陷，对 Th 细胞（T 辅助细胞）抑制作用减弱，B 淋巴细胞产生自身抗体，TSH 受体抗体（TRAb）与 TSH 受体结合而产生类似于 TSH 的生物学效应，使 GD 有时表现出自身免疫性甲状腺功能减退症的特点。

（二）临床表现

1. 一般临床表现

多见于女性，男：女为 1：（4~6），20~40 岁多见。

（1）高代谢综合征

患者可表现为怕热多汗，皮肤、手掌、面、颈、腋下皮肤红润多汗。常有低热，严重时可出现高热。患者常有心动过速、心悸、胃纳明显亢进，但体重下降，疲乏无力。

（2）甲状腺肿

不少患者以甲状腺肿大为主诉，呈弥漫性、对称性肿大，质软，吞咽时上下移动。少数患者的甲状腺肿大不对称，或肿大不明显。

（3）眼征

眼征有以下几种：①睑裂增宽，上睑挛缩（少眨眼睛和凝视）。②Mobius 征：双眼看近物时，眼球辐辏不良（眼球内侧聚合困难或欠佳）。③von Graefe 征：眼向下看时，上眼睑因后缩而不能跟随眼球下落，出现白巩膜。④Joffmy 征：眼向上看时，前额皮肤不能皱起。⑤Stellwag 征：瞬目减少，炯炯发亮。

（4）神经系统

神经过敏，易于激动，烦躁多虑，失眠紧张，多言多动，有时思想不集中，但偶有神情淡漠、寡言抑郁者。

（5）心血管系统

心率快，心排血量增多，脉压加大，多数患者述说心悸、胸闷、气促，活动后加重，可出现各种期前收缩及心房纤颤等。

（6）消化系统

食欲亢进，但体重明显减轻为本病特征。腹泻，一般大便呈糊状。肝可稍大，肝功能可不正常，少数可有黄疸及维生素 B 族缺乏的症状。

（7）肌肉骨骼

甲状腺功能亢进性肌病、肌无力、肌萎缩、周期性瘫痪。

（8）生殖系统

女性月经减少或闭经，男性阳痿，偶有乳腺增生。

（9）造血系统

白细胞总数减少，周围血淋巴细胞比例增高，单核细胞增加，血容量增大。

2. 特殊临床表现

①甲状腺功能亢进危象：甲状腺功能亢进症在某些应激因素作用下，导致病情突然恶化，出现高热（39 ℃以上）、烦躁不安、大汗淋漓、恶心、呕吐、心房颤动等，严重者出现虚脱、休克、谵妄、昏迷等全身代谢功能严重紊乱，并危及患者生命安全。对甲状腺功能亢进患者应提高警惕，从预防着手，一旦发生危象，应立即采取综合措施进行抢救。

②甲状腺功能亢进性心脏病：心脏增大，严重心律失常，心力衰竭。

③淡漠型甲状腺功能亢进：神志淡漠，乏力，嗜睡，反应迟钝，明显消瘦。

④T_3型甲状腺功能亢进、T_4型甲状腺功能亢进。

⑤亚临床型甲状腺功能亢进：T_3、T_4正常，TSH 降低。

⑥妊娠期甲状腺功能亢进：体重不随妊娠相应增加，四肢近端肌肉消瘦，休息时心率>100 次/分。

⑦胫前黏液性水肿。

⑧甲状腺功能正常的 Graves 眼病。

⑨甲状腺功能亢进性周期性瘫痪。

3. 实验室检查

（1）血清甲状腺激素测定

①血清总甲状腺素（TT_4）：是判断甲状腺功能最基本的筛选指标。TT_4受甲状腺结合球蛋白（TBG）结合蛋白量和结合力变化的影响，又受妊娠、雌激素、急性病毒性肝炎等的影响而升高。受雄激素、低蛋白血症、糖皮质激素等的影响而下降。②血清总三碘甲状腺原氨酸（TT_3）：亦受 TBG 影响。③血清游离甲状腺素（FT_4）、游离三碘甲状腺原氨酸（FT_3）：是诊断甲状腺功能亢进的首选指标，其中 FT_4敏感性和特异性较高。

（2）促甲状腺激素测定（TSH）

是反映甲状腺功能的最敏感的指标。ICMA（免疫化学发光法）：第三代 TSH 测定法，灵敏度达到 0.001 mU/L，取代 TRH 兴奋试验，是诊断亚临床型甲状腺功能亢进症和亚临床型甲状腺功能减退症的主要指标。

（3）TRH 兴奋试验

正常人 TSH 水平较注射前升高 3~5 倍，高峰出现在 30 min，并且持续 2~3 h。静注 TRH 后 TSH 无升高则支持甲状腺功能亢进。

（4）甲状腺摄^{131}I 率

总摄取量增加，高峰前移。

（5）T_3抑制试验

鉴别甲状腺肿伴摄碘增高由甲状腺功能亢进或单纯性甲状腺肿所致。

（6）其他

促甲状腺激素受体抗体（TRAb）、甲状腺刺激抗体（TSAb）测定。

（三）诊断

1. 检测甲状腺功能

确定有无甲状腺毒症：有高代谢症状、甲状腺肿等临床表现者，常规进行 TSH、FT_4和 FT_3检查。如果血中 TSH 水平降低或者测不到，伴有 FT_4和（或）FT_3升高，可诊断为甲状腺毒症。当发现 FT_4升高反而 TSH 正常或升高时，应注意有垂体 TSH 腺瘤或甲状腺激素不敏感综合征的可能。

2. 病因诊断

甲状腺毒症的诊断确立后，应结合甲状腺自身抗体、甲状腺摄^{131}I 率、甲状腺超声、甲状腺核素扫描等检查，具体分析其是否由甲状腺功能亢进引起及甲状腺功能亢进的原因。

3. GD 的诊断标准

如下所述。

①甲状腺功能亢进诊断成立。

②甲状腺呈弥漫性肿大或者无肿大。

③TRAb 和 TSAb 阳性。

④其他甲状腺自身抗体如 TPPAb、TGAb 阳性。

⑤浸润性突眼。

⑥胫前黏液性水肿。

具备前两项者诊断即可成立，其他四项进一步支持诊断确立。

（四）治疗

1. 一般治疗

情绪不稳定、精神紧张者可服用一些镇静药，如地西泮、氯氮卓等；心悸及心动过速者可用普萘洛尔、阿替洛尔等药；保证足够的休息；增加营养，包括糖类、蛋白质、脂肪和维生素等摄入量较正常人增加。

2. 甲状腺功能亢进的特征性治疗

（1）抗甲状腺药物

常用的抗甲状腺药物分为硫脲类和咪唑类两类。硫脲类包括甲硫氧嘧啶或丙硫氧嘧啶；咪唑类包括甲疏咪唑、卡比马唑。比较常用的是丙硫氧嘧啶和甲疏咪唑。

适应证：①病情轻、中度患者；甲状腺轻、中度肿大，较小的毒性弥漫性甲状腺肿。②年龄在 20 岁以下。③手术前或放射碘治疗前的准备。④甲状腺手术后复发且不能做放射性核素[131]碘治疗。⑤作为放射性核素碘治疗的辅助治疗。

不良反应：①粒细胞减少：发生率约为 10%，治疗开始后 2~3 个月内，或 WBC<3×10^9/L 或中性粒细胞<1.5×10^9/L 时应停药。②皮疹：发生率为 2%~3%。③胆汁淤积性黄疸、血管神经性水肿、中毒性肝炎、急性关节痛等较为罕见，如发生则须立即停药。

（2）甲状腺手术治疗如下所述

适应证：①中、重度甲状腺功能亢进，长期服药无效，停药后复发或不能坚持长期服药者；②甲状腺很大，有压迫症状；③胸骨后甲状腺肿；④结节性甲状腺肿伴甲状腺功能亢进；⑤毒性甲状腺腺瘤。

禁忌证：①较重或发展较快的浸润性突眼；②并发较重心、肝、肾疾病，不能耐受手术者；③妊娠前 3 个月和第 6 个月以后；④轻症可用药物治疗者。

（3）放射性核素¹³¹碘治疗

如下所述：

适应证：①毒性弥漫性中度甲状腺肿，年龄在25~30岁以上；②抗甲状腺药物治疗无效或过敏；③不愿手术或不宜手术，或手术后复发；④毒性甲状腺腺瘤。

禁忌证：①妊娠、哺乳期；②25岁以下；③严重心、肝、肾衰竭或活动性肺结核；④WBC<$3×10^9$/L或中性粒<$1.5×10^9$/L；⑤重症浸润性突眼；⑥甲状腺功能亢进危象；⑦甲状腺不能摄碘。

剂量：根据甲状腺组织重量和甲状腺¹³¹I摄取率计算。

并发症：①甲状腺功能减退症：国内报告治疗后1年内的发生率4.6%~5.4%，以后每年递增1%~2%。②放射性甲状腺炎：7~10 d发生，严重者可给予阿司匹林或糖皮质激素治疗。

（4）其他药物治疗

如下所述：

①碘剂：应减少碘摄入，忌食含碘丰富的食物。复方碘化钠溶液仅用在术前、甲状腺功能亢进危象时。

②β-受体阻滞药：作用机制是阻断甲状腺激素对心脏的兴奋作用；阻断外周组织T_4向T_3转化，主要在抗甲状腺药物初治期使用，可较快控制甲状腺功能亢进的临床症状。

（5）甲状腺功能亢进危象的治疗

如下所述：

①抑制甲状腺激素合成及外周组织中，T_4转化为T_3：首选丙硫氧嘧啶，首次剂量600 mg口服，以后给予250 mg，每6 h口服1次，待症状缓解后，或甲疏咪唑60 mg，继而同等剂量每日3次口服至病情好转，逐渐减为一般治疗剂量。

②抑制甲状腺激素释放：服丙硫氧嘧啶1 h后再加用复方碘口服溶液5滴，每8 h服1次，首次剂量为30~60滴，以后每6~8 h服5~10滴，或碘化钠1 g加入10%葡萄糖盐水溶液中静脉滴注24 h，以后视病情逐渐减量，一般使用3~7 d。每日0.5~1.0 g静脉滴注，病情缓解后停用。

③降低周围组织对TH反应：选用肾上腺素能受体阻断药，无心力衰竭者可给予普萘洛尔30~50 mg，6~8 h给药1次，或给予利舍平肌内注射。

④肾上腺皮质激素：氢化可的松50~100 mg加入5%~10%葡萄糖溶液静脉滴注，每6~8 h滴注1次。

⑤对症处理：首先应去除诱因，其次高热者予物理或药物降温；缺氧者给予吸氧；监护心、肾功能；防治感染及各种并发症。

（五）常见护理问题

1. 潜在并发症——甲状腺功能亢进危象

①保证病室环境安静

②严格按规定的时间和剂量给予抢救药物。

③密切观察生命体征和意识状态并记录。

④昏迷者加强皮肤、口腔护理，定时翻身，以预防压疮、肺炎的发生。

⑤病情许可时，教育患者及家属感染、严重精神刺激、创伤等是诱发甲状腺功能亢进的重要因素，应加以避免；指导患者进行自我心理调节，增强应对能力；提醒家属或病友要理解患者现状，应多关心、爱护患者。

2. 营养失调（altered nutrition）与基础代谢率增高、蛋白质分解加速有关

（1）饮食

高糖类、高蛋白、高维生素饮食，提供足够热量和营养以补充消耗，满足高代谢需要。成人每日总热量应在 12 000~14 000 kJ，约比正常人高50%，蛋白质每日 1~2 g/kg 体重，膳食中可以各种形式增加奶类、蛋类、瘦肉类等优质蛋白以纠正体内的负氮平衡，餐次以一日六餐或一日三餐，中间辅以点心为宜。主食应足量。每日饮水 2000~3000 mL，补偿因腹泻、大量出汗及呼吸加快引起的水分丢失，心脏病者除外，以防水肿和心力衰竭。忌食生冷食物，减少食物中粗纤维的摄入，调味清淡可改善排便次数增多等消化道症状，慎用卷心菜、花椰菜、甘蓝等致甲状腺肿的食物。

（2）药物护理

有效治疗可使体重增加，应指导患者按时按量规则服药，不可自行减量或停服。

（3）其他

定期监测体重、血 BUN 等。

3. 感知改变——与甲状腺功能亢进所致浸润性突眼有关

（1）指导患者保护眼睛

戴深色眼镜，减少光线和灰尘的刺激。睡前涂抗生素眼膏，眼睑不能闭合者覆盖纱布或眼罩，将角膜、结膜损伤、感染和溃疡的可能性降至最低限度。眼睛勿向上凝视，以免加剧眼球突出和诱发斜视。

（2）指导患者减轻眼部症状的方法

0.5%甲基纤维素或0.5%氢化可的松溶液滴眼，可减轻眼睛局部刺激症状；高枕卧位和限制钠盐摄入可减轻球后水肿，改善眼部症状；每日做眼球运动以锻炼眼肌，改善眼肌

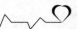

功能。

（3）定期眼科角膜检查

以防角膜溃疡造成失明。

4. 个人应对无效——与甲状腺功能亢进所致精神神经系统兴奋性增高、性格与情绪改变有关

（1）解释情绪、行为改变的原因，提高对疾病认知水平

观察患者情绪变化，与患者及其亲属讨论行为改变的原因，使其理解敏感、急躁易怒等是甲状腺功能亢进临床表现的一部分，可因治疗而得到改善，以减轻患者因疾病而产生的压力，提高对疾病的认知水平。

（2）减少不良刺激，合理安排生活

保持环境安静和轻松的气氛，限制访视，避免外来刺激，满足患者基本生理及安全需要，忌饮酒、咖啡、浓茶，以减少环境和食物对患者的不良刺激。帮助患者合理安排作息时间，白天适当活动，避免精神紧张和注意力过度集中，保证夜间充足睡眠。

（3）帮助患者处理突发事件

以平和、耐心的态度对待患者，建立相互信任的关系。与患者共同探讨控制情绪和减轻压力的方法，指导和帮助患者处理突发事件。

（六）健康教育

告诉患者有关甲状腺功能亢进的临床表现、诊断性试验、治疗、饮食原则及眼睛的防护方法。上衣宜宽松，严禁用手挤压甲状腺，以免甲状腺受压后甲状腺激素分泌增多，加重病情。强调长期服用抗甲状腺药物的重要性，长期服用抗甲状腺药物者应每周查血常规1次。每日清晨卧床时自测脉搏，定期测量体重，脉搏减慢、体重增加是治疗有效的重要标志。每隔1~2个月门诊随访做甲状腺功能测定。出现高热、恶心、呕吐、大汗淋漓、腹痛、腹泻、体重锐减、突眼加重等症状提示可能发生甲状腺功能亢进危象，应及时就诊。掌握上述自我监测和自我护理的方法，可有效地降低本病的复发率。

本病病程较长，多数经积极治疗后，预后良好，少数患者可自行缓解，心脏并发症可为永久性放射性碘治疗、甲状腺手术治疗所致，甲状腺功能减退症者须终身替代治疗。

二、甲状腺功能减退症护理

甲状腺功能减退症（hypothyroidism，简称甲减），是由各种原因导致的低甲状腺激素血症或甲状腺激素抵抗而引起的全身性低代谢综合征。按起病年龄分为三型，起病于胎儿或新生儿，称为呆小病；起病于儿童者，称为幼年性甲减；起病于成年，称为成年性甲减。前两者常伴有智力障碍。

（一）病因

1. 原发性甲状腺功能减退

由于甲状腺腺体本身病变引起的甲减，占全部甲减的95%以上，且90%以上原发性甲减是由自身免疫、甲状腺手术和甲状腺功能亢进^{131}I治疗所致。

2. 继发性甲状腺功能减退症

由下丘脑和垂体病变引起的促甲状腺激素释放激素（TRH）或者促甲状腺激素（TSH）产生和分泌减少所致的甲减，垂体外照射、垂体大腺瘤、颅咽管瘤及产后大出血是其较常见的原因；其中由于下丘脑病变引起的甲减称为三发性甲减。

3. 甲状腺激素抵抗综合征

由于甲状腺激素在外周组织实现生物效应障碍引起的综合征。

（二）临床表现

1. 一般表现

易疲劳、怕冷、体重增加、记忆力减退、反应迟钝、嗜睡、精神抑郁、便秘、月经不调、肌肉痉挛等。体检可见表情淡漠，面色苍白、皮肤干燥发凉、粗糙脱屑，颜面、眼睑和手皮肤水肿，声音嘶哑，毛发稀疏、眉毛外1/3脱落。由于高胡萝卜素血症，手脚皮肤呈姜黄色。

2. 肌肉与关节

肌肉乏力，暂时性肌强直、痉挛、疼痛、嚼肌、胸锁乳突肌、股四头肌和手部肌肉可有进行性肌萎缩，腱反射的弛缓期特征性延长，超过350 ms（正常为240~320 ms），跟腱反射的半弛缓时间明显延长。

3. 心血管系统

心肌黏液性水肿导致心肌收缩力损伤、心动过缓、心排血量下降ECG显示低电压，由于心肌间质水肿、非特异性心肌纤维肿胀左心室扩张和心包积液导致心脏增大，有学者称之为甲减性心脏病。冠心病在本病中高发，10%患者伴发高血压。

4. 血液系统

由于下述四种原因发生贫血：①甲状腺激素缺乏引起血红蛋白合成障碍；②肠道吸收

铁障碍引起铁缺乏；③肠道吸收叶酸障碍引起叶酸缺乏；④恶性贫血是与自身免疫性甲状腺炎伴发的器官特异性自身免疫病。

5. 消化系统

厌食、腹胀、便秘，严重者出现麻痹性肠梗阻或黏液水肿性巨结肠。

6. 内分泌系统

女性常有月经过多或闭经。长期严重的病例可导致垂体增生、蝶鞍增大。部分患者血清催乳素（PRI）水平增高，发生溢乳。原发性甲减伴特发性肾上腺皮质功能减退和 1 型糖尿病者，属自身免疫性多内分泌腺体综合征的一种。

7. 黏液性水肿昏迷

本病的严重并发症，多在冬季寒冷时发病。诱因为严重的全身性疾病、甲状腺激素替代治疗中断、寒冷、手术、麻醉和使用镇静药等，临床表现为嗜睡、低体温（Tvast）、呼吸徐缓、心动过缓、血压下降、四肢肌肉松弛、反射减弱或消失，甚至昏迷、休克、肾功能不全危及生命。

（三）实验室检查

1. 血常规

多为轻、中度正细胞正色素性贫血。

2. 生化检查

血清三酰甘油、总胆固醇、LDLC 增高，HDL-C 降低，同型半胱氨酸增高，血清 CK、LDH 增高。

3. 甲状腺功能检查

血清 TSH 增高、T_4、FT 降低是诊断本病的必备指标。严重病例血清 T_3 和 FT_3 减低。亚临床甲减仅有血清 TSH 增高，但是血清 T_4 或 FT_4 正常。

4. TRH 刺激试验

主要用于原发性甲减与中枢性甲减的鉴别。静脉注射 TRH 后，血清 TSH 不增高者提示为垂体性甲减；延迟增高者为下丘脑性甲减；血清 TSH 在增高的基值上进一步增高，提示原发性甲减。

5. X 线检查

可见心脏向两侧增大，可伴心包积液和胸腔积液，部分患者有蝶鞍增大。

（四）治疗要点

1. 替代治疗

左甲状腺素（$L-T_4$）治疗，治疗的目标是将血清 TSH 和甲状腺激素水平恢复到正常范围内，需要终身服药。治疗的剂量取决于患者的病情、年龄、体重和个体差异补充甲状腺激素，重新建立下丘脑-垂体-甲状腺轴的平衡。一般需要 4~6 周，所以治疗初期，每 4~6 周测定激素指标，然后根据检查结果调整 $L-T_4$ 剂量，直到达到治疗的目标。治疗达标后，需要每 6~12 个月复查 1 次激素指标。

2. 对症治疗

有贫血者补充铁剂、维生素 B_{12}、叶酸等，胃酸低者补充稀盐酸，并与 TH 合用疗效好。

3. 黏液水肿性昏迷的治疗

如下所述：
①补充甲状腺激素：首选 TH 静脉注射，直至患者症状改善，至患者清醒后改为口服。
②保温、供氧、保持呼吸道通畅，必要时行气管切开、机械通气等。
③氢化可的松 200~300 mg/d 持续静滴，患者清醒后逐渐减量。
④根据需要补液，但是入水量不宜过多。
⑤控制感染，治疗原发病。

（五）护理措施

1. 基础护理

（1）加强保暖

调节室温在 22~23 ℃，避免病床靠近门窗，以免患者受凉。适当地使体温升高，冬天外出时，戴手套，穿棉鞋，以免四肢暴露在冷空气中。

（2）活动与休息

鼓励患者进行适当的运动，如散步、慢跑等。

（3）饮食护理

饮食以高维生素、高蛋白、高热量为主，多进食水果、新鲜蔬菜和含碘丰富的食物，如海带等。桥本甲状腺炎所致甲状腺功能减退者应避免摄取含碘食物，以免诱发严重黏液性水肿。不宜食生凉冰食物，注意食物与药物之间的关系，如服中药忌饮茶。

（4）心理护理

加强与患者沟通，语速适中，并观察患者反应，告诉患者本病可以用替代疗法达到较好的效果，树立患者配合治疗的信心。

（5）其他

建立正常的排便形态，养成规律、排便的习惯。

2. 专科护理

（1）观察病情

监测生命体征变化，观察精神、神志、语言状态、体重、乏力、动作、皮肤情况，注意胃肠道症状，如大便的次数、性状、量的改变，腹胀、腹痛等麻痹性肠梗阻的表现有无缓解等。

（2）用药护理

甲状腺制剂从小剂量开始，逐渐增加，注意用药的准确性。用药前后分别测脉搏、体重及水肿情况，以便观察药物疗效；用药后若有心悸、心律失常、胸痛、出汗、情绪不安等药物过量的症状时，要立即通知医师处理。

（3）对症护理

对于便秘患者，遵医嘱给予轻泻剂，指导患者每天定时排便，适当增加运动量，以促进排便。注意皮肤防护，及时清洗并用保护霜，防止皮肤干裂。适量运动，注意保护，防止外伤的发生。

（4）黏液性水肿昏迷的护理

如下所述。

①保持呼吸道通畅，吸氧，备好气管插管或气管切开设备。

②建立静脉通道，遵医嘱给予急救药物，如 $L-T_3$，氢化可的松静滴。

③监测生命体征和动脉血气分析的变化，观察神志，记录出入量。

④注意保暖，主要采用升高室温的方法，尽量不给予局部热敷，以防烫伤。

3. 健康教育

（1）用药指导

告诉患者终身坚持服药的重要性和必要性以及随意停药或变更药物剂量的危害；告知患者服用甲状腺激素过量的表现，提醒患者发现异常及时就诊；长期用甲状腺激素替代者每 6~12 个月到医院检测 1 次。

（2）日常生活指导

指导患者注意个人卫生，注意保暖，注意行动安全，防止便秘、感染和创伤，慎用催眠、镇静、止痛、麻醉等药物。

（3）自我观察指导

患者学会自我观察，一旦有黏液性水肿的表现，如低血压、体温低于 35 ℃、心动过缓，应及时就诊。

第六章　胃肠与肝胆胰脾常见疾病护理

第一节　胃肠外科常见疾病护理

一、胃溃疡和十二指肠溃疡的护理

胃十二指肠溃疡（gastroduodenal ulcer）是指发生于胃十二指肠黏膜的局限性圆形或椭圆形的全层黏膜缺损。因溃疡的形成与胃酸-蛋白酶的消化作用有关，故又称为消化性溃疡。纤维内镜技术的不断完善、新型制酸剂和抗幽门螺杆菌药物的合理应用使得大部分患者经内科药物治疗可以痊愈，需要外科手术的溃疡患者显著减少。外科治疗主要用于溃疡穿孔、溃疡出血、瘢痕性幽门梗阻、药物治疗无效及恶变的患者。

（一）病因与发病机制

胃十二指肠溃疡病因复杂，是多种因素综合作用的结果。其中，最为重要的是幽门螺杆菌感染、胃酸分泌异常和黏膜防御机制的破坏，某些药物的作用以及其他因素也参与溃疡病的发病。

1. 幽门螺杆菌（helicobacter pylori，HP）感染

与消化性溃疡的发病密切相关。90%以上的十二指肠溃疡患者与近70%的胃溃疡患者中检出HP感染，HP感染者发展为消化性溃疡的累计危险率为15%~20%；HP可分泌多种酶，部分HP还可产生毒素，使细胞发生变性反应，损伤组织细胞。HP感染破坏胃黏膜细胞与胃黏膜屏障功能，损害胃酸分泌调节机制，引起胃酸分泌增加，最终导致胃十二指肠溃疡。幽门螺杆菌被清除后，胃十二指肠溃疡易被治愈且复发率低。

2. 胃酸分泌过多

溃疡只发生在经常与胃酸相接触的黏膜。胃酸过多的情况下，激活胃蛋白酶，可使胃、十二指肠黏膜发生自身消化。十二指肠溃疡可能与迷走神经张力及兴奋性过度增高有关，也可能与壁细胞数量的增加以及壁细胞对胃泌素、组胺、迷走神经刺激敏感性增高有关。

3. 黏膜屏障损害

非甾体类抗炎药（nonsteroidal antiinflammatorydrug，NSAID）、肾上腺皮质激素、胆汁酸盐、酒精等均可破坏胃黏膜屏障，造成 H^+ 逆流入黏膜上皮细胞，引起胃黏膜水肿、出血、糜烂，甚至溃疡。长期使用 NSAID 者胃溃疡的发生率显著增加。

4. 其他因素

包括遗传、吸烟、心理压力和咖啡因等。遗传因素在十二指肠溃疡的发病中起一定作用。O 型血者患十二指肠溃疡的概率比其他血型者显著增高。

正常情况下，酸性胃液对胃黏膜的侵蚀作用和胃黏膜的防御机制处于相对平衡状态。如平衡受到破坏，侵害因子的作用增强、胃黏膜屏障等防御因子的作用削弱，胃酸、胃蛋白酶分泌增加，最终导致消化性溃疡的形成。

（二）临床表现

典型消化道溃疡的表现为节律性和周期性发作的腹痛，与进食有关，且呈现慢性病程。

1. 症状

（1）十二指肠溃疡

主要表现为上腹部或剑突下的疼痛，有明显的节律性，与进食密切相关，常表现为餐后延退痛（餐后 3~4 小时发作），进食后腹痛能暂时缓解，服抗酸药物能止痛。

饥饿痛和夜间痛是十二指肠溃疡的特征性症状，与胃酸分泌过多有关，疼痛多为烧灼痛或钝痛，程度不一。腹痛具有周期性发作的特点，好发于秋冬季。十二指肠溃疡每次发作时，症状持续数周后缓解，间歇 1~2 个月再发。若间歇期缩短，发作期延长，腹痛程度加重，则提示溃疡病变加重。

（2）胃溃疡

腹痛是胃溃疡的主要症状，多于餐后 0.5~1 h 开始疼痛，持续 1~2 h，进餐后疼痛不能缓解，有时反而加重，服用抗酸药物疗效不明显。疼痛部位在中上腹偏左，但腹痛的节律性不如十二指肠溃疡明显。胃溃疡经抗酸治疗后常容易复发，除易引起大出血、急性穿孔等严重并发症外，约有 5% 胃溃疡可发生恶变；其他症状如泛酸、嗳气、恶心、呕吐、食欲减退，病程迁延可致消瘦、贫血、失眠、心悸及头晕等症状。

2. 体征

溃疡活动期剑突下或偏右有一固定的局限性压痛，十二指肠溃疡压痛点在脐部偏右上

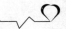

方，胃溃疡压痛点位于剑突与脐的正中线或略偏左。缓解期无明显体征。

（三）实验室及其他检查

1. 内镜检查

胃镜检查是诊断胃十二指肠溃疡的首选检查方法，可明确溃疡部位，并可经活检做病理学检查及幽门螺杆菌检测。

2. X线钡餐检查

可在胃十二指肠部位显示——周围光滑、整齐的龛影或见十二指肠壶腹部变形。上消化道大出血时不宜行钡餐检查。

（四）治疗要点

无严重并发症的胃十二指肠溃疡一般均采取内科治疗，外科手术治疗主要针对胃十二指肠溃疡的严重并发症。

1. 非手术治疗

（1）一般治疗

包括养成生活规律、定时进餐的良好习惯，避免过度劳累及精神紧张等。

（2）药物治疗

包括根除幽门螺杆菌、抑制胃酸分泌和保护胃黏膜的药物。

2. 手术治疗

（1）适应证

十二指肠溃疡外科治疗。外科手术治疗的主要适应证包括十二指肠溃疡急性穿孔、内科无法控制的急性大出血、瘢痕性幽门梗阻以及经内科正规治疗无效的十二指肠溃疡，即顽固性溃疡。

胃溃疡的外科治疗。胃溃疡外科手术治疗的适应证：①包括抗幽门螺杆菌措施在内的严格内科治疗8~12周，溃疡不愈合或短期内复发者；②发生胃溃疡急性大出血、溃疡穿孔及溃疡穿透至胃壁外者；③溃疡巨大（直径>2.5 cm）或高位溃疡者；④胃十二指肠复合型溃疡者；⑤溃疡不能除外恶变或已经恶变者。

（2）手术方式

胃大部切除术：这是治疗胃十二指肠溃疡的首选术式。胃大部切除术治疗溃疡的原理是：①切除胃窦部，减少G细胞分泌的胃泌素所引起的体液性胃酸分泌。②切除大部分胃体，减少了分泌胃酸、胃蛋白酶的壁细胞和主细胞数量。③切除了溃疡本身及溃疡的好发部位。

胃大部切除的范围是胃远侧 2/3~3/4，包括部分胃体、胃窦部、幽门和十二指肠壶腹部的近胃部分。胃大部切除术后胃肠道重建的基本术式包括胃十二指肠吻合或胃空肠吻合。术式包括：

毕（Billrorh）Ⅰ式胃大部切除术：在胃大部切除后将残胃与十二指肠吻合，多适用于胃溃疡。其优点是重建后的胃肠道接近正常解剖生理状态，胆汁、胰液反流入残胃较少，术后因胃肠功能紊乱而引起的并发症亦较少；缺点是有时为避免残胃与十二指肠吻合口的张力过大致切除胃的范围不够，增加了术后溃疡的复发机会。

毕（Billrorh）Ⅱ式胃大部切除术：即切除远端胃后，缝合关闭十二指肠残端，将残胃与空肠行端侧吻合。适用于各种胃及十二指肠溃疡，特别是十二指肠溃疡。十二指肠溃疡切除困难时，可行溃疡旷置。优点是即使胃切除较多，胃空肠吻合口张力也不致过大，术后溃疡复发率低；缺点是吻合方式改变了正常的解剖生理关系，术后发生胃肠道功能紊乱的可能性较Ⅰ式大。

胃大部切除后胃空肠 Roux-en-Y 吻合术：即胃大部切除后关闭十二指肠残端，在距十二指肠悬韧带 10~15 cm 处切断空肠，将残胃和远端空肠吻合，据此吻合口以下 45~60 cm 处将空肠与空肠近侧断端吻合。此法临床应用较少，但有防止术后胆汁、胰液进入残胃的优点。

胃迷走神经切断术：此手术方式临床已较少使用。迷走神经切断术治疗溃疡的原理是：①阻断迷走神经对壁细胞的刺激，消除神经性胃酸分泌。②阻断迷走神经引起的促胃泌素的分泌，减少体液性胃酸分泌。可分为三种类型：①迷走神经干切断术；②选择性迷走神经切断术；③高选择性迷走神经切断术。

（五）常见护理诊断/问题

1. 焦虑、恐惧

与对疾病缺乏了解，担心治疗效果及预后有关。

2. 疼痛

与胃十二指肠黏膜受侵蚀及手术后创伤有关。

3. 潜在并发症

出血、感染、十二指肠残端破裂、吻合口瘘、胃排空障碍、消化道梗阻、倾倒综合征等。

（六）护理措施

1. 术前护理

①心理护理：关心、了解患者的心理和想法，告知有关疾病治疗和手术的知识、手术前和手术后的配合，耐心解答患者的各种疑问，消除患者的不良心理，使其能积极配合疾病的治疗和护理。

②饮食护理：一般择期手术患者饮食宜少量多餐，给予高蛋白、高热量、高维生素等易消化的食物，忌酸辣、生冷、油炸、浓茶、烟酒等刺激性食品。患者营养状况较差或不能进食者常伴有贫血、低蛋白血症，术前应给予静脉输液，补充足够的热量，必要时补充血浆或全血，以改善患者的营养状况，提高其对手术的耐受力。术前 1 日进流质饮食，术前 12 h 禁食水。

③协助患者做好各种检查及手术前常规准备，做好健康教育，如教会患者深呼吸、有效咳嗽、床上翻身及肢体活动方法等。

④术日晨留置胃管，必要时遵医嘱留置胃肠营养管，并铺好麻醉床，备好吸氧装置，综合心电监护仪等。

2. 术后护理

（1）病情观察

术后严密观察患者生命体征的变化，每 30 min 测量 1 次，直至血压平稳，如病情较重仍需每 1~2 h 测量 1 次，或根据医嘱给予心电监护。同时观察患者神志、体温、尿量、伤口渗血、渗液情况。并且注意有无内出血、腹膜刺激征、腹腔脓肿等迹象，发现异常及时通知医师给予处理。

（2）体位

全麻患者去枕平卧头后仰偏向一侧，麻醉清醒、血压平稳后改半卧位，以保持腹部松弛，减少切口缝合处张力，减轻疼痛和不适，以利腹腔引流，也有利于呼吸和循环。

（3）引流管护理

胃十二指肠溃疡术后患者常留有胃管、尿管及腹腔引流管等。护理时应注意：①妥善固定各种引流管，防止松动和脱出，并做好标识，一旦脱出后不可自行插回。②保持引流通畅、持续有效，防止引流管受压、扭曲及折叠等，可经常挤捏引流管以防堵塞。如若堵塞，可在医生指导下用生理盐水冲洗引流管。③密切观察并记录引流液的性质、颜色和量，发现异常及时通知医生，协助处理。

留置胃管可减轻胃肠道张力，促进吻合口愈合。护理时还应注意：胃大部切除术后

24 h内可由胃管内引流出少量血液或咖啡样液体，若引流液有较多鲜血，应警惕吻合口出血，须及时与医师联系并处理；术后胃肠减压量减少，腹胀减轻或消失，肠蠕动功能恢复，肛门排气后可拔除胃管。

（4）疼痛护理

对术后切口疼痛的患者，可遵医嘱给予镇痛药物或应用自控止痛泵，应用自控止痛泵的患者应注意预防并处理可能发生的并发症，如尿潴留、恶心、呕吐等。

（5）禁食及静脉补液

禁食期间应静脉补充液体。因胃肠减压期间，引流出大量含有各种电解质的胃肠液，加之患者禁食水，易造成水、电解质及酸碱失调和营养缺乏。因此，术后须及时补充患者所需的各种营养物质，包括糖、脂肪、氨基酸、维生素及电解质等，必要时输血、血浆或白蛋白，以改善患者的营养状况，促进切口的愈合。同时详细记录24 h液体出入量，为合理补液提供依据。

（6）早期肠内营养支持的护理

对术前或术中放置空肠喂养管的患者，术后早期（术后24 h）可经喂养管输注肠内营养制剂，对改善患者的全身营养状况、维持胃肠道屏障结构和功能、促进肠功能恢复等均有益处。护理时应注意：①妥善固定喂养管，避免过度牵拉，防止滑脱、移动、扭曲和受压；保持喂养管的通畅，每次输注前后及输注中间每隔4~6 h用温开水或温生理盐水冲洗管道，防止营养液残留堵塞管腔。②肠内营养支持早期，应遵循从少到多、由慢至快和由稀到浓的原则，使肠道能更好地适应。③营养液的温度以37℃左右为宜，温度偏低会刺激肠道引起肠痉挛，导致腹痛、腹泻；温度过高则可灼伤肠道黏膜，甚至可引起溃疡或出血。同时，观察患者有无恶心、呕吐、腹痛、腹胀、腹泻和水电解质紊乱等并发症的发生。

（7）饮食护理

肠功能恢复、肛门排气后可拔除胃管，拔除胃管后当日可给少量饮水或米汤；如无不适，第2天进半量流食，每次50~80 mL；第3天进全量流食，每次100~150 mL；进食后若无不适，第4天可进半流食，以温、软、易于消化的食物为好；术后第10~14天可进软食，忌生、冷、硬和刺激性食物。要少量多餐，开始每天5~6餐，以后逐渐减少进餐次数并增加每餐进食量，逐步过渡到正常饮食。术后早期禁食牛奶及甜品，以免引起腹胀及胃酸。

（8）鼓励患者早期活动

卧床期间，鼓励并协助患者翻身，病情允许时，鼓励并协助患者早期下床活动。如无禁忌，术日可活动四肢，术后第1天床上翻身或坐起做轻微活动，第2~3天视情况协助患者床边活动，第 4 天可在室内活动。患者活动量应根据个体差异而定，以不感到劳累为宜。

(9) 胃大部切除术后并发症的观察及护理

术后出血：包括胃和腹腔内出血。胃大部切除术后 24 h 内可由胃管内引流出少量血液或咖啡样液体，一般 24 h 内不超过 300 mL，且逐渐减少，颜色逐渐变浅变清，出血自行停止；若术后短期内从胃管不断引流出新鲜血液，24 h 后仍未停止，则为术后出血。发生在术后 24 h 以内的出血，多属术中止血不确切；术后 4~6 天发生的出血，常为吻合口黏膜坏死脱落所致；术后 10~20 天发生的出血，与吻合口缝线处感染或黏膜下脓肿腐蚀血管有关。术后要严密观察患者的生命体征变化，包括血压、脉搏、心率、呼吸、神志和体温的变化；加强对胃肠减压及腹腔引流的护理，观察和记录胃液及腹腔引流液的量、颜色和性质，若短期内从胃管引流出大量新鲜血液，持续不止，应警惕有术后胃出血；若术后持续从腹腔引流管引出大量新鲜血性液体，应怀疑腹腔内出血，须立即通知医生协助处理。遵医嘱采用静脉给予止血药物、输血等措施，或用冰生理盐水洗胃，一般可控制。若非手术疗法不能有效止血或出血量大于每小时 500 mL 时，须再次手术止血，应积极完善术前准备，并做好相应的术后护理。

十二指肠残端破裂：一般多发生在术后 24~48 h，是毕Ⅱ式胃大部切除术后早期的严重并发症，原因与十二指肠残端处理不当及胃空肠吻合口输入襻梗阻引起的十二指肠腔内压力升高有关。临床表现为突发性上腹部剧痛、发热和出现腹膜刺激征以及白细胞计数增加，腹腔穿刺可有胆汁样液体。一旦确诊，应立即进行手术治疗。

胃肠吻合口破裂或吻合口瘘：是胃大部切除术后早期并发症，常发生在术后 1 周左右。原因与术中缝合技术不当、吻合口张力过大、组织供血不足有关，表现为高热、脉速等全身中毒症状，上腹部疼痛及腹膜炎的表现。如发生较晚，多形成局部脓肿或外瘘。临床工作中应注意观察患者生命体征和腹腔引流情况，一般情况下，患者术后体温逐渐趋于正常，腹腔引流液逐日减少和变清。若术后腹腔引流量仍不减，伴有黄绿色胆汁或呈脓性、带臭味，伴腹痛，体温再次升高，应警惕吻合口瘘的可能，须及时通知医师，协助处理。处理包括：①出现吻合口破裂伴有弥漫性腹膜炎的患者须立即手术治疗，做好急症手术准备。②症状较轻无弥漫性腹膜炎的患者，可先行禁食、胃肠减压、充分引流，合理应用抗生素并给予肠外营养支持，纠正水、电解质紊乱和酸碱平衡失调。③保护瘘口周围皮肤，应及时清洁瘘口周围皮肤并保持干燥，局部可涂以氧化锌软膏或使用皮肤保护膜加以保护，以免皮肤破溃继发感染。经上述处理后多数患者吻合口瘘可在 4~6 周自愈；若经久不愈，须再次手术。

胃排空障碍：也称胃瘫，常发生在术后 4~10 天，发病机制尚不完全明了。临床表现为拔除胃管后，患者出现上腹饱胀、钝痛和呕吐，呕吐物含食物和胆汁，消化道 X 线造影检查可见残胃扩张、无张力、蠕动波少而弱，且通过胃肠吻合口不畅。处理措施包括：①禁食，胃肠减压，减少胃肠道积气、积液，降低胃肠道张力，使胃肠道得到充分休息，并记录 24 h 出入量。②输液及肠外营养支持，纠正低蛋白血症，维持水、电解质和酸碱平衡。③应用胃动力促进剂，如甲氧氯普安、多潘立酮，促进胃肠功能恢复，也可用 3% 温盐水洗胃。一般经上述治疗均可痊愈。

术后梗阻：根据梗阻部位可分为输入襻梗阻、输出襻梗阻和吻合口梗阻。

输入襻梗阻：可分为急、慢性两类。①急性完全性输入襻梗阻，多发生于毕 II 式结肠前输入段对胃小弯的吻合术式。临床表现为上腹部剧烈疼痛，频繁呕吐，呕吐量少、多不含胆汁，呕吐后症状不缓解，且上腹部有压痛性肿块。系输出襻系膜悬吊过紧压迫输入襻，或是输入襻过长穿入输出襻与横结肠的间隙孔形成内疝所致，属闭袢性肠梗阻，易发生肠绞窄，应紧急手术治疗。②慢性不完全性输入襻梗阻患者，表现为进食后出现右上腹胀痛或绞痛，呈喷射状呕吐大量不含食物的胆汁，呕吐后症状缓解。多由于输入襻过长扭曲或输入襻过短在吻合口处形成锐角，使输入襻内胆汁、胰液和十二指肠液排空不畅而滞留。由于消化液潴留在输入襻内，进食后消化液分泌明显增加，输入襻内压力增高，刺激肠管发生强烈的收缩，引起喷射样呕吐，也称输入襻综合征。

输出襻梗阻：多因粘连、大网膜水肿或坏死、炎性肿块压迫所致。临床表现为上腹饱胀，呕吐食物和胆汁。如果非手术治疗无效，应手术解除梗阻。

吻合口梗阻：因吻合口过小或是吻合时胃肠壁组织内翻过多而引起，也可因术后吻合口炎性水肿出现暂时性梗阻。患者表现为进食后出现上腹部饱胀感和溢出性呕吐等，呕吐物含或不含胆汁。应即刻禁食，给予胃肠减压和静脉补液等保守治疗。若保守治疗无效，可手术解除梗阻。

倾倒综合征：由于胃大部切除术后，胃失去幽门窦、幽门括约肌、十二指肠壶腹部等结构对胃排空的控制，导致胃排空过速所产生的一系列综合征。可分为早期倾倒综合征和晚期倾倒综合征。

早期倾倒综合征：多发生在进食后半小时内，患者以循环系统症状和胃肠道症状为主要表现。患者可出现心悸、乏力、出汗、面色苍白等一过性血容量不足表现，并有恶心、呕吐、腹部绞痛、腹泻等消化道症状。处理：主要采用饮食调整，嘱患者少食多餐，饭后平卧 20~30 min，避免过甜食物、减少液体摄入量并降低食物渗透浓度，多数可在术后半年或一年内逐渐自愈。极少数症状严重而持久的患者须手术治疗。

晚期倾倒综合征：主要因进食后，胃排空过快，高渗性食物迅速进入小肠被过快吸收而使血糖急剧升高，刺激胰岛素大量释放，而当血糖下降后，胰岛素并未相应减少，继而发生低血糖，故又称低血糖综合征。表现为餐后 2~4 h，患者出现心慌、无力、眩晕、出汗、手颤、嗜睡以至虚脱。消化道症状不明显，可有饥饿感，出现症状时稍进饮食即可缓解。饮食中减少糖类含量，增加蛋白质比例，少量多餐可防止其发生。

（七）健康指导

①向患者及家属讲解有关胃十二指肠溃疡的知识，使之能更好地配合治疗和护理。

②指导患者学会自我情绪调整，保持乐观进取的精神风貌，注意劳逸结合，减少溃疡病的客观因素。

③指导患者饮食应定时定量，少食多餐，营养丰富，以后可逐步过渡至正常人饮食。少食腌、熏食品，避免进食过冷、过烫、过辣及油煎炸食物，切勿酗酒、吸烟。

④告知患者及家属有关手术后期可能出现的并发症的表现和预防措施。

⑤定期随访，如有不适及时就诊。

二、胃十二指肠溃疡急性穿孔的护理

胃十二指肠溃疡急性穿孔（acute perforation of gastroduodenal ulcer）是胃十二指肠溃疡的严重并发症，为常见的外科急腹症。起病急，变化快，病情严重，需要紧急处理，若诊治不当可危及生命。其发生率呈逐年上升趋势，发病年龄逐渐趋于老龄化。十二指肠溃疡穿孔男性患者较多，胃溃疡穿孔则多见于老年妇女。

（一）病因及发病机制

溃疡穿孔是活动期胃十二指肠溃疡向深部侵蚀、穿破浆膜的结果。胃溃疡穿孔 60% 发生具有强烈刺激性的胃酸、胆汁、胰液等消化液和食物进入腹腔，引起化学性腹膜炎和腹腔内大量液体渗出，6~8 h 后细菌开始繁殖并逐渐转变为化脓性腹膜炎。病原菌以大肠埃希菌、链球菌多见。因剧烈的腹痛、强烈的化学刺激、细胞外液的丢失及细菌毒素吸收等因素，患者可出现休克。

（二）临床表现

1. 症状

穿孔多突然发生于夜间空腹或饱食后，主要表现为突发性上腹部刀割样剧痛，很快波及全腹，但仍以上腹为重。患者疼痛难忍，常伴恶心、呕吐、面色苍白、出冷汗、脉搏细速、血压下降、四肢厥冷等表现。其后由于大量腹腔渗出液的稀释，腹痛略有减轻，继发细菌感染后，腹痛可再次加重；当胃内容物沿右结肠旁沟向下流注时，可出现右下腹痛。溃疡穿孔后病情的严重程度与患者的年龄、全身情况、穿孔部位、穿孔大小和时间以及是否空腹穿孔密切相关。

2. 体征

体检时患者呈急性病容，表情痛苦，倦屈位、不愿移动；腹式呼吸减弱或消失；全腹有明显的压痛、反跳痛，腹肌紧张呈"木板样"强直，以右上腹部最为明显，肝浊音界缩小或消失，可有移动性浊音，肠鸣音减弱或消失。

（三）实验室及其他检查

1. X 线检查

大约 80% 的患者行站立位腹部 X 线检查时，可见膈下新月形游离气体影。

2. 实验室检查

提示血白细胞计数及中性粒细胞比例增高。

3. 诊断性腹腔穿刺

临床表现不典型的患者可行诊断性腹腔穿刺，穿刺抽出液可含胆汁或食物残渣。

（四）治疗要点

根据病情选用非手术或手术治疗。

1. 非手术治疗

（1）适应证

一般情况良好，症状及体征较轻的空腹状态下穿孔者；穿孔超过 24 h，腹膜炎症已局限者；胃十二指肠造影证实穿孔已封闭者；无出血、幽门梗阻及恶变等并发症者。

（2）治疗措施

①禁食，持续胃肠减压，减少胃肠内容物继续外漏，以利于穿孔的闭合和腹膜炎症消退。②输液和营养支持治疗，以维持机体水、电解质平衡及营养需求。③全身应用抗生素，以控制感染。④应用抑酸药物，如给予 H2 受体阻断剂或质子泵拮抗剂等制酸药物。

2. 手术治疗

（1）适应证

①经上述非手术治疗措施 6~8 h，症状无减轻，而且逐渐加重者要改手术治疗。②饱食后穿孔，顽固性溃疡穿孔和伴有幽门梗阻、大出血、恶变等并发症者，应及早进行手术

治疗。

（2）手术方式

①穿孔单纯缝合修补术：即缝合穿孔处并加大网膜覆盖。此方法操作简单，手术时间短，安全性高。适用于穿孔时间超过 8 h，腹腔内感染及炎症水肿严重者；以往无溃疡病史或有溃疡病史，但未经内科正规治疗，无出血、梗阻并发症者；有其他系统器质性疾病不能耐受急诊彻底性溃疡切除手术者。

②彻底的溃疡切除手术（连同溃疡一起切除的胃大部切除术）：手术方式包括胃大部切除术，对十二指肠溃疡穿孔行迷走神经切断加胃窦切除术，或缝合穿孔后行迷走神经切断加胃空肠吻合术，或行高选择性迷走神经切断术。

（五）常见护理诊断/问题

1. 疼痛

与胃十二指肠溃疡穿孔后消化液对腹膜的强烈刺激及手术后切口有关。

2. 体液不足

与溃疡穿孔后消化液的大量丢失有关。

（六）护理措施

1. 术前护理/非手术治疗的护理

（1）禁食、胃肠减压

溃疡穿孔患者要禁食禁水，有效地胃肠减压，以减少胃肠内容物继续流入腹腔。做好引流期间的护理，保持引流通畅和有效负压，注意观察和记录胃液的颜色、性质和量。

（2）体位

伴有休克者取休克体位（头和躯干抬高 20~30°、下肢抬高 15~20°），以增加回心血量；无休克者或休克改善后取半卧位，以利于漏出的消化液积聚于盆腔最低位和便于引流，减少毒素的吸收，同时也可降低腹壁张力和减轻疼痛。

（3）静脉输液，维持体液平衡

①观察和记录 24 h 出入量，为合理补液提供依据。

②给予静脉输液，根据出入量和医嘱，合理安排输液的种类和速度，以维持水、电解质及酸碱平衡；同时给予营养支持和相应护理。

（4）预防和控制感染

遵医嘱合理应用抗菌药。

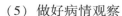

（5）做好病情观察

密切观察患者生命体征、腹痛、腹膜刺激征及肠鸣音变化等。若经非手术治疗 6~8 h 病情不见好转，症状、体征反而加重者，应积极做好急诊手术准备。

2. 术后护理

加强术后护理，促进患者早日康复。

三、肠梗阻的护理

由于任何原因导致的肠内容物不能正常运行、顺利通过肠道，称为肠梗阻（intestmal obstruction），是常见的外科急腹症之一。肠梗阻的病因和类型很多，发病后，不但可发生肠管本身形态和功能上的改变，还可引起一系列全身性病理生理改变，临床表现复杂多变。

（一）病因与发病机制

1. 按肠梗阻发生的基本病因分类

（1）机械性肠梗阻（mechanical intestinal obstruction）

最常见，是各种原因引起的肠腔变窄、肠内容物通过障碍。主要原因包括：①肠腔堵塞）：如寄生虫、粪块、大胆石、异物等。②肠管外受压：如粘连引起肠管扭曲、肠扭转、嵌顿疝或受腹腔肿瘤压迫等。③肠壁病变：如先天性肠道闭锁、肠套叠、肿瘤等。

（2）动力性肠梗阻（dynamic intestinal obstruction）

是由于神经反射或毒素刺激引起肠壁肌肉功能紊乱，使肠蠕动丧失或肠管痉挛，以致肠内容物不能正常运行，但本身无器质性肠管狭窄。动力性肠梗阻又可分为麻痹性肠梗阻（paralytic ileus）与痉挛性肠梗阻（spastic ile-us）两类。前者常见于急性弥漫性腹膜炎、腹部大手术后、低钾血症及细菌感染等；后者较少见，可继发于尿毒症、肠道功能紊乱和慢性铅中毒等。

（3）血运性肠梗阻（vascular intestinal obstruction）

是由于肠系膜血管受压、栓塞或血栓形成，使肠管血运障碍，继而发生肠麻痹而使肠内容物不能运行。随着人口老龄化，动脉硬化等疾病的增多，现已不属少见。

2. 按肠壁血运有无障碍分为两类。

（1）单纯性肠梗阻

仅为肠内容物通过受阻，无肠管血运障碍。

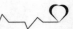

（2）绞窄性肠梗阻

指伴有肠壁血运障碍的肠梗阻。可因肠系膜血管受压、血栓形成或栓塞等引起。

3. 其他

除上述分类外，还可按肠梗阻发生的部位分为高位（空肠上段）和低位（回肠末段和结肠）肠梗阻；按肠梗阻的程度分为完全性和不完全性肠梗阻；按肠梗阻发生的快慢分为急性和慢性肠梗阻。若一段肠襻两端完全阻塞，如肠扭转、结肠肿瘤等，则称为闭襻性肠梗阻。结肠肿瘤引起肠梗阻，由于其近端存在回盲瓣，也易致闭襻性肠梗阻。

上述分类并非绝对，随着病情的发展，某些类型的肠梗阻在一定条件下可以相互转化。

（二）病理生理

肠梗阻的病理生理变化可分为局部及全身性变化。

1. 局部的病理生理变化

单纯性机械性肠梗阻发生早期，梗阻以上肠管肠蠕动增强，以克服阻力，推动肠内容物通过梗阻部位；另一方面，肠腔因积气、积液而膨胀，积液主要来自胃肠道分泌液，气体的大部分是咽下的空气，小部分是由血液弥散到肠腔内和肠道内容物经细菌分解或发酵而产生的气体。肠梗阻部位越低，持续时间越长，肠膨胀越明显。

急性完全性肠梗阻时，肠腔内压力迅速增加，到一定程度时可使肠壁血运障碍。最初主要表现为静脉回流受阻，肠壁毛细血管和小静脉淤血，肠壁充血、水肿、增厚呈暗红色。由于组织缺氧，毛细血管通透性增加，肠壁上有出血点，并有血性渗出液渗入肠腔和腹腔。随着血运障碍的发展，继而出现动脉血运受阻，血栓形成，肠壁失去活力，肠管变成黑紫色。又由于肠壁变薄、缺血和通透性增加，腹腔内出现带有粪臭的渗出物。最后，肠管可因缺血坏死而破溃穿孔。

慢性不全性肠梗阻时，肠管局部改变主要是由于长期肠蠕动增强，梗阻近端肠壁代偿性肥厚和肠腔膨胀，远端肠管则变细、肠壁变薄。

2. 全身性病理生理变化

（1）水、电解质紊乱及酸碱平衡失调

体液丧失及因此而引起的水、电解质紊乱与酸碱平衡失调，是肠梗阻很重要的病理生理改变。在急性肠梗阻患者，尤其高位肠梗阻时，由于不能进食及早期频繁呕吐，使水分及电解质大量丢失而易出现脱水；加之酸性胃液及大量氯离子丢失产生代谢性碱中毒。低位肠梗阻时，患者呕吐发生较迟，其体液的丢失主要是由于肠管活力丧失，无法正常吸收胃肠道分泌的大量液体，丧失的体液多为碱性或中性，钠、钾离子的丢失较氯离子多；另外，肠壁毛细血管通透性增加，导致血浆渗出，积存在肠腔和腹腔内，即丢失在第三间隙；同时组织灌注不足，导致酸性代谢产物增多，加之缺水、少尿等均可引起严重的代谢性酸中毒。大量的钾离子丢失还可引起肠壁肌张力减退，加重肠腔膨胀，并可引起肌无力及心律失常。

（2）感染、中毒和休克

由于在梗阻以上的肠腔内细菌大量繁殖，而产生多种强烈毒素。加之肠壁血运障碍、通透性改变，细菌和毒素渗透至腹腔内引起严重的腹腔内感染。体液大量丢失、血液浓缩、电解质紊乱、酸碱平衡失调以及细菌感染、毒素释放等，均可引起严重休克。当肠道坏死、穿孔，发生腹膜炎时，全身中毒症状尤为严重，最后可引起严重的低血容量性休克和感染中毒性休克。

（3）呼吸和循环功能障碍

肠腔大量积气、积液使腹腔内压力升高，膈肌上升，腹式呼吸减弱，影响肺内气体交换，同时妨碍下腔静脉血液回流，而致呼吸、循环功能障碍。最后可因多器官功能障碍乃至衰竭而死亡。

（三）临床表现

不同类型的肠梗阻临床表现各有其特点，但均存在腹痛、呕吐、腹胀及停止排气、排便等共同表现。

1. 症状

（1）腹痛

单纯机械性肠梗阻发生时，由于梗阻以上肠管强烈蠕动，患者表现为阵发性腹部绞痛，疼痛多位于腹中部，也可偏于梗阻所在部位。疼痛发作时，患者自觉腹内有"气块"窜动，并受阻于某一部位，即梗阻部位。当腹痛的间歇期不断缩短并成为剧烈的持续性腹痛时，应考虑可能是绞窄性肠梗阻的表现。麻痹性肠梗阻患者表现为全腹持续性胀痛或不适。

（2）呕吐

在梗阻早期，呕吐常为反射性，吐出物以食物或胃液为主。此后，呕吐随梗阻部位高低而有所不同：高位肠梗阻时，呕吐出现早且频繁，呕吐物主要为胃液、十二指肠液和胆汁；低位肠梗阻呕吐出现较晚，呕吐物常为带臭味的粪样物。若呕吐物为血性或棕褐色液体，常提示肠管有血运障碍。麻痹性肠梗阻时的呕吐呈溢出性。

（3）腹胀

腹胀发生时间一般出现较晚，其程度与梗阻部位有关。高位肠梗阻由于呕吐频繁，故腹胀不明显；低位或麻痹性肠梗阻则腹胀明显，遍及全腹。结肠梗阻时，如果回盲瓣关闭良好，梗阻以上结肠可成闭襻，则腹周膨胀显著。腹部隆起不均匀对称，是肠扭转等闭襻性肠梗阻的特点。

（4）停止排气、排便

急性完全性肠梗阻患者，多不再排气排便；但在梗阻早期、高位肠梗阻、不完全性肠梗阻时，可有数次少量排气排便。绞窄性肠梗阻时，可排出血性黏液样粪便。

2. 体征

（1）局部体征

①腹部视诊：机械性肠梗阻常可见腹部膨隆、肠型和异常蠕动波；肠扭转时腹胀多不对称；麻痹性肠梗阻时则腹胀均匀。②触诊：单纯性肠梗阻可有轻度压痛，但无腹膜刺激征；绞窄性肠梗阻时可有固定压痛和腹膜刺激征，可扪及痛性包块。③叩诊：绞窄性肠梗阻时腹腔有渗液，移动性浊音可呈阳性。④听诊：机械性肠梗阻时肠鸣音亢进，可闻及气过水声或金属音；麻痹性肠梗阻则肠鸣音减弱或消失。⑤直肠指检如触及肿块，可能为直肠肿瘤或肠套叠的套头，血迹提示肠套叠或肠绞窄。

（2）全身体征

单纯性肠梗阻早期多无明显全身性改变，晚期可有唇干舌燥、眼窝凹陷、皮肤弹性差、尿少或无尿等明显缺水征。或出现脉搏细速、血压下降、面色苍白、四肢发凉等中毒和休克征象。

（四）实验室及其他检查

1. 实验室检查

肠梗阻患者因出现脱水和血液浓缩而使血红蛋白值及血细胞比容升高、尿比重也增高。绞窄性肠梗阻时，可有明显的白细胞计数及中性粒细胞比例增加。血清 K^+、Na^+、Cl^-、尿素氮、肌酐及血气分析值出现异常结果，则表示存在水、电解质紊乱及酸碱平衡失调或肾功能障碍。

2. X 线检查

肠梗阻时，小肠内容物停滞，气、液分离，一般在肠梗阻发生 4~6h 后，立位或侧卧位 X 线平片可见多个气液平面及胀气肠襻；空肠梗阻时，空肠黏膜皱襞可见"鱼肋骨刺"样改变；回肠扩张的肠襻多，可见数个阶梯状排列的气液平面；结肠梗阻胀气位于腹部周边，显示结肠袋形。绞窄性肠梗阻时，可见孤立突出胀大的肠襻，其位置不因时间而改变。当怀疑肠套叠、乙状结肠扭转或结肠肿瘤时，可做钡剂灌肠或 CT 检查以协助诊断。

（五）常见护理诊断/问题

1. 急性疼痛

与肠蠕动增强或肠壁缺血及手术创伤有关。

2. 体液不足

与频繁呕吐、禁食、肠腔积液、胃肠减压有关。

3. 潜在并发症

腹腔感染及肠瘘、切口感染、粘连性肠梗阻等。

（六）护理措施

1. 术前（包括非手术治疗）的护理

（1）缓解腹痛和腹胀

①禁食、胃肠减压：持续有效的胃肠减压对单纯性肠梗阻和麻痹性肠梗阻可达到解除梗阻的目的。胃肠减压可清除肠腔内积气、积液，有效缓解腹痛、腹胀，还可以降低腹内压，改善因膈肌抬高而导致的呼吸与循环障碍。胃肠减压期间应保持引流通畅，防止受压、扭曲、折叠。密切观察和记录胃液的颜色、性状和量，若发现有血性胃液，应高度怀疑有绞窄性肠梗阻的可能。及时通知医生并协助处理。

②体位：生命体征平稳取半卧位，可使膈肌下降，减轻腹胀对呼吸、循环系统的影响，并有利于腹腔渗液积聚于盆腔，便于引流；腹痛时嘱患者将双腿屈曲可减轻腹痛。

③应用解痉剂：若无肠绞窄或肠麻痹，可应用阿托品类抗胆碱药物解除胃肠道平滑肌痉挛，抑制胃肠道腺体的分泌，使腹痛得以缓解。但不可随意应用吗啡类止痛剂，以免掩盖病情。此外，还可热敷腹部，针灸双侧足三里穴。

④腹部按摩或针刺疗法：若患者为不完全性、痉挛性或单纯蛔虫所致的肠梗阻，可适当顺时针轻柔按摩腹部，并遵医嘱配合应用针刺疗法，缓解疼痛。

（2）维持体液平衡

①补液：依据患者的病情来确定补充液体的量和种类。根据患者脱水情况及有关的血清电解质和血气分析结果合理安排输液种类和调节输液量，故应严密观察和记录患者呕吐量、胃肠减压量和尿量以及实验室检查结果的变化等，为合理补液提供依据。

②饮食与营养支持：肠梗阻患者应禁食，给予肠外营养。若经治疗梗阻解除，肠蠕动恢复正常，如患者排气排便，腹痛、腹胀消失 12 h 后，则可进流质饮食，忌食产气的甜

食和牛奶等；如无不适，24 h后进半流质饮食；3日以后过渡到半流食及普食。

（3）呕吐的护理

呕吐时嘱患者坐起或头侧向一边，以免误吸引起吸入性肺炎或窒息；及时清除口腔内呕吐物，给予漱口，保持口腔清洁，并观察记录呕吐物的量、颜色和性状等。

（4）严密观察病情

定时测量患者生命体征，包括体温、脉搏、呼吸和血压，密切观察患者腹痛、腹胀、呕吐及腹部体征的变化，及时了解实验室各项指标；若患者出现以下情况，应考虑有肠绞窄的可能：①腹痛发作急骤，起始即为持续性剧烈腹痛，或在阵发性加重期间仍有持续性腹痛。肠鸣音可不亢进。呕吐出现早、剧烈而频繁。②病情发展迅速，早期出现休克，抗休克治疗后症状改善不显著。③有明显腹膜炎体征，体温升高，脉率增快，白细胞计数和中性粒细胞比例增高。④腹胀不对称，腹部有局限性隆起或触及有压痛的包块。⑤呕吐物、胃肠减压抽出液、肛门排泄物为血性，或腹腔穿刺抽出血性液体。⑥经积极非手术治疗后症状和体征无明显改善。⑦腹部 X 线检查，可见孤立的、胀大的固定肠襻。此类患者病情危重，多处于休克状态，须紧急手术治疗。应积极做好术前准备。此类患者病情危重，应在抗休克、抗感染的同时，积极做好手术前准备。

（5）术前准备

慢性不完全性肠梗阻须做肠切除肠吻合手术者，除一般术前准备外，应按要求做好肠道准备。急诊手术者，须紧急做好备皮、交叉配血、输液等术前准备。

2. 术后护理

（1）体位

患者术毕回房后，按其不同的麻醉方式给予不同卧位。如是硬膜外麻醉应去枕平卧6 h后给半卧位，如是全麻，则应在患者清醒后血压平稳再给予半卧位。

（2）密切观察病情变化

患者术毕回房后，要严密观察患者的生命特征变化，定时测量脉搏、呼吸和血压，并观察腹部体征和症状的变化。观察腹痛、腹胀的改善程度，呕吐及肛门排气排便情况等。留置胃肠减压和腹腔引流管时，观察和记录引流液的颜色、性状和量。

（3）饮食与补液

手术后早期禁食水，禁食期间给予静脉补液，补充机体所需的各类营养物质。待肠蠕动恢复并有肛门排气后可开始进少量流食；进食后若无不适，逐步过渡至半流食、普食。

（4）术后并发症的观察与护理

腹腔感染及肠瘘：①如患者有引流管，应妥善固定并保持腹腔引流通畅，观察记录引流液的颜色、性状和量。更换引流装置时要严格无菌操作，避免逆行性感染的发生。②观察患者术后腹痛、腹胀症状是否改善，肛门恢复排气、排便的时间等。若腹腔引流管周围流出较多带有粪臭味的液体，同时患者出现局部或弥漫性腹膜炎的表现，应警惕腹腔内感染及发生肠瘘的可能。根据医嘱进行积极的营养支持及抗感染治疗，引流不畅或感染不能控制者应及时报告医生，做好再次手术的准备。

切口感染：若术后 3～5 天患者出现体温升高，切口局部红肿、胀痛或跳痛，应考虑切口感染的可能。一旦出现切口感染，应拆去缝线，清创、引流，定期换药至切口愈合。

粘连性肠梗阻：可由广泛肠粘连未能分离完全或手术后胃肠道处于暂时麻痹状态，加上腹腔炎症重新引起肠粘连所导致。护理时应注意：①鼓励并协助患者术后早期活动，如病情稳定，术后 24 h 即可开始床上活动，包括床上翻身、坐起、活动四肢，3 日后下床活动，以促进肠蠕动功能的恢复，预防肠粘连。②观察患者是否再次出现腹痛、腹胀、呕吐等肠梗阻表现。一旦出现，应及时报告医师并协助处理，包括给予患者禁食、胃肠减压，静脉补液，口服液体石蜡或四磨汤等，一般多可缓解。必要时做好再次手术的准备。

（七）健康指导

1. 饮食指导

告知患者注意饮食卫生，不吃不洁的食物，避免暴饮暴食。嘱患者出院后进食易消化、营养丰富、高维生素的食物，少食刺激性强的辛辣食物；避免腹部受凉和饭后剧烈活动。

2. 保持大便通畅

便秘者应注意通过调整饮食、腹部按摩等方法保持大便通畅，无效者适当服用缓泻剂，避免用力排便。

3. 锻炼

保持心情愉快，每天进行适当的体育锻炼。

4. 自我监测

指导患者进行自我监测，若出现腹痛、腹胀、呕吐、停止排便排气等不适，及时就诊。

第二节 肝胆胰脾常见疾病护理

一、肝脓肿

（一）概述

肝脏受感染后形成的脓肿，称为肝脓肿，属于继发感染性疾病。根据病原菌的不同分为细菌性肝脓肿和阿米巴性肝脓肿。临床上前者较后者多见。主要临床表现有寒战、高热、肝区疼痛和肝大，体温常可达 39~40 ℃，伴恶心、呕吐、食欲减退和周身乏力。

（二）治疗原则

①非手术治疗。
②手术治疗。

（三）主要护理问题及相关因素

1. 体温过高

与肝脓肿及其产生的毒素吸收有关。

2. 营养失调

低于机体需要量与进食减少、感染引起分解代谢增加有关。

3. 体液不足

与高热致大量出汗、进食减少等有关。

4. 潜在并发症

腹膜炎、膈下脓肿、胸腔内感染。

（四）护理重点

1. 术前护理

①发热护理，严密监测生命体征，重点是体温变化，体温可高达 39~40 ℃，一般为稽留热或弛张热。

②用药护理，遵医嘱尽早合理使用抗生素，注意观察用药反应。

③改善营养状况，指导患者进食高蛋白、高糖类、高维生素、低脂肪的普通饮食或半流饮食，必要时提供肠外营养支持，提高肝脏储备能力，增强机体对手术耐受力。

④术前准备，行 B 超检查确定脓肿部位。

2. 术后护理

（1）病情观察

①全身中毒症状严重者，应密切观察患者神志、呼吸、体温、脉搏、血压，有无感染性休克症状，一旦发现及时报告医生进行积极处理。

②严密监测腹痛和腹部体征，观察有无脓液流入游离腹腔和出血等变化。

③位置较高的肝脓肿穿刺后注意呼吸、胸痛和胸部体征，以防发生气胸、脓胸等并发症。

④观察发热、肝区疼痛等肝脓肿症状及改善情况。

⑤适时复查 B 超，了解脓肿好转情况。

（2）专科护理

体位：取半卧位，利于引流和呼吸。

肝脓肿切开引流术后留置肝脓肿引流管。肝脓肿引流管护理如下：

①冲洗脓腔：术后早期一般不冲洗，以免脓液流入腹腔，术后一周左右开始冲洗脓腔。严格无菌操作原则，每日用生理盐水或含甲硝唑盐水多次或持续冲洗脓腔，注意出入量，观察和记录脓腔引流液的颜色、性状和量。

②拔管：当脓腔引流量少于 10 mL/d 时，可逐步退出并拔出引流管，适时换药，直至脓腔闭合。

（3）并发症的观察及护理

膈下积液及脓肿。术后体温下降后再度升高，或术后发热持续不退，同时伴右上腹腹胀、呃逆、速脉、白细胞计数升高，中性粒细胞达 90% 以上等，应怀疑有膈下积液及脓肿，B 超等影像学检查可确诊。护理措施：保持引流通畅，及时更换引流袋；若脓肿已形成，行穿刺抽脓或置管引流，对症支持治疗。

（五）健康指导

①遵医嘱服药，不得擅自改变剂量或停药，保护肝脏功能，禁用对肝功能有损害的药物。

②出院后若出现发热、肝区疼痛等不适及时就诊。

③定期复查。出院 1 个月复查，以后建议 3~6 个月复查一次。

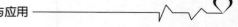

二、肝血管瘤

（一）概述

肝血管瘤是一种较为常见的肝脏良性肿瘤，临床上以海绵状血管瘤最多见，常在 B 超检查或在腹部手术中发现，尚无证据说明其有恶变可能。瘤体较小时无任何临床症状，增大后主要表现为上腹部不适、腹胀、嗳气、腹痛等症状。

（二）治疗原则

①手术治疗。
②非手术治疗。

（三）主要护理问题及相关因素

1. 悲伤

与担忧疾病预后和生存期限有关。

2. 疼痛

与肿瘤迅速生长导致肝包膜张力增加或手术、放疗、化疗后的不适有关。

3. 营养失调：低于机体需要量

与厌食、化学药物治疗的胃肠道不良反应及肿瘤消耗有关。

4. 潜在并发症

出血、肝性脑病、膈下积液或脓肿等。

（四）护理重点

1. 术前护理

（1）病情观察

严密观察生命体征，告知患者避免剧烈咳嗽、用力排便等致腹内压骤增的动作，防止血管瘤破裂出血。

（2）改善营养状况指导

患者进食高蛋白、高糖类、高维生素、低脂肪的普通饮食或半流饮食，必要时提供肠外营养支持，纠正贫血、低蛋白血症、凝血功能障碍，提高肝脏储备能力，增强机体对手术耐受力。

2. 术后护理

（1）病情观察

术后应注意预防和控制出血。严密监测生命体征，避免早期活动和剧烈活动；术后可从肝周引流管引出鲜红色血性液体 100～300 mL，若血性液体增多，应警惕腹腔内出血；若持续引流较大量血性液体，应在做好补液治疗的同时，做好再次手术的准备。

（2）管道护理

妥善固定各腹腔引流管，严密观察引流液的颜色、性质和量，定时予以挤压，保持通畅，若发现引流液突然减少，患者伴有腹胀、发热，应及时检查管腔有无堵塞或引流管是否滑脱；如引流液颜色突然鲜红或暗红色，量突然增多（大于 100 mL/h），应及时报告医生，协助积极处理。引流管不能高于腹腔引流出口，以免引起逆行感染。

（五）健康指导

①保持大便通畅，防止便秘，可适当应用缓泻剂。

②嘱患者及家属注意有无水肿、体重减轻、黄疸和疲倦等症状，必要时及时就诊。

③注意防止肝炎，有肝炎、肝硬化病史者和肝癌高发区人群应定期体格检查，做 APF 测定、B 超检查。

三、肝癌

（一）概述

肝癌包括原发性肝癌和继发性肝癌。原发性肝癌是指发生于肝细胞与肝内胆管上皮细胞的癌变。继发性肝癌是指全身各器官的原发癌转移至肝脏所致的癌肿。主要临床表现是肝区疼痛，肝脏增大呈进行性，质地坚硬，边缘不规则，乏力、消瘦、食欲减退、腹胀等，晚期则出现贫血、黄疸、腹水及恶病质等。

（二）治疗原则

①手术治疗。

②非手术治疗。

（三）主要护理问题及相关因素

1. 悲伤

与担忧手术效果、疾病预后和生存期限有关。

2. 急性疼痛

与肿瘤迅速生长导致肝包膜张力增加或手术、介入治疗、放疗、化疗后的不适有关。晚期疼痛与全身广泛转移、侵犯后腹膜或癌症破裂出血有关。

3. 营养失调：低于机体需要量

与厌食、胃肠道功能紊乱、放疗和化疗引起的胃肠道不良反应、肿瘤消耗等有关。

4. 潜在并发症

消化道或腹腔内出血、肝性脑病、膈下积液或脓肿、肺部感染等。

（四）护理重点

1. 术前护理

（1）病情观察

严密观察生命体征，告知患者避免剧烈咳嗽、用力排便等致腹内压骤增的动作，防止肿瘤破裂出血。

（2）专科护理

①预防出血：告知患者预防出血诱发因素；应用 β 受体阻断剂；若患者出现突发腹痛，伴腹膜刺激征，应高度怀疑肝癌破裂出血，及时通知医生，积极抢救治疗。

②改善营养状况：指导患者进食高蛋白、高糖、高维生素、低脂肪的普通饮食或半流饮食，必要时提供肠外营养支持，纠正贫血、低蛋白血症、凝血功能障碍，提高肝脏储备能力，增强机体对手术的耐受力。

2. 术后护理

（1）病情观察

①麻醉完全清醒后若病情允许，可取半卧位，以减少伤口张力、利于呼吸和引流。

②术后应注意预防和控制出血：严密监测生命体征，避免早期活动和剧烈活动；术后可从肝周引流管引出鲜红色血性液体 100～300 mL，若血性液体增多，应警惕腹腔内出血；若持续引流较大量血性液体，应在做好补液治疗的同时，做好再次手术的准备。

③疼痛护理。

④发热：一般在术后 3 天内，体温波动在 37.5~38.5 ℃，为术后吸收热，可先进行物理降温，效果不佳或体温继续升高，遵医嘱药物处理。

⑤腹胀：术后肠蠕动未恢复前，指导患者以脐为中心顺时针方向由内向外按摩腹部，压力应由轻到重。协助患者勤翻身，必要时进行肛管排气或温盐水灌肠。

⑥恶心呕吐护理。

⑦便秘：术后 3 日无大便者，或患者出现便秘，请勿用力及长时间蹲站，防止影响切口愈合。必要时遵医嘱使用缓泻剂。

⑧低蛋白血症：密切注意血浆白蛋白水平，隔日检查白蛋白及总蛋白含量，注意监测患者腹围及体重，大量输入白蛋白时，注意有无不良反应。

⑨肝功能衰竭：观察患者神志状况，如有嗜睡、烦躁不安等肝性脑病前驱症状，观察其血氨变化，及时报告医生，协助其积极救治。

（2）饮食护理

患者肠蠕动恢复、肛门排气后可经口进食。患者进食后，可给予高蛋白、高糖、高维生素饮食，从流质过渡至半流质，再过渡至普食。

（3）肝动脉栓塞化疗术的护理

栓塞后综合征的护理。肝动脉栓塞化疗术后可出现发热、肝区疼痛、恶心、呕吐、白细胞计数下降等表现，称为栓塞后综合征。护理措施有：控制发热、镇痛、止吐、大量饮水，观察排尿情况，维持白细胞计数正常。

（4）肝移植术后护理

①伤口护理，每天观察伤口有无红肿化脓。②饮食护理，应清淡饮食，进食容易消化的食物，比如面条、蒸鸡蛋、精瘦肉、豆腐、鱼汤等。避免辛辣刺激食物的摄入。不抽烟，不喝酒。③生活护理，养成良好的作息时间，静养休息，观察患者大便、小便情况，进食后有无恶心呕吐情况。④肝脏护理，每月进行相关的肝功能检查、血常规检查，了解有无肝脏功能异常和腹腔感染。

（5）并发症的观察及护理

膈下积液及脓肿：

①腹膜炎病人宜采取半坐位，避免腹腔内渗出液上流；②术后选用有效抗生素；③腹部手术关腹前，应充分吸净腹腔渗出液、脓液及生理盐水冲洗液；④腹腔内如遗有创面或疑有吻合口漏时，应放置引流管，麻醉恢复后尽早取半坐位。

肝动脉栓塞化疗术并发症：

①注意监测是否发生消化道大出血，出现异常，及时报告医生并协助处理。

②应注意观察神志，有无黄疸，注意补充高糖、高能量营养素，防止肝功能衰竭。

（五）健康指导

①预防肝性脑病、肝功能代偿者，可适量应用缓泻剂，保持大便通畅。

②复查。嘱患者及家属注意有无水肿、体重减轻、出血倾向、黄疸和疲倦等症状，必要时及时就诊。定期随访，每 2~3 个月复查 AFP、胸片和 B 超检查。

四、胆管肿瘤

（一）疾病概述

胆管肿瘤包括胆囊和胆管的肿瘤。胆管良性肿瘤不常见。胆管癌发病率存在地区、性别和人群差异。在世界上大部分地区，胆管癌的发病率是比较低的。

1. 胆囊息肉样病变（polypoid lesions of gallbladder）

胆囊息肉样病变是指来源于胆囊壁，并向胆囊腔内突出或隆起的局限性息肉样病变的总称。良性多见。形态多样，有球形或半球形，带蒂或基底较宽。

2. 胆囊癌（carcinoma of gallbladder）

胆囊癌是指发生在胆囊的癌性病变，以胆囊体和底部多见。发病率不高。但在胆管系统恶性肿瘤中却是较常见的一种，约占肝外胆管癌的 25%。发病年龄在 50 岁以上者占 82%，其中女性发病率约为男性的 3~4 倍。胆囊癌是为数很少的女性发病率高于男性的一种恶性肿瘤。我国胆囊癌的发生率在消化系统肿瘤中占第 6 位。

3. 胆管癌（cholangiocarcinoma）

包括肝内胆管细胞癌、肝门胆管癌和胆总管癌 3 种。肝门胆管癌和胆总管癌属肝外胆管癌，男女发病率无差异，50 岁以上多见。肝外胆管癌发病率低于胆囊癌。我国是胆管癌发病率低的国家。由于胆管癌的预后甚差，故是一个值得重视的问题。女性胆管癌发病率增长速度在所有恶性肿瘤中名列前茅，而男性的增长速度仅次于前列腺癌和肾癌，位居第三。

（二）相关病理生理

1. 胆囊息肉样病变

在病理上分为肿瘤性息肉和非肿瘤性息肉。肿瘤性息肉包括：腺瘤、腺癌、血管瘤、脂肪瘤、平滑肌瘤、神经纤维瘤等；非肿瘤性息肉包括：胆固醇息肉、炎性息肉、腺肌性增生等。由于术前难以确诊病变性质，故统称为胆囊息肉样病变。

2. 胆囊癌

约有 40% 以上的胆囊癌患者合并有胆囊结石，同时胆囊结石患者中有 1.5%～6.3% 发生胆囊癌。多发生在胆囊体部和底部。癌细胞浸润可使胆囊壁呈弥漫性增厚，乳头状癌突出于囊腔可阻塞胆囊颈和胆囊管而引起胆囊积液。以腺癌多见，约占胆囊癌的 85%，其次是未分化癌、鳞状细胞癌、腺鳞癌等。病理上分为肿块型和浸润型，前者表现为胆囊腔内大小不等的息肉样病变，后者表现为胆囊壁增厚与肝牢固粘连。转移方式主要为直接浸润肝实质及邻近组织器官，如十二指肠、胰腺、肝总管和肝门胆管。也可通过淋巴结转移，通常先累及胆囊周围和门静脉及胆总管淋巴结，然后转移至胰头部、肠系膜上动脉、肝动脉周围淋巴结以及腹主动脉旁淋巴结。血行转移少见。

3. 胆管癌

胆管癌较少见。国外资料报道尸检发现率为 0.012%～0.85%，在胆管手术中的发现率为 0.03%～1.8%。男性略多于女性（男：女 = 1.3：1），发病年龄在 17～90 岁之间，平均发病年龄约 60 岁。大多数胆管癌为腺癌，约占 95%，分化好；少数为低分化癌、未分化癌、乳头状癌或鳞癌。胆管癌生长缓慢，主要沿胆管壁向上、下浸润生长。肿瘤多为小病灶，呈扁平纤维样硬化、同心圆生长，引起胆管梗阻，并直接浸润相邻组织。沿肝内、外胆管及其淋巴分布和流向转移，并沿肝十二指肠韧带内神经鞘浸润是其转移的特点。亦可经腹腔种植或血行转移。

（三）危险因素

胆管肿瘤的病因尚不十分明确，但与下列因素密切相关：

1. 胆石

胆石是迄今所知与胆管癌尤其是胆囊癌关系最密切的危险因素。在胆囊未切除的胆石症患者随访的队列研究中发现，随访 20 年后胆囊癌的累计发病率约为 1%；与非胆石症者比较，胆石症者胆囊癌的相对危险度为 3，有 20 年以上胆囊症状者的相对危险度更高达 6 倍。约 85% 的胆囊癌患者合并有胆囊结石，可能与胆囊黏膜受结石长期物理性刺激、慢性炎症及细菌代谢产物中的致癌物质等因素的作用而导致细胞异常增生有关。

2. 炎症与感染

胆管癌患者常有慢性胆囊炎病史，尤其是萎缩性胆囊炎患者患癌的危险性很高。手术史、先天畸形，如胰管和胆管的异常联合与胆囊癌和肝外胆管癌有关，患癌的危险性增高 20 倍。

3. 遗传因素

研究中发现，一级亲属中有胆石症史者不仅胆石症危险性增高，胆囊癌和肝外胆管癌的危险性也升高。

4. 其他危险因素

测定肥胖程度的身体质量指数（BMI）与胆囊癌危险性之间有紧密的联系性，尤其是女性胆囊癌。肥胖也与男、女性肝外胆管癌危险性升高有关。有些研究发现妊娠次数与胆石症及胆囊癌间有正相关，也曾报道月经生育史与胆管癌有联系。吸烟、饮酒与胆管癌的关系尚不明确，有待进一步研究。

近年的流行病学调查显示胆囊癌发病与萎缩性胆囊炎、胆囊息肉样病变有一定的关系，胆囊空肠吻合术后、完全钙化的瓷化胆囊和溃疡性结肠炎等亦可能成为致癌因素。胆管癌与胆管结石、原发性硬化性胆管炎、先天性胆管扩张症、慢性炎性肠病、胆管空肠吻合术后及肝吸虫等有关。近年的研究提示，胆管癌的发生还与乙型肝炎、丙型肝炎病毒感染有关。

（四）临床表现

1. 胆囊息肉样病变

常无特殊临床表现，部分患者有右上腹部疼痛或不适，偶尔有恶心呕吐、食欲减退、消化不良等轻微的症状。体格检查可有右上腹部深压痛。若胆囊管梗阻，可扪及肿大的胆囊。

2. 胆囊癌

发病隐匿，早期无特异性症状，但并非无规律可循。按出现频率由高至低，临床表现依次为腹痛、恶心呕吐、黄疸和体重减轻等。部分患者可因胆囊结石切除时意外发现。合并胆囊结石或慢性胆囊炎者，早期表现类似胆囊结石或胆囊炎的症状，如上腹部持续性隐痛、食欲减退、恶心、呕吐等。当肿瘤侵犯浆膜层或胆囊床时，出现右上腹痛，可放射至肩背部，胆囊管梗阻时可触及肿大的胆囊。胆囊癌晚期，可在右上腹触及肿块，并出现腹胀、体重减轻或消瘦、贫血、黄疸、腹水及全身衰竭等。少数肿瘤可穿透浆膜，导致胆囊急性穿孔、急性腹膜炎、胆管出血等。

3. 胆管癌

（1）症状

①腹痛：少数无黄疸者有上腹部隐痛、胀痛或绞痛，可向腰背部放射。②寒战、高

热：合并胆管炎时，体温呈持续升高达39~40℃或更高，呈弛张热热型。③消化道症状：许多患者在黄疸出现之前，感上腹部不适、饱胀、食欲下降、厌油、易乏等症状。但这些并非特异性症状，常常被患者忽视。

（2）体征

①黄疸：临床上，90%的患者出现无痛性黄疸。包括巩膜黄染、尿色深黄、无胆汁大便（呈灰白色或陶土样）、皮肤黄染及全身皮肤瘙痒等；肝外胆管癌常常在相对早期时出现梗阻性黄疸，其程度可迅速进展或起伏。黄疸常在肿瘤相对小、未广泛转移时出现。②胆囊肿大：肿瘤发生在胆囊以下胆管时，常可触及肿大的胆囊，Murphy征可呈阴性；当肿瘤发生在胆囊以上胆管和肝门部胆管时，如发生在近端胆管癌（左右肝管、肝总管），患者的肝内胆管常常扩张，胆囊不能触及，胆总管常常萎陷。③肝大：部分患者出现肝大、质硬，有触痛或叩痛；晚期可在上腹部触及肿块，可伴有腹水和下肢水肿。

（五）辅助检查

1. 实验室检查

（1）胆囊癌

患者的血清癌胚抗原（CEA）或肿瘤标记物XA125等均可升高，但无特异性。

（2）胆管癌

患者的血清总胆红素、直接胆红素、AKP、ALP显著升高，肿瘤标记物CA19-9也可能升高。

2. 影像学检查

（1）胆囊息肉样病变

B超是诊断本病的首选方法，但很难分辨其良、恶性；CT增强扫描、常规B超加彩色多普勒超声、内镜超声及超声引导下经皮细针穿刺活检等可帮助明确诊断。

（2）胆囊癌

B超、CT检查可见胆囊壁呈不同程度增厚或显示胆囊内新生物，亦可发现肝转移或淋巴结肿大；增强CT或MRI可显示肿瘤的血供情况；B超引导下细针穿刺抽吸活检，可帮助明确诊断。经皮肝穿刺胆管造影（percutaneous transhepatic cholangiography，PTC）在肝外胆管梗阻时操作容易，诊断价值高，对早期胆囊癌诊断帮助不大。

（3）胆管癌

B超可见肝内、外胆管扩张或查见胆管肿瘤，作为首选检查，其诊断胆管癌的定位和定性准确性分别为96%和60%~80%。CT扫描对胆管癌的诊断负荷率优于B超，其定位和定性准确性分别约为72%和60%。磁共振胰胆管成像（MRCP）目前已成为了解胆系解剖和病理情况的一种理想的检查方法，其总体诊断精度已达97%以上，能清楚显示肝内、外胆管的影像，显示病变的部位效果优于B超、PTC、CT和MRI。

（六）主要治疗原则

1. 胆囊息肉样病变

有明显症状者，排除精神因素、胃十二指肠和其他胆管疾病后，宜行手术治疗。无症状者，有以下情况须考虑手术治疗：胆囊多发息肉样变；单发息肉，直径超过1 cm；胆囊颈部息肉；胆囊息肉伴胆囊结石；年龄超过50岁者，短期内病变迅速增大者，若发生恶变，则按胆囊癌处理。暂不手术的患者，应每6个月B超复查一次。

2. 胆囊癌

首选手术治疗。化疗及放疗效果均不理想。手术方法有单纯胆囊切除术、胆囊癌根治性切除术或扩大的胆囊切除术、姑息性手术。

3. 胆管癌

手术切除是本病的主要治疗手段。化疗和放疗效果均不肯定。手术方法有肝门胆管癌可行肝门胆管癌根治切除术；中、上段胆管癌在切除肿瘤后行胆总管-空肠吻合术；下段胆管癌多须行十二指肠切除术。肿瘤晚期无法手术切除者，为解除梗阻，可选择胆总管-空肠吻合术、U形管引流术、PTBD或放置支架引流等。

（七）护理评估

1. 术前评估

（1）健康史及相关因素

①病因与发病：发病与饮食、活动的关系，有无明显诱因，有无肝内、外胆管结石或胆囊炎反复发作史，有无类似疼痛史等，以及发病的特点、病情及其程度。

②既往史：有无胆管手术史、有无用药史、过敏史及腹部手术史。

（2）身体状况

全身：生命体征（T、P、R、BP）患者在发病过程中体温变化情况。有无伴呼吸急促、出冷汗、脉搏细速及血压升高或下降等，有无神志改变，有无巩膜及皮肤黄染及黄染的程度，等等。

局部：腹痛的部位、性质、程度及有无放射痛等；肝区有无压痛、叩击痛；腹膜刺激征是否为阳性；腹部有无不对称性肿大等。

辅助检查：①实验室检查：检测患者的血清癌胚抗原（CEA）或肿瘤标记物、CA125，血清总胆红素、直接胆红素、AKP、ALP，肿瘤标记物 CA19-9 水平。②影像学检查：B 超检查是胆囊息肉样病变首选的检查方法，胆囊癌患者 B 超、CT 检查可见胆囊壁呈不同程度增厚或显示胆囊内新生物，亦可发现肝转移或淋巴结肿大；增强 CT 或 MRI 可显示肿瘤的血供情况；B 超引导下细针穿刺抽吸活检，可帮助明确诊断。胆管癌患者 B 超可见肝内、外胆管扩张或查见胆管肿瘤，作为首选检查。MRCP 能清楚显示肝内、外胆管的影像，显示病变的部位效果优于 B 超、PTC、CT 和 MRI。

（3）心理—社会支持状况

了解患者和家属对疾病的认知、家庭经济状况、心理承受程度及对治疗的期望。

2. 术后评估

（1）手术中情况

了解手术方案、术中探查、减压及引流情况，术中生命体征是否平稳，肿瘤清除及引流情况，各种引流管放置位置和目的，等等。

（2）术后病情

术后生命体征及手术切口愈合情况，T 管及其他引流管引流情况，等等。

（3）心理—社会评估

患者及其家属对术后康复的认知和期望程度。

（八）主要护理诊断（问题）

1. 焦虑

与担心肿瘤预后及病后家庭、社会地位改变有关。

2. 疼痛

与肿瘤浸润、局部压迫及手术创伤有关。

3. 营养失调

低于机体需要量与肿瘤所致的高代谢状态、摄入减少及吸收障碍有关。

（九）主要护理措施

1. 减轻焦虑

根据患者的心理特点及心理承受能力提供相应的护理措施和心理支持。

①积极主动关心患者，鼓励患者表达内心的感受，让患者产生信赖感。

②说明手术的意义、重要性及手术方案，使患者积极配合检查、手术和护理。

③及时为患者提供有利于治疗和康复的信息，增强战胜疾病的信心。

2. 缓解疼痛

根据疼痛的程度，采取非药物和药物法止痛。

3. 营养支持

营造良好的进食环境，提供清淡饮食；对于因疼痛、恶心、呕吐而影响食欲者，餐前可适当用药控制症状，鼓励患者尽可能经口进食；不能经口进食或摄入不足者，根据其营养状况，给予肠内、外营养支持，以改善患者的营养状况，提高对手术及其他治疗的耐受性，促进康复。

（十）护理效果评估

①患者对疾病的心理压力得到及时的调适与干预。依从性较好，并对疾病的诊治有一定的了解。

②患者自觉症状好转，腹痛得到有效缓解，能叙述自我缓解疼痛的方法。

③患者的营养状况保持良好。

④有效预防、处理并发症的发生。

五、急性胰腺炎

（一）病因

1. 梗阻因素

梗阻是最常见原因。常见于胆总管结石，胆管蛔虫症，Oddi 括约肌水肿和痉挛等引起的胆管梗阻以及胰管结石、肿瘤导致的胰管梗阻。

2. 乙醇中毒

乙醇引起 Oddi 括约肌痉挛，使胰管引流不畅、压力升高。同时乙醇刺激胃酸分泌，胃酸又刺激促胰液素和缩胆囊素分泌增多，促使胰腺外分泌增加。

3. 暴饮暴食

尤其是高蛋白、高脂肪食物、过量饮酒可刺激胰腺大量分泌，胃肠道功能紊乱，或因剧烈呕吐导致十二指肠内压骤增，十二指肠液反流，共同通道受阻。

4. 感染因素

腮腺炎病毒、肝炎病毒、伤寒杆菌等经血流、淋巴进入胰腺所致。

5. 损伤或手术

胃胆管手术或胰腺外伤、内镜逆行胰管造影等因素可直接或间接损伤胰腺，导致胰腺缺血、Oddi 括约肌痉挛或刺激迷走神经，使胃酸、胰液分泌增加亦可导致发病。

6. 其他因素

内分泌或代谢性疾病，如高脂血症、高钙血症等，某些药物，如利尿剂吲哚美辛、硫唑嘌呤等均可损害胰腺。

（二）病理生理

根据病理改变可分为水肿性胰腺炎和出血坏死性胰腺炎两种。基本病理改变是水肿、出血和坏死，严重者可并发休克、化脓性感染及多脏器衰竭。

（三）临床表现

1. 腹痛

大多为突然发作，常在饱餐后或饮酒后发病。多为全上腹持续剧烈疼痛伴有阵发性加重，向腰背部放射，疼痛与病变部位有关。胰头部以右上腹痛为主，向右肩部放射；胰尾部以左上腹为主，向左肩放射；累及全胰则呈束带状腰背疼痛。重型患者腹痛延续时间较长，由于渗出液扩散，腹痛可弥散至全腹，并有麻痹性肠梗阻现象。

2. 恶心、呕吐

早期为反射性频繁呕吐，多为胃十二指肠内容物，后期因肠麻痹或肠梗阻可呕吐小肠内容物。呕吐后腹胀不缓解为其特点。

3. 发热

发热与病变程度相一致。重型胰腺炎继发感染或合并胆管感染时可持续高热，如持续高热不退则提示合并感染或并发胰周脓肿。

4. 腹胀

腹胀是重型胰腺炎的重要体征之一，其原因是腹膜炎造成麻痹性肠梗阻所致。

5. 黄疸

黄疸多在胆源性胰腺炎时发生。严重者可合并肝细胞性黄疸。

6. 腹膜炎体征

水肿性胰腺炎时，压痛只局限于上腹部，常无明显肌紧张；出血性坏死性胰腺炎压痛明显，并有肌紧张和反跳痛，范围较广泛或波及全腹。

7. 休克

严重患者出现休克，表现为脉细速，血压降低，四肢厥冷，面色苍白等。有的患者以突然休克为主要表现，称为暴发性急性胰腺炎。

8. 皮下淤斑

少数患者因胰酶及坏死组织液穿过筋膜与基层渗入腹壁下，可在季肋及腹部形成蓝棕色斑（Grey-turner 征）或脐周皮肤青紫（Cullen 征）。

（四）辅助检查

1. 胰酶测定

（1）血清淀粉酶

90% 以上的患者血清淀粉酶升高，通常在发病 3~4 h 后开始升高，12~24 h 达到高峰，3~5 天恢复正常。

（2）尿淀粉酶测定

通常在发病后 12 h 开始升高，24~48 h 达高峰，持续 5~7 天开始下降。

（3）血滑脂肪酶测定

在发病 24 h 升高至 1.5 康氏单位（正常值 0.5~1.0 U）。

2. 腹腔穿刺

穿刺液为血性混浊液体，可见脂肪小滴，腹水淀粉酶较血清淀粉酶值高 3~8 倍之多。并发感染时呈脓性。

3. B 超检查

B 超检查可见胰腺弥漫性均匀肿大，界限清晰，内有光点反射，但较稀少，若炎症消退，上述变化持续 1~2 周即可恢复正常。

4. CT 检查

CT 扫描显示胰腺弥漫肿大，边缘不光滑，当胰腺出现坏死时可见胰腺上有低密度、不规则的透亮区。

(五) 临床分型

1. 水肿性胰腺炎 (轻型)

主要表现为腹痛、恶心、呕吐、腹膜炎体征、血和尿淀粉酶增高,经治疗后短期内可好转,死亡率低。

2. 出血坏死性胰腺炎 (重型)

除上述症状、体征继续加重外,高热持续不退,黄疸加深,神志模糊和谵妄,高度腹胀,血性或脓性腹水,两侧腰部或脐下出现青紫淤斑,胃肠出血、休克等。实验室检查:白细胞增多 ($>16\times10^9/L$),红细胞和血细胞比容降低,血糖升高 ($>11.1\ mmol/L$),血钙降低 ($<2.0\ mmol/L$),$PaO_2<8.0\ kPa$ ($<60\ mmHg$),血尿素氮或肌酐增高,酸中毒等。甚至出现急性肾衰竭、DIC、ARDS 等,死亡率较高。

(六) 治疗原则

1. 非手术治疗

急性胰腺炎大多采用非手术治疗:①严密观察病情;②减少胰液分泌,应用抑制或减少胰液分泌的药物;③解痉镇痛;④有效抗生素防治感染;⑤抗休克,纠正水电解质平衡失调;⑥抗胰酶疗法;⑦腹腔灌洗;⑧激素和中医中药治疗。

2. 手术治疗

(1) 目的
清除含有胰酶、毒性物质的坏死组织。

(2) 指征
采用非手术疗法无效者;诊断未明确而疑有腹腔脏器穿孔或肠坏死者;合并胆管疾病者;并发胰腺感染者。应考虑手术探查。

(3) 手术方式
有灌洗引流、坏死组织清除和规则性胰腺切除术、胆管探查,T 形管引流和胃造瘘、空肠造瘘术等。

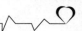

（七）护理措施

1. 非手术期间的护理

（1）病情观察

严密观察神志，监测生命体征和腹部体征的变化，监测血气、凝血功能、血电解质变化，及早发现坏死性胰腺炎、休克和多器官衰竭。

（2）维持正常呼吸功能

给予高浓度氧气吸入，必要时给予呼吸机辅助呼吸。

（3）维护肾功能

详细记录每小时尿量、尿比重、出入水量。

（4）控制饮食，抑制胰腺分泌

对病情较轻者，可进少量清淡流质或半流质饮食，限制蛋白质摄入量，禁进脂肪。对病情较重或频繁呕吐者要禁食，行胃肠减压，遵医嘱给予抑制胰腺分泌的药物。

（5）预防感染

对病情重或胆源性胰腺炎患者给予抗生素，为预防真菌感染，应加用抗真菌药物。

（6）防治休克

维持水电解质平衡，应早期迅速补充水电解质、血浆、全血。还应预防低钾血症、低钙血症，在疾病早期应注意观察，及时矫正。

（7）心理护理

指导患者减轻疼痛的方法，解释各项治疗措施的意义。

2. 术后护理

（1）术后各种引流管的护理

①熟练掌握各种管道的作用，将导管贴上标签后与引流装置正确连接，妥善固定，防止导管滑脱。②分别观察记录各引流管的引流液性状、颜色、量。③严格遵循无菌操作规程，定期更换引流装置。④保持引流通畅，防止导管扭曲。重型患者常有血块、坏死组织脱落，容易造成引流管阻塞。如有阻塞可用无菌温生理盐水冲洗，帮患者经常更换体位，以利引流。⑤冲洗液、灌洗液现用现配。⑥拔管护理：当患者体温正常并稳定10天左右，白细胞计数正常，腹腔引流液少于 5 mL，每天引流液淀粉酶测定正常后可考虑拔管。拔管后要注意拔管处伤口有无渗漏，如有渗液应及时更换敷料。拔管处伤口可在 1 周左右愈合。

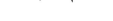

（2）伤口护理

观察有无渗液、有无裂开，按时换药，并发胰外瘘时，要注意保持负压引流通畅，并用氧化锌糊剂保护瘘口周围皮肤。

（3）营养支持治疗与护理

根据患者营养评定状况，计算需要量，制订计划。第一阶段，术前和术后早期，须抑制分泌功能，使胰腺处于休息状态，同时因胃肠道功能障碍，此时需完全胃肠外营养（TPN）2~3周。第二阶段，术后3周左右，病情稳定，肠道功能基本恢复，可通过空肠造瘘提供营养3~4周，称为肠道营养（TEN）。第三阶段，逐渐恢复经口进食，称为胃肠内营养（EN）。

（4）并发症的观察与护理

①胰腺脓肿及腹腔脓肿：术后2周的患者出现高热、腹部肿块，应考虑其可能：一般均为腹腔引流不畅，胰腺坏死组织及渗出液局部积聚感染所致。非手术疗法无效时应手术引流。②胰瘘：如观察到腹腔引流有无色透明腹腔液经常外漏，其中淀粉酶含量高，为胰液外漏所致，合并感染时引流液可显脓性。多数可逐渐自行愈合。③肠瘘：主要表现为明显的腹膜刺激征，引流液中伴有粪渣。瘘管形成后用营养支持治疗。长期不愈者，应考虑手术治疗。④假性胰腺囊肿：多数需手术行囊肿切除或内引流手术，少数患者经非手术治疗6个月可自行吸收。⑤糖尿病：胰腺部分切除后，可引起内、外分泌缺失。注意观察血糖、尿糖的变化，根据化验报告补充胰岛素。

（5）心理护理

由于病情重，术后引流管多，恢复时间长，患者易产生悲观急躁情绪，因此应关心体贴鼓励患者，帮助患者树立战胜疾病的信心，积极配合治疗。

（八）健康教育

①饮食应少量多餐，注意食用富有营养易消化食物，避免暴饮暴食及酗酒。

②有胆管疾病、病毒感染者应积极治疗。

③告知会引发胰腺炎的药物种类，不得随意服药。

④有高糖血症，应遵医嘱口服降糖药或注射胰岛素，定时查血糖、尿糖，将血糖控制在稳定水平，防治各种并发症。

⑤出院4~6周，避免过度疲劳。

⑥门诊应定期随访。

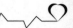

六、脾破裂

(一) 概述

脾脏是一个血供丰富而质脆的实质性器官，脾脏是腹部脏器中最容易受损伤的器官，发生率几乎占各种腹部损伤的 40% 左右。它被与其包膜相连的诸韧带固定在左上腹的后方，尽管有下胸壁、腹壁和膈肌的保护，但外伤暴力很容易使其破裂引起内出血，以真性破裂多见，约占 85%。根据不同的病因，脾破裂分成两大类。①外伤性破裂：占绝大多数，都有明确的外伤史，裂伤部位以脾脏的外侧凸面为多，也可在内侧脾门处，主要取决于暴力作用的方向和部位。②自发性破裂：极少见，且主要发生在病理性肿大（门静脉高压症、血吸虫病、淋巴瘤等）的脾脏。如仔细追询病史，多数仍有一定的诱因，如剧烈咳嗽、打喷嚏或突然改变体位等。

(二) 护理评估

1. 健康史

了解患者腹部损伤的时间、地点以及致伤源、伤情、就诊前的急救措施、受伤至就诊之间的病情变化，如果患者神志不清，应询问目击人员。患者一般有上腹火器伤、锐器伤或交通事故、工伤等外伤史或病理性（门静脉高压症、血吸虫病、淋巴瘤等）的脾脏肿大病史。

2. 临床表现

脾破裂的临床表现以内出血及腹膜刺激征为特征，并常与出血量和出血速度密切相关。出血量大而速度快的很快就出现低血容量性休克，伤情十分危急；出血量少而慢者症状轻微，除左上腹轻度疼痛外，无其他明显体征，不易诊断。随着时间的推移，出血量越来越大，才出现休克前期的表现，继而发生休克。由于血液对腹膜的刺激而有腹痛，起始在左上腹，慢慢涉及全腹，但仍以左上腹最为明显，同时有腹部压痛、反跳痛和腹肌紧张。

3. 诊断及辅助检查

创伤性脾破裂的诊断主要依赖：①损伤病史或病理性脾脏肿大病史。②临床有内出血的表现。③腹腔诊断性穿刺抽出不凝固血液。④对诊断确有困难、伤情允许的病例，采用腹腔灌洗、B 型超声、核素扫描、CT 或选择性腹腔动脉造影等帮助明确诊断。B 型超声是一种常用检查，可明确脾脏破裂程度。⑤实验室检查发现红细胞、血红蛋白和血细胞比容进行性降低，提示有内出血。

4. 治疗原则

随着对脾功能认识的深化，在坚持"抢救生命第一，保留脾脏第二"的原则下，尽量保留脾脏的原则已被绝大多数外科医生接受。彻底查明伤情后尽可能保留脾脏，方法有生物胶黏合止血、物理凝固止血、单纯缝合修补、部分脾切除等，必要时行全脾切除术。

5. 心理、社会因素

导致脾破裂的原因均是意外，患者痛苦大、病情重，且在创伤、失血之后，处于紧张状态，患者常有恐惧、急躁、焦虑，甚至绝望，又担心手术能否成功，对手术产生恐惧心理。

（三）护理问题

1. 体液不足

这与损伤致腹腔内出血、失血有关。

2. 组织灌注量减少

这与导致休克的因素依然存在有关。

3. 疼痛

这与脾部分破裂、腹腔内积血有关。

4. 焦虑或恐惧

这与意外创伤的刺激、出血及担心预后有关。

5. 潜在并发症

出血。

（四）护理目标

①患者体液平衡能得到维持，不发生失血性休克。
②患者神志清楚，四肢温暖、红润，生命体征平稳。
③患者腹痛缓解。
④患者焦虑或恐惧程度缓解。
⑤护士要密切观察病情变化，如发现异常，及时报告医生，并配合处理。

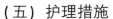

（五）护理措施

1. 一般护理

①严密观察监护伤员病情变化：把患者的脉率、血压、神志、氧饱和度（SaO_2）及腹部体征作为常规监测项目，建立治疗时的数据，为动态监测患者生命体征提供依据。

②补充血容量：建立两条静脉通路，快速输入平衡盐液及血浆或代用品，扩充血容量，维持水、电解质及酸碱平衡，改善休克状态。

③保持呼吸道通畅：及时吸氧，改善因失血而导致的机体缺氧状态，改善有效通气量，并注意清除口腔中异物、假牙，防止误吸，保持呼吸道通畅。

④密切观察患者尿量变化：怀疑脾破裂病员应常规留置导尿管，观察单位时间的尿量，如尿量>30 mL/h，说明病员休克已纠正或处于代偿期。如尿量>30 mL/h 甚至无尿，则提示患者已进入休克或肾衰竭期。

⑤术前准备：观察中如发现继续出血（48 h 内输血超过 1200 mL）或有其他脏器损伤，应立即做好药物皮试、备血、腹部常规备皮等手术前准备。

2. 心理护理

对患者要耐心做好心理安抚，让患者知道手术的目的、意义及手术效果，消除紧张恐惧心理，还要尽快通知家属并取得其同意和配合，使患者和家属都有充分的思想准备，积极主动配合抢救和治疗。

3. 术后护理

（1）体位

术后应去枕平卧，头偏向一侧，防止呕吐物吸入气管，如清醒后血压平稳，病情允许可采取半卧位，以利于腹腔引流。患者不得过早起床活动。一般须卧床休息 10~14 天。以 B 超或 CT 检查为依据，观察脾脏愈合程度，确定能否起床活动。

（2）密切观察生命体征变化

按时测血压、脉搏、呼吸、体温，观察再出血倾向。部分脾切除患者，体温持续在 38~40 ℃约 2~3 周，化验检查白细胞计数不高，称为"脾热"。对"脾热"的患者，按高热护理及时给予物理降温，并补充水和电解质。

（3）管道护理

保持大静脉留置管输液通畅，保持无菌，定期消毒。保持胃管、导尿管及腹腔引流管通畅，妥善固定，防止脱落，注意引流物的量及性状的变化。若引流管引流出大量的新鲜血性液体，提示活动性出血，及时报告医生处理。

（4）改善机体状况，给予营养支持

术后保证患者有足够的休息和睡眠，禁食期间补充水、电解质，避免酸碱平衡失调，肠功能恢复后方可进食。应给予高热量、高蛋白、高维生素饮食，静脉滴注复方氨基酸、血浆等，保证机体需要，促进伤口愈合，减少并发症。

（六）健康教育

①患者住院 2~3 周后出院，出院时复查 CT 或 B 超，嘱患者每月复查 1 次，直至脾损伤愈合，脾脏恢复原形态。

②嘱患者若出现头晕、口干、腹痛等不适，均应停止活动并平卧，及时到医院检查治疗。

③继续注意休息，脾损伤未愈合前避免体力劳动，避免剧烈运动，如弯腰、下蹲、骑摩托车等。注意保护腹部，避免外力冲撞。

④避免增加腹压，保持排便通畅，避免剧烈咳嗽。

⑤脾切除术后，患者免疫力低下，注意保暖，预防感冒，避免进入拥挤的公共场所。坚持锻炼身体，提高机体免疫力。

第七章　神经系统常见疾病护理

第一节　神经内科疾病护理

一、帕金森病

帕金森病（PD）旧称震颤麻痹，是发生于中年以上的中枢神经系统慢性进行性变性疾病，病因至今不明。多缓慢起病，逐渐加重。病变主要在黑质和纹状体。其他疾病累及锥体外系统也可引起同样的临床表现者，则称为震颤麻痹综合征或帕金森综合征。

（一）病因与发病机制

本病的病因未明，发病机制复杂。目前，认为 PD 非单因素引起，应为多因素共同参与所致，可能与以下因素有关。

1. 年龄老化

本病多见于中老年人，60 岁以上人口的患病率高达 1%，而 40 岁以前发病者甚少，年龄老化可能与发病有关。有资料显示在 30 岁以后多巴胺能神经元在纹状体的含量随年龄增长而降低，且与黑质细胞的死亡数成正比。实际上，只有当黑质细胞减少至 15%～50%，纹状体多巴胺递质减少 80% 以上，临床上才会出现 PD 症状。因此生理性多巴胺能神经元退变不足以引起本病，正常神经系统老化只是 PD 的促发因素。

2. 环境因素

流行病学调查显示，长期接触杀虫剂、除草剂或某些工业化学品等可能是 PD 发病的危险因素。20 世纪 80 年代初，美国加州一些吸毒者因误用一种吡啶类衍生物 1-甲基4 苯基-1，2，3，6-0 氢吡啶（MPTP）及给猴注射后，发生酷似人类 PD 的临床病征。MPTP本身并无毒性，但在脑内经 B 型单胺氧化酶（MAO-B）作用转变成有毒性的甲基-苯基-吡啶离子（MPP+），后者被多巴胺转运载体选择性摄入黑质多巴胺能神经元内，抑制线粒体呼吸链复合物 1 型活性，抑制细胞的能量代谢，从而导致细胞死亡，故环境中与MPTP 分子结构类似的工业和农业毒素可能是本病的病因之一。

3. 遗传因素

本病在一些家族中呈聚集现象，有报道10%左右的PD患者有家族史，包括常染色体显性遗传或常染色体隐性遗传。细胞色素P4502D6（CYP2D6）型基因可能是PD的易感基因之一。

高血压脑动脉硬化、脑炎、外伤、中毒、基底核附近肿瘤及吩噻嗪类药物等所产生的震颤、强直等症状，称为帕金森综合征。

（二）临床表现

1. 震颤

肢体和头面部不自主抖动，这种抖动在精神紧张时和安静时尤为明显，病情严重时抖动呈持续性，只有在睡眠后消失。

2. 肌肉僵直，肌张力增高

表现手指伸直，掌指关节屈曲，拇指内收，腕关节伸直，头前倾，躯干俯屈，髋关节和膝关节屈曲等特殊姿势。

3. 运动障碍

运动减少，动作缓慢，写字越写越小，精细动作不能完成，开步困难，慌张步态，走路前冲，呈碎步，面部缺乏表情。

4. 其他症状

多汗，便秘，油脂脸，直立性低血压，精神抑郁症状等，部分患者伴有智力减退。

（三）体格检查

1. 震颤

检查可发现静止性、姿势性震颤，手部可有搓丸样动作。

2. 肌强直

患肢肌张力增高，可因均匀的阻力而出现"铅管样强直"，如伴有震颤则似齿轮样转动，称为"齿轮样强直"。四肢躯干颈部和面部肌肉受累出现僵直，患者出现特殊姿态。

3. 运动障碍

平衡反射、姿势反射和翻正反射等障碍及肌强直导致的一系列运动障碍，写字过小症及慌张步态等。

4. 自主神经系统体征

仅限于震颤一侧的大量出汗和皮脂腺分泌增加等体征，食管、胃及小肠的功能障碍导致吞咽困难和食管反流及顽固性便秘等。

（四）治疗要点

1. 一般治疗

因本病的临床表现为震颤、强直、运动障碍、便秘和生活不能自理，故家属及医务人员应鼓励 PD 早期患者多做主动运动，尽量继续工作，培养业余爱好，多吃蔬菜水果或蜂蜜，防止摔跤，避免刺激性食物和烟酒。对晚期卧床患者，应勤翻身，多在床上做被动运动，以防发生关节固定、褥疮及坠积性肺炎。

2. 药物治疗

PD 宜首选内科治疗，多数患者可通过内科药物治疗缓解症状。

各种药物治疗虽能使患者的症状在一定时期内获得一定程度的好转，但皆不能阻止本病的自然发展。药物治疗必须长期坚持，而长期服药则药效减退和不良反应难以避免。虽然有相当一部分患者通过药物治疗可获得症状改善，但即使目前认为效果较好的左旋多巴或复方多巴，也有 15% 左右患者根本无效。用于治疗本病的药物种类繁多，现今最常用者仍为抗胆碱能药和多巴胺替代疗法。

（1）抗胆碱能药物

该类药物最早用于 Parkinson 病的治疗，常用者为苯海索 2 mg，每日 3 次口服，可酌情增加；东莨菪碱 0.2 mg，每日 3~4 次口服；苯甲托品 2~4 mg，每日 1~3 次口服等。因苯甲托品对周围副交感神经的阻滞作用，不良反应多，应用越来越少。

（2）多巴胺替代疗法

此类药物主要补充多巴胺的不足，使乙酰胆碱-多巴胺系统重获平衡而改善症状。最早使用的是左旋多巴，但其可刺激外周多巴胺受体，引起多方面的外周不良反应，如恶心、呕吐、厌食等消化道症状和血压降低、心律失常等心血管症状。目前不主张单用左旋多巴治疗，用它与苄丝肼或甲基多巴肼的复合制剂。常用的药物有美多芭、息宁或帕金宁。

①美多芭：是左旋多巴和节丝腓 4∶1 配方的混合剂。对病变早期的患者，开始剂量可用 62.5 mg，日服 3 次。如患者开始治疗时症状显著，则开始剂量可为 125 mg，每日 3 次；如效果不满意，可在第 2 周每日增加 125 mg，第 3 周每日再增加 125 mg。如果患者的情况仍不满意，则应每隔 1 周每日再增加 125 mg。如果美多芭的日剂量>1000 mg，须再增

加剂量只能每月增加 1 次。该药明显减少了左旋多巴的外周不良反应，却不能改善其中枢不良反应。

②息宁：是左旋多巴和甲基多巴麟 10：1 的复合物，开始剂量可用 125 mg，日服 2 次，以后根据病情逐渐加量。其加药的原则和上述美多芭的加药原则是一致的。帕金宁是左旋多巴和甲基多巴肼 10：1 的复合物的控释片，它可使左旋多巴血浓度更稳定并达 4～6 h 以上，有利于减少左旋多巴的剂末现象、开始现象和剂量高峰多动现象。但是，控释片也有一些缺陷，如起效慢，并且由于在体内释放缓慢，有可能在体内产生蓄积作用，反而有时出现异动症的现象，改用美多芭后消失。

（3）多巴胺受体激动剂

多巴胺受体激动剂能直接激动多巴胺能神经细胞突触受体，刺激多巴胺释放。

①溴隐亭：最常用，对震颤疗效好，对运动减少和强直均不及左旋多巴，常用剂量维持量为每日 15～40 mg。

②协良行：患者使用时应逐步增加剂量，以达到不出现或少出现不良反应的目的。一般来讲，增加到每日 0.3 mg 是比较理想的剂量，但对于个别早期的患者，可能并不需要增加到这个剂量，那么可以在你认为合适的剂量长期服用而不再增加。如果效果不理想，还可以根据病情的需要及对药物的耐受情况，每隔 5 天增加 0.025 mg 或 0.05 mg。

③泰舒达：使用剂量是每日 100～200 mg。可以从小剂量每日 50 mg 开始，可逐渐增加剂量。在帕金森病的早期，可以单独使用泰舒达治疗帕金森病，剂量最大可增加至每日 150 mg。如果和左旋多巴合并使用，剂量可以维持在每日 50～150 mg 左右。一般每使用 250 mg 左旋多巴，可考虑合并使用泰舒达 50 mg 左右。

3. 外科手术治疗

（1）立体定向手术治疗

立体定向手术包括脑内核团毁损、慢性电刺激和神经组织移植。

脑内核团毁损：①第一次手术适应证：长期服药治疗无效或药物治疗不良反应严重者；疾病进行性缓慢发展已超过 3 年以上；年龄在 70 岁以下；工作能力和生活能力受到明显限制（按 Hoehn 和 Yahr 分级为 Ⅱ～Ⅳ级）；术后短期复发，同侧靶点再手术。②第二次对侧靶点毁损手术适应证：第一次手术效果好，术后震颤僵直基本消失，无任何并发症者；手术近期疗效满意并保持在 12 个月以上；年龄在 70 岁以下；两次手术间隔时间要 1 年；目前无明显自主神经功能紊乱症状或严重精神症状，病情仍维持在 Ⅱ～Ⅳ级。

禁忌证：症状很轻，仍在工作者；年老体弱；出现严重关节挛缩或有明显精神障碍；严重的心、肝、肾功能不全，高血压脑动脉硬化者或有其他手术禁忌者。

脑深部慢性电刺激（DBS）：目前 DBS 最常用的神经核团为丘脑腹中间核（VIM）、丘脑底核（STN）和苍白球腹后部（PVP）。

慢性刺激术控制震颤的效果优于丘脑腹外侧核毁损术，后者发生并发症也常影响手术的成功。通过改变刺激参数可减少不必要的不良反应，远期疗效可靠。该法尚可用于非帕金森性震颤，如多发硬化和创伤后震颤。

丘脑底核（STN）也是刺激术时选用的靶点。有学者（1994 年）报道应用此方法观察治疗一例运动不能的 PD 患者。靶点定位方法为脑室造影，并参照立体定向脑图谱，同时根据慢性电极刺激和电生理记录进行调整。发现神经元活动自发增多的区域位于 AC-PC 平面下 2~4 mm，AC-PC 线中点旁 10 mm。对该处进行 130 Hz 刺激，可立即缓解运动不能症状（主要在对侧肢体），但不诱发半身舞蹈症等运动障碍。上述观察表明，对 STN 进行慢性电刺激可用于治疗运动严重障碍的 PD 患者。

（2）脑细胞移植和基因治疗

帕金森病脑细胞移植术和基因治疗已在动物实验上取得很大成功，但最近临床研究显示，胚胎脑移植只能轻微改善 60 岁以下患者的症状，并且 50% 的患者在手术后出现不随意运动的不良反应。因此，目前此手术还不宜普遍采用。基因治疗还停留在实验阶段。

（五）护理评估

1. 健康史评估

①询问患者职业，农民的发病率较高，主要是他们与杀虫剂、除草剂接触有关。

②评估患者家族中有无患此病的人，PD 与家族遗传有关，患者的家族发病率为 7.5%~94.5%。

③评估患者居住、生活、工作的环境，农业环境中神经毒物（杀虫剂、除草剂），工业环境中暴露重金属等是 PD 的重要危险因素。

2. 临床观察评估

帕金森病常为 50 岁以上的中老年人发病，发病年龄平均为 55 岁，男性稍多，起病缓慢，进行性发展，首发症状多为动作不灵活与震颤，随着病程的发展，可逐渐出现下列症状和体征。

（1）震颤

常为首发症状，多由一侧上肢远端（手指）开始，逐渐扩展到同侧下肢及对侧肢体，下颌、口唇、舌及头部通常最后受累，典型表现是静止性震颤，拇指与屈曲的食指间呈"搓丸样"动作，安静或休息时出现或明显，随意运动时减轻或停止，紧张时加剧，入睡后消失。

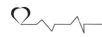

（2）肌强直

肌强直表现为屈肌和伸肌同时受累，被动运动关节时始终保持增高的阻力，类似弯曲软铅管的感觉，故称"铅管样强直"；部分患者因伴有震颤，检查时可感到在均匀的阻力中出现断续停顿，如同转动齿轮感，称为"齿轮样强直"，是由于肌强直与静止性震颤叠加所致。

（3）运动迟缓

表现为随意动作减少，包括行动困难和运动迟缓，并因肌张力增高，姿势反射障碍而表现一系列特征性运动症状，如起床、翻身、步行、方向变换等运动迟缓；面部表情肌活动减少，常常双眼凝视，瞬目运动减少，呈现"面具"脸；手指做精细动作如扣钮、系鞋带等困难；书写时字越写越小，呈现"写字过小征"。

（4）姿势步态异常

站立时呈屈曲体姿，步态障碍甚为突出，患者自坐位、卧位起立困难，迈步后即以极小的步伐向前冲去，越走越快，不能及时停步或转弯，称慌张步态。

（5）其他症状

反复轻敲眉弓上缘可诱发眨眼不止。口、咽、腭肌运动障碍，讲话缓慢，语音低沉、单调，流涎，严重时可有吞咽困难。还有顽固性便秘、直立性低血压等；睡眠障碍；部分患者疾病晚期可出现认知功能减退、抑郁和视幻觉等，但常不严重。

3. 诊断性检查评估

（1）头颅 CT 扫描

CT 扫描可显示脑部不同程度的脑萎缩表现。

（2）生化检测

采用高效液相色谱（HPLC）可检测到脑脊液和尿中高香草酸（HVA）含量降低。

（3）基因检测

DNA 印迹技术、PCR、DNA 序列分析等在少数家族性 PD 患者可能会发现基因突变。

（4）功能显像检测

采用 PET 或 SPECT 与特定的放射性核素检测，可发现 PD 患者脑内 DAT 功能显著降低，且疾病早期即可发现，D_2 型 DA 受体（D_2R）活性在疾病早期超敏、后期低敏，及 DA 递质合成减少，对 PD 的早期诊断、鉴别诊断及病情进展监测均有一定的价值。

（六）护理诊断及合作性问题

1. 躯体活动障碍

与黑质病变、锥体外系功能障碍所致震颤、肌强直、体位不稳、随意运动异常有关。

（1）跌倒

震颤、关节僵硬、动作迟缓，协调功能障碍常是患者摔倒的原因。

（2）误吸

舌头、唇、颈部肌肉和眼睑亦有明显的震颤及吞咽困难。

2. 营养失调：低于机体需要量

与吞咽困难、饮食缺少和肌强直、震颤所致机体消耗量增加等有关。

3. 便秘

与消化功能障碍或活动量减少等有关。

4. 尿潴留

与吞咽功能障碍以致水分摄取不足或排尿括约肌无力有关。

5. 语言沟通障碍

与咽喉部、面部肌肉强直，运动减少、减慢有关。

（七）护理目标

①患者未发生跌倒或跌倒次数减少。
②患者有足够的营养；患者进食水时不发生呛咳。
③患者排便能维持正常。
④患者能维持部分自我照顾的能力。
⑤患者及家属的焦虑症状减轻。

（八）护理措施

1. 安全护理

①安全配备，由于患者行动不便，在病房楼梯两旁、楼道、门把附近的墙上，增设沙发或木制的扶手，以增加患者开、关门的安全性；配置牢固且高度适中的座厕、沙发或椅。以利于患者坐下或站起，并在厕所、浴室增设可供扶持之物，使患者排便及穿脱衣服方便；应给患者配置助行器辅助设备；呼叫器置于患者床旁，日常生活用品放在患者伸手可及处。

②定时巡视，主动了解患者的需要，既要指导和鼓励患者增强自我照顾能力，做力所能及的事情，又要适当协助患者洗漱、进食、沐浴、如厕等。

③防止患者自伤。患者动作笨拙，常有失误。应谨防其进食时烫伤。端碗持筷困难者

尽量选择不易打碎的不锈钢餐具，避免使用玻璃和陶瓷制品。

2. 饮食护理

①增加饮食中的热量、蛋白质的含量及容易咀嚼的食物；吃饭少量多餐。定时监测体重变化；在饮食中增加纤维与液体的摄取，以预防便秘。

②进食时，营造愉快的气氛，因患者吞咽困难及无法控制唾液，所以有的患者喜欢单独进食；应将食物事先切成小块或磨研，并给予粗大把手的叉子或汤匙，使患者易于把持；给予患者充分的进食时间，若进食中食物冷却了，应予以温热。

③吞咽障碍严重者，吞咽可能极为困难，在进食或饮水时有呛咳的危险，而造成吸入性肺炎，故不要勉强进食，可改为鼻饲喂养。

3. 保持排便畅通

给患者摄取足够的营养与水分，并教导患者解便与排尿时，吸气后闭气，利用增加腹压的方法解便与排尿。另外，依患者的习惯，在进食后半小时应试着坐于马桶上排便。

4. 运动护理

告知患者运动锻炼的目的在于防止和推迟关节僵直和肢体挛缩，与患者和家属共同制订锻炼计划，以克服运动障碍的不良影响。

①尽量参与各种形式的活动，如散步、打太极拳、床边体操等。注意保持身体和各关节的活动强度与最大活动范围。

②对于已出现某些功能障碍或坐起已感到困难的患者，要有目的有计划地锻炼。告诉患者知难而退或由他人包办只会加速功能衰退。如患者感到坐立位变化有困难，应每天做完一般运动后，反复练习起坐动作。

③必须指导患者注意姿势，以预防畸形。应小心观察头与颈部是否有弯曲的倾向。正确姿势有助于头、颈直立。躺于床上时，不应垫枕头，且患者应定期俯卧。

④本病常使患者起步困难和步行时突然僵住，因此嘱患者步行时思想要放松。尽量跨大步伐；向前走时脚要抬高，双臂摆动，目视前方而不要注视地面；转弯时，不要碎步移动，否则会失去平衡；护理人员和家属在协助患者行走时，不要强行拖着患者走；当患者感到脚黏在地上时，可告诉患者先向后退一步，再往前走，这样会比直接向前容易。

⑤过度震颤者让他坐在有扶手的椅子上，手抓着椅臂，可以稍加控制震颤。

⑥晚期患者出现显著的运动障碍时，要帮助患者活动关节，按摩四肢肌肉，注意动作轻柔，勿给患者造成疼痛。

⑦鼓励患者尽量试着独立完成日常生活的活动，自己安排娱乐活动，培养兴趣。

⑧让患者穿轻便宽松的衣服，可减少流汗与活动的束缚。

5. 合并抑郁症的护理

帕金森病患者的抑郁与帕金森疾病程度呈正相关。即患者的运动障碍越重对其神经心理的影响越严重。在护理患者时要教会患者一些心理调适技巧：重视自己的优点和成就；尽量维持过去的兴趣和爱好，积极参加文体活动，寻找业余爱好；向医生、护理人员及家人倾诉内心想法，疏泄郁闷，获得安慰和同情。

6. 睡眠异常的护理

（1）创造良好的睡眠环境

建议 PD 患者要有舒适的睡眠环境，如室温和光线适宜；床褥不宜太软，以免翻身困难；为运动过缓和僵直较重的患者提供方便上下床的设施；卧室内放尿壶及便器，有利于患者夜间如厕等。避免在有限的睡眠时间内实施影响患者睡眠的医疗护理操作。必须进行的治疗和护理操作应穿插于患者的自然觉醒时，以减少被动觉醒次数。

（2）睡眠卫生教育

指导患者养成良好的睡眠习惯和方式，建立比较规律的活动和休息时间表。

（3）睡眠行为干预

①刺激控制疗法：只在有睡意时才上床；床及卧室只用于睡眠，不能在床上阅读、看电视或工作；若上床 15~20 min 不能入睡，则应考虑换别的房间，仅在又有睡意时才上床（目的是重建卧室与睡眠间的关系）；无论夜间睡多久，清晨应准时起床；白天不打瞌睡。②睡眠限制疗法：教导患者缩短在床上的时间及实际的睡眠时间，直到允许躺在床上的时间与期望维持的有效睡眠时间一样长。当睡眠效率超过 90% 时，允许增加 15~20 min 卧床时间。睡眠效率低于 80%，应减少 15~20 min 卧床时间。睡眠效率 80%~90%，则保持卧床时间不变。最终，通过周期性调整卧床时间直至达到适度的睡眠时间。③依据睡眠障碍的不同类型和药物的半衰期遵医嘱有的放矢地选择镇静催眠药物，并主动告知患者及家属使用镇静催眠药的原则，即最小剂量、间断、短期用药，注意停药反弹、规律停药等。

7. 治疗指导

药物不良反应的观察如下。

①遵医嘱准时给药，预防或减少"开关"现象、剂末现象、异动症的发生。

②药物治疗初起可出现胃肠不适，表现为恶心、呕吐等，有些患者可出现幻觉。但这些不良反应可以通过逐步增加剂量或降低剂量的办法得到克服。特别值得指出的是，有一部分患者过分担心药物的不良反应，表现为尽量推迟使用治疗帕金森病的药物，或过分地减少药物的服用量，这不仅对疾病的症状改善没有好处，长期如此将导致患者的心、肺、消化系统等出现严重问题。

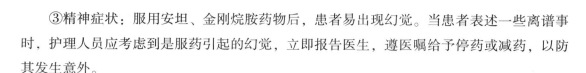

③精神症状：服用安坦、金刚烷胺药物后，患者易出现幻觉。当患者表述一些离谱事时，护理人员应考虑到是服药引起的幻觉，立即报告医生，遵医嘱给予停药或减药，以防其发生意外。

8. 功能神经外科手术治疗护理

（1）手术方法

外科治疗方法目前主要有神经核团细胞毁损手术与脑深部电刺激器埋置手术两种方式。原理是为了抑制脑细胞的异常活动，达到改善症状的目的。

（2）手术适应证

诊断明确的原发性帕金森病患者都是手术治疗的适合人群，尤其是对左旋多巴（美多巴或息宁）长期服用以后疗效减退，出现了"开关"波动现象、异动症和"剂末"恶化效应的患者。

（3）手术并发症

因手术靶点的不同，会有不同的并发症。苍白球腹后部（PVP）切开术可能出现偏盲或视野缺损，丘脑腹外侧核（VIM）毁损术可出现感觉异常如嘴唇、指尖麻木等，丘脑底核（STN）毁损术可引起偏瘫。

（4）手术前护理

①术前教育：相关知识教育。②术前准备：术前一天头颅备皮；对术中术后应用的抗生素遵医嘱做好皮试；嘱患者晚12：00后开始禁食水药；嘱患者清洁个人卫生，并在术前晨起为患者换好干净衣服。③术前30 min给予患者术前哌替啶25 mg肌内注射；并将一片美巴多备好交至接手术者以便术后备用。④患者离病房后为其备好麻醉床、无菌小巾、一次性吸痰管、心电监护。

（5）手术后护理

①交接患者：术中是否顺利、有无特殊情况发生、术后意识状态、伤口的引流情况等。②安置患者于麻醉床上，头枕于无菌小巾上，取平卧位，嘱患者卧床2天，减少活动，以防诱发颅内出血；嘱患者禁食、水、药6 h后逐渐改为流食、半流食、普通饮食。③术后治疗效果观察：原有症状改善情况并记录。④术后并发症的观察：术后患者会出现脑功能障碍、脑水肿、颅内感染、颅内出血等合并症。因此术后严密观察患者神志、瞳孔变化，有无高热、头疼、恶心、呕吐等症状，有无偏盲、视野变窄及感知觉异常；观察患者伤口有无出血及分泌物等。⑤心电监测、颅脑监测24 h，低流量吸氧6 h。

二、脑梗死

脑梗死，又称缺血性脑卒中，是指由于脑供血障碍引起脑缺血、缺氧，使局部脑组织发生不可逆性损害，导致脑组织缺血、缺氧性坏死。临床常按发病机制将脑梗死分为脑血栓形成、脑栓塞、脑分水岭梗死、脑腔隙性梗死等。下面重点介绍脑血栓形成和脑栓塞：

（一）脑血栓形成

脑血栓形成是脑梗死中最常见的类型，是指由于脑动脉粥样硬化等原因导致动脉管腔狭窄、闭塞或血栓形成，引起急性脑血流中断，脑组织缺血、缺氧、软化、坏死；又称为动脉粥样硬化血栓形成性脑梗死。

1. 病因和发病机制

最常见的病因是动脉粥样硬化，其次为高血压、糖尿病、高血脂等。血黏度增高、血液高凝状态也可以是脑血栓形成的原因。

神经细胞在完全缺血、缺氧后十几秒即出现电位变化，随后大脑皮质、小脑、延髓的生物电活动也相继消失。脑动脉血流中断持续 5 min，神经细胞就会发生不可逆性损害，出现脑梗死。急性脑梗死病灶由缺血中心区及其周围的缺血半暗带组成。其中，缺血中心区由于严重缺血、细胞能量衰竭而发生不可逆性损害；缺血半暗带由于局部脑组织还存在大动脉残留血液和（或）侧支循环，缺血程度较轻，仅功能缺损，具有可逆性，故在治疗和神经功能恢复上具有重要作用。

2. 临床表现

好发于中老年人。多数患者有脑血管病的危险因素，如冠心病、高血压、糖尿病、血脂异常等。部分患者有前驱症状，如肢体麻木、头痛、眩晕、短暂性脑缺血发作（TIA）反复发作等。多在安静状态下或睡眠中起病，如晨起时发现半身不遂。症状和体征多在数小时至 1~2 天达到高峰。患者一般意识清楚，但当发生基底动脉血栓或大面积脑梗死时，病情严重，可出现意识障碍，甚至有脑疝形成，最终导致死亡。

临床症状复杂多样，取决于病变部位、血栓形成速度及大小、侧支循环状况等，可表现为运动障碍、感觉障碍、语言障碍、视觉障碍等。

（1）颈内动脉系统受累

可出现三偏征（对侧偏瘫、偏身感觉障碍、同向性偏盲），优势半球受累可有失语，非优势半球病变可有体象障碍；还可出现中枢性面舌瘫、尿潴留或尿失禁。

（2）椎-基底动脉系统受累

常出现眩晕、眼球震颤、复视、交叉性瘫痪、构音障碍、吞咽困难、共济失调等，还可出现延髓背外侧综合征、闭锁综合征等各种临床综合征。如基底动脉主干严重闭塞导致脑桥广泛梗死，可表现为四肢瘫、双侧瞳孔缩小、意识障碍、高热，常迅速死亡。

3. 实验室及其他检查

头颅 CT 扫描：发病 24 h 内图像多无改变，24 h 后梗死区出现低密度灶。对超早期缺血性病变、脑干、小脑梗死及小灶梗死显示不佳。

头颅 MRI 扫描：发病数小时后，即可显示 T_1 低信号、T_2 长信号的病变区域。与 CT 相比，还可以发现脑干、小脑梗死及小灶梗死。功能性 MRI［弥散加权成像（DW1）及灌注加权成像（PWI）］可更早发现梗死灶，为超早期溶栓治疗提供了科学依据。目前认为弥散-灌注不匹配区域为半暗带。

脑血管造影（DSA）、磁共振血管成像（MRA）、CT 血管成像（CTA）、血管彩超及经颅多普勒超声等检查，有助于发现血管狭窄、闭塞、痉挛的情况。

血液化验、心电图及经食管超声心动图等常规检查，有助于发现病因和危险因素。

脑脊液检查一般正常。大面积脑梗死时，脑脊液压力可升高，细胞数和蛋白可增加；出血性梗死时可见红细胞。目前，由于头颅 CT 等手段的广泛应用，脑脊液已不再作为脑卒中的常规检查。

4. 诊断要点

中老年患者，有动脉粥样硬化等危险因素，病前可有反复的 TIA 发作；安静状态下起病，出现局灶性神经功能缺损，数小时至 1~2 天内达高峰；头颅 CT 在 24~48 h 内出现低密度灶；一般意识清楚，脑脊液正常。

5. 治疗要点

（1）急性期治疗

重视超早期（发病 6 h 以内）和急性期的处理，溶解血栓和脑保护治疗最为关键。但出血性脑梗死时，禁忌溶栓、抗凝、抗血小板治疗。

一般治疗：①早期卧床休息，保证营养供给，保持呼吸道通畅，维持水、电解质平衡，防治肺炎、尿路感染、压疮、深静脉血栓、上消化道出血等并发症。②调控血压：急性期患者会出现不同程度的血压升高，处理取决于血压升高的程度和患者的整体状况。但血压过低对脑梗死不利，会加重脑缺血。因此，当收缩压低于 24 kPa（180 mmHg）或舒张压低于 14.67 kPa（110 mmHg）时，可无须降压治疗。以下情况应当平稳降压：收缩压大于 29.33 kPa（220 mmHg）或舒张压大于 16 kPa（120 mmHg），梗死后出血，合并心肌缺血、心衰、肾衰和高血压脑病等。

超早期溶栓：目的是通过溶栓使闭塞的动脉恢复血液供应，挽救缺血半暗带的脑组织，防止发生不可逆性损伤。治疗的时机是影响疗效的关键，多在发病 6 h 内进行，并应严格掌握禁忌证：①有明显出血倾向者。②近期有脑出血、心肌梗死、大型手术病史者。

③血压高于 24/14.67 kPa（180/110 mmHg）。④有严重的心、肝、肾功能障碍者。溶栓的并发症可能有梗死后出血、身体其他部位出血、溶栓后再灌注损伤、脑组织水肿、溶栓后再闭塞。美国食品药品监督管理局（FDA）及欧洲国家均已批准缺血性脑卒中发病 3 h 内应用重组组织型纤溶酶原激活剂（rt-PA）静脉溶栓治疗，不仅显著减少患者死亡及严重残疾的危险性，而且还大大改善了生存者的生活质量。我国采用尿激酶（UK）对发病 6 h 内，脑 CT 无明显低密度改变且意识清楚的急性脑卒中患者进行静脉溶栓治疗是比较安全、有效的。现有资料不支持临床采用链激酶溶栓治疗。动脉溶栓较静脉溶栓治疗有较高的血管再通率，但其优点被耽误的时间所抵消。

抗血小板、抗凝治疗：阻止血栓的进展，防止脑卒中复发，改善患者预后。主要应用阿司匹林 50~150 mg/d 或氯吡格雷（波立维）75 mg/d。

降纤治疗：降解血中纤维蛋白原，增强纤溶系统活性，抑制血栓形成。主要药物有巴曲酶、降纤酶、安克洛酶和蚓激酶。

抗凝治疗：急性期抗凝治疗虽已广泛应用多年，但一直存在争议。常用普通肝素及低分子肝素等。

脑保护剂：胞二磷胆碱、钙拮抗剂、自由基清除剂、亚低温治疗等。

脱水降颅压：大面积脑梗死时，脑水肿严重，颅内压会明显升高，应进行脱水降颅压治疗。常用药物有甘露醇、味塞米、甘油果糖，方法参见脑出血治疗。

中医中药：可以降低血小板聚集、抗凝、改善脑血流、降低血黏度、保护神经。常用药物有丹参、三七、川芎、葛根素及银杏叶制剂等，还可以针灸治疗。

介入治疗：包括颅内外血管经皮腔内血管成形术及血管内支架置入术等。

（2）恢复期治疗

①康复治疗：患者意识清楚、生命体征平稳、病情不再进展 48 h 后，即可进行系统康复治疗。包括运动、语言、认知、心理、职业与社会康复等内容。

②二级预防：积极寻找并去除脑血管病的危险因素，适当应用抗血小板聚集药物，降低脑卒中复发的危险性。

6. 护理评估

（1）病史

①病因和危险因素：了解患者有无颈动脉狭窄、高血压、糖尿病、高脂血症、TIA 病史，有无脑血管疾病的家族史，有无长期高盐、高脂饮食和烟酒嗜好，是否进行体育锻炼等。详细询问 TIA 发作的频率与表现形式，是否进行正规、系统的治疗。是否遵医嘱正确服用降压、降糖、降脂、抗凝及抗血小板聚集药物，治疗效果及目前用药情况，等等。

②起病情况和临床表现：了解患者发病的时间、急缓及发病时所处状态，有无头晕、

肢体麻木等前驱症状。是否存在肢体瘫痪、失语、感觉和吞咽障碍等局灶定位症状和体征，有无剧烈头痛、喷射性呕吐、意识障碍等全脑症状和体征及其严重程度。

③心理-社会状况：观察患者是否存在因疾病所致焦虑等心理问题；了解患者和家属对疾病发生的相关因素、治疗和护理方法、预后、如何预防复发等知识的认知程度；患者家庭条件与经济状况及家属对患者的关心和支持度。

（2）身体评估

①生命体征：监测血压、脉搏、呼吸、体温。大脑半球大面积脑梗死患者因脑水肿导致高颅压，可出现血压和体温升高、脉搏和呼吸减慢等生命体征异常。

②意识状态：有无意识障碍及其类型和严重程度。脑血栓形成患者多无意识障碍，如发病时或病后很快出现意识障碍，应考虑椎-基底动脉系统梗死或大脑半球大面积梗死。

③头颈部检查：双侧瞳孔大小、是否等大及对光反射是否正常；视野有无缺损；有无眼球震颤、运动受限及眼睑闭合障碍；有无面部表情异常、口角歪斜和鼻唇沟变浅；有无听力下降或耳鸣；有无饮水呛咳、吞咽困难或咀嚼无力；有无失语及其类型；颈动脉搏动强度、有无杂音。优势半球病变时常出现不同程度的失语，大脑后动脉血栓形成可致对侧同向偏盲，椎-基底动脉系统血栓形成可致眩晕、眼球震颤、复视、眼肌麻痹、发音不清、吞咽困难等。

④四肢脊柱检查：有无肢体运动和感觉障碍；有无步态不稳或不自主运动。四肢肌力、肌张力，有无肌萎缩或关节活动受限；皮肤有无水肿、多汗、脱屑或破损；括约肌功能有无障碍。大脑前动脉血栓形成可引起对侧下肢瘫痪，颈动脉系统血栓形成主要表现为病变对侧肢体瘫痪或感觉障碍。如为大脑中动脉血栓形成，瘫痪和感觉障碍限于面部和上肢；后循环血栓形成可表现为小脑功能障碍。

（3）实验室及其他检查

①血液检查：血糖、血脂、血液流变学和凝血功能检查是否正常。

②影像学检查：头部 CT 和 MRI 有无异常及其出现时间和表现形式，DSA 和 MRA 是否显示有血管狭窄、闭塞、动脉瘤和动静脉畸形等。

③TCD：有无血管狭窄、闭塞、痉挛或侧支循环建立情况。

7. 常用护理诊断合作性问题

①躯体活动障碍：与运动中枢损害致肢体瘫痪有关。

②语言沟通障碍：与语言中枢损害有关。

③吞咽障碍与意识障碍：或延髓麻痹有关。

8. 护理目标

①患者能掌握肢体功能锻炼的方法并主动配合进行肢体功能的康复训练，躯体活动能

力逐步增强。

②能采取有效的沟通方式表达自己的需求，能掌握语言功能训练的方法并主动配合康复活动，语言表达能力逐步增强。

③能掌握恰当的进食方法，并主动配合进行吞咽功能训练，营养需要得到满足，吞咽功能逐渐恢复。

9. 护理措施

（1）加强基础护理

保持环境安静、舒适。加强巡视，及时满足日常生活需求。指导和协助患者洗漱、进食、如厕或使用便器、更衣及沐浴等，更衣时注意先穿患侧、先脱健侧。做好皮肤护理，帮助患者每 2 h 翻身一次，瘫痪一侧受压时间间隔应更短，保持床单整洁，防止压疮和泌尿系感染。做好口腔护理，防止肺部感染。

（2）饮食护理

根据患者具体情况，给予低盐、低脂、糖尿病饮食。吞咽困难、饮水呛咳者，进食前应注意休息。稀薄液体容易导致误吸，故可给予软食、糊状的黏稠食物，放在舌根处喂食。为预防食管返流，进食后应保持坐立位半小时以上。有营养障碍者，必要时可给予鼻饲。

（3）药物护理

使用溶栓、抗凝药物时应严格注意药物剂量，监测凝血功能，注意有无出血倾向等不良反应；口服阿司匹林患者应注意有无黑便情况；应用甘露醇时警惕肾脏损害；使用血管扩张药尤其是尼莫地平时，监测血压变化。同时，应积极治疗原发病，如冠心病、高血压、糖尿病等，尤其要重视对 TIA 的处理。

（4）康复护理

康复应与治疗并进，目标是减轻脑卒中引起的功能缺损，提高患者的生活质量。在急性期，康复主要是抑制异常的原始反射活动，重建正常运动模式，其次才是加强肌肉力量的训练。①指导体位正确摆放：上肢应注意肩外展、肘伸直、腕背伸、手指伸展；下肢应注意用沙袋抵住大腿外侧以免髋外展、外旋，膝关节稍屈曲，足背屈与小腿成直角。可交替采用患侧卧位、健侧卧位、仰卧位。②保持关节处于功能位置，加强关节被动和主动活动，防止关节挛缩变形而影响正常功能。注意先活动大关节，后活动小关节，在无疼痛状况下，应进行关节最大活动范围的运动。③指导患者床上翻身、移动、桥式运动的技巧，训练患者的平衡和协调能力，及进行自理活动和患肢锻炼的方法，并教会家属如何配合协助患者。④康复过程中要注意因人而异、循序渐进的原则，逐渐增加肢体活动量，并预防废用综合征和误用综合征。

（5）安全护理

为患者提供安全的环境，床边要有护栏；走廊、厕所要装扶手；地面要保持平整干燥，防湿、防滑，去除门槛或其他障碍物。呼叫器应放于床头患者随手可及处；穿着防滑的软橡胶底鞋；护理人员行走时不要在其身旁擦过或在其面前穿过，同时，避免突然呼唤患者，以免分散其注意力；行走不稳或步态不稳者，可选用三角手杖等合适的辅助工具，并保证有人陪伴，防止受伤。夜间起床时要注意三个半分钟，即"平躺半分钟、床上静坐半分钟、双腿下垂床沿静坐半分钟"，再下床活动。

（6）心理护理

脑血栓形成的患者，因偏瘫致生活不能自理、病情恢复较慢、后遗症较多等问题，常易产生自卑、消极、急躁等心理。护理人员应主动关心和了解患者的感受，鼓励患者做力所能及的事情，并组织病友之间进行交流，使之积极配合治疗和康复。

10. 护理评价

①患者掌握肢体功能锻炼的方法并在医护人员和家属协助下主动活动，肌力增强，生活自理能力提高，无压疮和坠积性肺炎等并发症。

②能通过非语言沟通表达自己的需求，主动进行语言康复训练，语言表达能力增强。

③掌握正确的进食或鼻饲方法，吞咽功能逐渐恢复，未发生营养不良、误吸、窒息等并发症。

11. 健康指导

（1）疾病预防指导

对有发病危险因素或病史者，指导进食高蛋白、高维生素、低盐、低脂、低热量清淡饮食，多食新鲜蔬菜、水果、谷类、鱼类和豆类，保持能量供需平衡，戒烟、限酒；应遵医嘱规则用药，控制血压、血糖、血脂和抗血小板聚集；告知改变不良生活方式，坚持每天进行 30 min 以上的慢跑、散步等运动，合理休息和娱乐；对有 TIA 发作史的患者，指导在改变体位时应缓慢，避免突然转动颈部，洗澡时间不宜过长，水温不宜过高，外出时有人陪伴，气候变化时注意保暖，防止感冒。

（2）疾病知识指导

告知患者和家属疾病发生的基本病因和主要危险因素、早期症状和及时就诊的指征；指导患者遵医嘱正确服用降压、降糖和降脂药物，定期复查。

（3）康复指导

告知患者和家属康复治疗的知识和功能锻炼的方法，帮助分析和消除不利于疾病康复的因素，落实康复计划，并与康复治疗师保持联系，以便根据康复情况及时调整康复训练方案。如吞咽障碍的康复方法包括：唇、舌、颜面肌和颈部屈肌的主动运动和肌力训练；先进食糊状或胶冻状食物，少量多餐，逐步过渡到普通食物；进食时取坐位，颈部稍前屈（易引起咽反射）；软腭冰刺激；咽下食物练习呼气或咳嗽（预防误咽）；构音器官的运动训练（有助于改善吞咽功能）。

（4）鼓励生活自理

鼓励患者从事力所能及的家务劳动，日常生活不过度依赖他人；告知患者和家属功能恢复须经历的过程，使患者和家属克服急于求成的心理，做到坚持锻炼，循序渐进。嘱家属在物质和精神上对患者提供帮助和支持，使患者体会到来自多方面的温暖，树立战胜疾病的信心。同时，也要避免患者产生依赖心理，增强自我照顾能力。

12. 预后

脑血栓形成的急性期病死率为 5%~15%，存活者中致残率约为 50%。影响预后的最主要因素是神经功能缺损程度，其他还包括年龄、病因等。

（二）脑栓塞

脑栓塞是指血液中的各种栓子，随血液流入脑动脉而阻塞血管，引起相应供血区脑组织缺血坏死，导致局灶性神经功能缺损。

1. 病因和发病机制

脑栓塞按栓子来源分为三类。

（1）心源性栓子

心源性栓子为脑栓塞最常见病因，约占 95%。引起脑栓塞的心脏疾病有房颤、风湿性心脏病、心肌梗死、心肌病、感染性心内膜炎、先天性心脏病、心脏手术等，其中，房颤是引起心源性脑栓塞最常见的原因。

（2）非心源性栓子

可见于主动脉弓和颅外动脉的粥样硬化斑块及附壁血栓的脱落，还可见脂肪滴、空气、寄生虫卵、肿瘤细胞等栓子或脓栓。

（3）来源不明栓子栓塞

手术病例，利用现在检查手段和方法查不到栓子来源。

2. 临床表现

任何年龄均可发病，风湿性心脏病、先天性心脏病等以中、青年为主，冠心病及大动脉病变以老年为主。一般无明显诱因，也很少有前驱症状。脑栓塞是起病速度最快的脑卒中类型，症状常在数秒或数分钟内达高峰，多为完全性卒中。起病后多数患者有意识障碍，但持续时间常较短。临床症状取决于栓塞部位、大小及侧支循环的建立情况，表现为局灶性神经功能缺损。发生在颈内动脉系统的脑栓塞约占 80%。脑栓塞发生出血性梗死的机会较脑血栓形成多见。

3. 辅助检查

头颅 CT、MRI 扫描：可显示脑栓塞的部位和范围。

常规进行超声心动图、心电图、胸部 X 线片等检查，以确定栓子来源。

脑血管造影、MRA、CTA、血管彩超、经颅多普勒超声等检查，有助于发现颅内外动脉的狭窄程度和动脉斑块。

脑脊液检查：压力正常或升高，蛋白质常升高。感染性栓塞时白细胞增加，出血性栓塞时可见红细胞。

4. 诊断要点

任何年龄均可发病，以青壮年较多见；病前有房颤、风湿性心脏病、动脉粥样硬化等病史；突发偏瘫、失语等局灶性神经功能缺损症状，数秒或数分钟内症状达高峰；头颅 CT、MRI 等检查有助于明确诊断。

5. 治疗要点

（1）脑部病变的治疗

与脑血栓形成的治疗大致相同。尤其主张抗凝、抗血小板聚集治疗，防止形成新的血栓，预防复发。但出血性梗死、感染性栓塞时，应禁用溶栓、抗血小板、抗凝治疗。

（2）原发病治疗

目的是根除栓子来源，防止复发。如心源性脑栓塞容易再发，急性期应卧床休息数周，避免活动，并积极治疗房颤等原发心脏疾病。感染性栓塞时应积极应用抗生素。脂肪栓塞时可用 5%碳酸氢钠等脂溶剂。

6. 健康指导

告知患者和家属本病的常见病因和控制原发病的重要性；指导患者遵医嘱长期抗凝治疗，预防复发；在抗凝治疗中定期门诊复诊，监测凝血功能，及时在医护员指导下调整药物剂量。

7. 预后

脑栓塞急性期病死率为 5%~15%，多死于严重脑水肿引起的脑疝、肺部感染和心衰。栓子来源不能消除者容易复发，复发者病死率更高。

第二节　神经外科疾病护理

一、颅脑损伤

(一) 颅脑损伤的分类

1. 开放性颅脑损伤

（1）火器性颅脑损伤

头皮伤、颅脑非穿透伤、颅脑穿透伤（盲管伤、贯通伤、切线伤）。

（2）非火器性颅脑损伤

锐器伤、钝器伤（头皮开放伤、颅骨开放伤、颅脑开放伤）。

2. 闭合性颅脑损伤

（1）头皮伤

头皮挫伤、头皮血肿（头皮下血肿、帽状腱膜下血肿、骨膜下血肿）。

（2）颅骨骨折

颅盖骨骨折（线形骨折、凹陷性骨折、粉碎性骨折）、颅底骨折（颅前窝、颅中窝、颅后窝骨折）。

（3）脑损伤

原发性（脑震荡、脑挫裂伤、脑干伤）、继发性（颅内血肿、硬膜外血肿、硬膜下血肿、脑内血肿、多发性血肿）、脑疝。

(二) 头皮损伤

1. 头皮的解剖特点

头皮分为五层：即表皮层、皮下层、帽状腱膜层、帽状腱膜下层及颅骨外膜层。①表皮层：含有汗腺、皮脂腺和毛囊，并长满头发，易藏污纳垢，易造成创口感染。②皮下层：具大量纵形纤维隔，紧密牵拉皮层与帽状腱膜层，使头皮缺乏收缩能力。③帽状腱膜层：坚韧并有一定张力，断裂时可使创口移开。④帽状腱膜下层：为疏松结缔组织，没有间隔，损伤时头皮撕脱，出血易感染，沿血管侵犯颅内。⑤颅骨外膜层：在骨缝处与骨缝相连，并嵌入缝内。

头皮血供丰富，伤口愈合及抗感染能力较强，但伤时出血多，皮肤收缩力差，不易自止，出血过多，易发生出血性休克，年幼儿童更应提高警惕。

2. 临床表现

（1）擦伤

擦伤是表皮层的损伤，仅为表皮受损脱落，有少量渗血或渗液，疼痛明显。

（2）挫伤

除表皮局限擦伤外，损伤延及皮下层，可见皮下血肿、肿胀或有淤血，并发血肿。

（3）裂伤

头皮组织断裂，帽状腱膜完整者，皮肤裂口小而浅；帽状腱膜损伤者，裂口可深达骨膜，多伴有挫伤。

（4）头皮血肿

头皮血肿分为三种。①皮下血肿：一般局限于头皮伤部，质地硬，波动感不明显。②帽状腱膜下血肿：可以蔓及整个头部，不受颅缝限制，有波动感，严重出血可致休克。③骨膜下血肿：血肿边缘不超过颅缝，张力大，有波动感，常伴有颅骨骨折。

（5）撕脱伤

大片头皮自帽状腱膜下撕脱，头皮自帽状腱膜下部分甚至整个头皮连同额肌、颞肌、骨膜一并撕脱，多为头皮强烈暴力牵拉所致。此撕脱伤，伤情重，可因大量出血，而发生休克。可缺血、感染、坏死，后果严重。

3. 治疗原则

①头皮损伤，出血不易自止，极小的裂伤，多须缝合。

②头皮表皮层损伤，易隐匿细菌，清创要彻底。

③头皮血肿，除非过大，一般加压包扎，自行吸收；血肿巨大，时间长不吸收，可在严密消毒下做穿刺，吸除血液，并加压包扎，一旦感染应切开引流。

④大片缺损者：可酌情采用成形手术修复；止痛、止血、加压包扎；必要时给予输血，补液抗休克；防治感染。

（三）颅骨骨折

颅骨骨折分为颅盖和颅底骨折。其分界线为眉间、眶上缘、颧弓、外耳孔、上项线及枕外粗隆。分界线以上为颅盖，以下为颅底。颅骨骨折常反映脑损伤部位和程度。按解剖分类为颅盖骨折、颅底骨折和颅缝分离。按骨折形态分为线性骨折、粉碎性骨折、凹陷骨折和洞形骨折。

1. 颅盖骨折

（1）临床表现

①线形骨折：骨折线长短不一，单发或多发，需 X 线摄片明确诊断，无并发损害时，常无特殊临床表现。

②凹陷骨折：颅骨内板或全颅板陷入颅内，成人者凹陷骨折片周围有环形骨折线，中心向颅内陷入。

③粉碎性骨折：由两条以上骨折线及骨折线相互交叉，将颅骨分裂为数块。

2. 治疗原则

①骨折本身无须特殊处理。

②发生于婴幼儿，骨板薄而有弹性，无骨折线，在生长发育过程中可自行复位。

③一般凹陷骨折均需手术治疗，而骨片无错位或无凹陷者无须手术。

3. 颅底骨折

单纯颅底骨折比较少见，常由颅盖骨折延续而来。颅底骨折的诊断主要依靠临床表现。根据解剖部位分为颅前窝骨折、颅中窝骨折和颅后窝骨折。

（1）临床表现

①颅前窝骨折：眼睑青紫肿胀，呈"熊猫眼"，可有脑脊液鼻漏，常伴有额叶损伤和Ⅰ、Ⅱ对颅神经损伤。

②颅中窝骨折：额肌下出血压痛、耳道流血，可有脑脊液耳漏或脑脊液鼻漏，常伴有颞叶损伤和Ⅲ～Ⅶ对颅神经损伤。

③颅后窝骨折：乳突皮下出血（Bottle 斑），咽后壁黏膜下出血，常伴有脑干损伤和Ⅸ～Ⅻ对颅神经损伤。

（2）治疗原则

①脑脊液漏，一般在伤后 3~7 天自行停止。若 2 周后仍不停止或伴颅内积气经久不消失时，应行硬膜修补术。脑脊液漏患者注意事项：严禁堵塞，冲洗鼻腔、外耳道。避免擤鼻等动作，以防逆行感染；保持鼻部与耳部清洁卫生；应用适量抗生素预防感染；禁忌腰穿。

②颅底骨折本身无须特殊处理，重点是预防感染。

③口鼻大出血，应及时行气管切开，置入带气囊的气管导管。鼻出血可行鼻腔填塞暂时压迫止血，有条件可行急症颈内外动脉血管造影及血管内栓塞治疗，闭塞破裂血管。

④颅神经损伤：视神经管骨折压迫视神经时，应争取在伤后 4~5 天内开颅行视神经管减压术；大部分颅神经损伤为神经挫伤，属部分性损伤，应用促神经功能恢复药物如维

生素 B 族、地巴唑、神经节苷脂等，配合针灸理疗，可以逐步恢复。完全性神经断裂恢复困难，常留有神经功能缺损症状。严重面神经损伤，可暂时缝合眼睑以防治角膜溃疡发生。吞咽困难及饮水呛咳者，置鼻饲管，长期不恢复时可做胃造瘘。

（3）治愈标准

①软组织肿胀、淤血已消退。

②脑脊液漏已愈，无颅内感染征象。

③脑局灶症状和颅神经功能障碍基本消失。

（四）重型颅脑损伤的护理

1. 卧位

依患者伤情取不同卧位。

①低颅压患者适取平卧位，如头高位时则头痛加重。

②颅内压增高时，宜取头高位，以利颈静脉回流，减轻颅内压。

③脑脊液漏时，取平卧位或头高位。

④重伤昏迷患者取平卧、侧卧与侧俯卧位，以利口腔与呼吸道分泌物向外引流，保持呼吸道通畅。

⑤休克时取平卧或头低卧位，时间不宜过长，避免增加颅内淤血。

2. 营养的维持与补液

重型颅脑损伤的患者由于创伤修复、感染和高热等原因，机体消耗量增加，维持营养及水电解质平衡极为重要。

①伤后 2~3 天内一般予以禁食，每日静脉输液量 1500~2000 mL，不宜过多或过快，以免加重脑水肿与肺水肿。

②应用脱水剂甘露醇时应快速输入。

③出血性休克的患者宜先输血。严重脑水肿患者先用脱水剂后酌情输液，补液须缓慢，限制入液量，以免脑水肿加重。

④脑损伤患者输浓缩人血清蛋白与血浆，既能增高血浆蛋白，也有利于减轻脑水肿。

⑤长期昏迷，营养与水分摄入不足，可输氨基酸、脂肪乳剂、间断小量输血。

⑥准确记录出入量。

⑦颅脑伤可致消化吸收功能减退，肠鸣音恢复后，可用鼻饲给予高蛋白、高热量、高维生素和易于消化的流食，常用混合奶（每 1000 mL 所含热量约 4.6 kJ）或要素饮食用输液泵维持。

⑧患者吞咽反射恢复后，即可试行喂食，开始少量饮水，确定吞咽功能正常后，可喂少量流质饮食，逐渐增加，使胃肠功能逐渐适应，防止发生消化不良或腹泻。

3. 呼吸系统护理

①保持呼吸道通畅，防止缺氧、窒息及预防肺部感染。

②氧疗：术后（或入监护室后）常规持续吸氧 3~7 天，中等浓度吸氧（氧流量 2~4 L/min）。

③观察呼吸音和呼吸频率、节律并准确描述记录。

④深昏迷或长期昏迷、舌后坠影响呼吸道通畅者，早期行气管切开术。

⑤做好切开后护理，监护室做好空气消毒隔离，保持一定温度和湿度（温度 22~25 ℃，相对湿度约 60%）。

⑥吸痰要及时，按无菌操作，吸痰要充分和有效，动作要轻，防止损伤支气管黏膜，一次性吸痰管可防止交叉感染。一人一盘，每吸一次戴无菌手套，气管内滴入稀释的糜蛋白酶+生理盐水+庆大霉素有利于黏稠痰液的排出。

⑦做好给氧，辅助呼吸：呼吸异常，可给氧或进行辅助呼吸，呼吸频率每分钟少于 9 次或超过 30 次，血气分析氧分压过低，二氧化碳分压过高，呼吸无力及呼吸不整等都是呼吸异常之征象。通过吸氧及浓度调整，使 PaO_2 维持在 1.3 kPa 以上，$PaCO_2$ 保持在 3.3~4 kPa。代谢性酸中毒者静脉补充碳酸氢钠，代谢性碱中毒者可静脉补生理盐水给予纠正。

4. 颅内伤情监护

重点是防治继发病理变化，在颅内血肿清除后脑水肿是颅脑损伤后最突出的继发变化，伤后 48~72 h 达到高峰，采用甘露醇或呋塞米+血清蛋白 1/6 h 交替使用。

（1）意识的判断

①清醒：回答问题正确，判断力和定向力正确。

②模糊：意识朦胧，可回答简单话但不一定确切，判断力和定向力差，伤员呈嗜睡状。

③浅昏迷：意识丧失，对痛刺激尚有反应，角膜反射、吞咽反射和病理反射均尚存在。

④深昏迷：对痛的刺激已无反应，生理反射和病理反射均消失，可出现去脑强直、尿潴留或充溢性失禁。如发现伤员由清醒转为嗜睡或躁动不安，或有进行性意识障碍时，可考虑有颅内压增高表现，可能有颅内血肿形成，要及时采取措施。尽早行 CT 扫描确定有否颅内血肿，对原发损伤的程度和继发性损伤的发生、发展均是最可靠的指标。避免过度刺激和连续护理操作，以免引起颅内压持续升高。

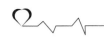

（2）严密观察瞳孔（大小、对称、对光反射）变化

病情变化往往在瞳孔细微变化中发现，如瞳孔对称性缩小并有颈项强直、头剧痛等脑膜刺激征，常为伤后出现的蛛网膜下隙出血，可做腰椎穿刺放出 1~2 mL 脑脊液证实。如双侧瞳孔针尖样缩小、光反应迟钝，伴有中枢性高热、深昏迷则多为桥脑损害。如瞳孔光反应消失、眼球固定，伴深昏迷和颈项强直，多为原发性脑干伤。伤后伤侧瞳孔先短暂缩小继之散大，伴对侧肢体运动障碍，则往往提示伤侧颅内血肿。如一侧瞳孔进行性散大，光反射逐渐消失，伴意识障碍加重、生命体征紊乱和对侧肢体瘫痪，是脑疝的典型改变。如瞳孔对称性扩大、对光反射消失则伤员已濒危。

（3）生命体征对颅内继发伤的反映

颅脑损伤对呼吸功能的影响主要有：①脑损伤直接导致中枢性呼吸障碍。②间接影响呼吸道发生支气管黏膜下水肿出血。意识障碍者，呼吸道分泌物不能主动排出、咳嗽和吞咽功能降低，引起呼吸道梗阻性通气障碍。③可引起肺部充血、淤血、水肿和神经元性肺水肿致换气障碍，伤后脑细胞脆弱，血氧供给不足将加重脑细胞损害。呼吸功能障碍是颅脑外伤最常见的死亡原因，加强呼吸功能的监护对脑保护是至关重要的。

（4）护理操作时避免引起颅内压变化

头部抬高 30°，保持中位，避免前屈、过伸、侧转（均影响脑部静脉回流），避免胸腹腔压升高，如咳嗽、吸痰、抽搐（胸腹腔内压增高可致脑血流量增高）。

（5）掌握和准确执行脱水治疗

颅脑外伤的病员在抢救治疗中，常用的脱水剂有甘露醇，该药静脉快速注射后，血中浓度迅速增高，产生一时性血中高渗压，将组织间隙中水分吸入血管中，由于脱水剂在体内不易代谢，仍以原形经肾脏排泄而利尿能使组织脱水。颅脑外伤使用脱水剂后，可明显降低颅内压力，一般注射后 10 min 可产生利尿，2~3 h 血中达到高峰，维持4~6 h。甘露醇脱水静滴时要求 15~30 min 内滴完，必要时进行静脉推注，及时准确收集记录尿量。

二、颅内肿瘤

（一）疾病概要

颅内肿瘤简称脑瘤，系颅内原发性及继发性肿瘤的总称，它包括原发性和继发性两大类。原发性脑瘤起源于颅内各种组织，如脑膜、脑组织、脑神经、脑血管、垂体与胚胎残余组织等。胶质瘤、脑膜瘤和垂体腺瘤为颅内三大原发性肿瘤。继发性颅内肿瘤是身体其他部位的恶性肿瘤转移而来。颅内肿瘤约占全身各种肿瘤的 2%，可发生于任何年龄，最常见于青壮年或中年，男性多于女性。发病部位以大脑半球最多，其次为鞍区、脑桥小脑三角、小脑、脑室。成年人以大脑半球的胶质细胞瘤为多，少年儿童以颅后窝及中线区域的恶性肿瘤多见。老年人转移瘤多见。

1. 病因

颅内肿瘤的确切病因尚未完全清楚，目前认为与先天因素、遗传因素、理化因素和生物因素等有关。

2. 分类

（1）按组织发生学分类

①发源于神经胶质的肿瘤：如星形细胞瘤、星形母细胞瘤、多形性胶质母细胞瘤、少突胶质细胞瘤、髓母细胞瘤及室管膜瘤。

②发源于脑膜的肿瘤：如脑膜瘤、脑膜肉瘤及蛛网膜囊肿。

③发源于垂体的肿瘤：如生长激素腺瘤、泌乳激素腺瘤、促肾上腺皮质激素腺瘤等。

④发源于脑神经的肿瘤：如听神经瘤、三叉神经鞘瘤等。

⑤发源于血管细胞的肿瘤：如各种血管瘤及血管网织细胞瘤。

⑥发源于胚胎残余组织的肿瘤：如颅咽管瘤、脊索瘤、胆脂瘤、皮样囊肿及畸胎瘤。

⑦发源于松果体的肿瘤：如松果体瘤及松果体母细胞瘤。

⑧由其他部位转移或侵入的肿瘤：如各种转移瘤及鼻咽癌等。

（2）按肿瘤好发部位分类

幕上肿瘤：①大脑半球：如胶质瘤、凸面脑膜瘤及转移瘤。②鞍区：如垂体瘤、颅咽管瘤、异位松果体瘤。③脑室内：室管膜瘤、脉络丛乳头状瘤。④前颅凹与中颅凹底：如嗅沟脑膜瘤、蝶骨嵴脑膜瘤、鞍旁脑膜瘤。

幕下肿瘤：①小脑半球：如胶质瘤、血管网织细胞瘤、转移瘤等。②小脑蚓部肿瘤：如髓母细胞瘤。③桥脑小脑角区肿瘤：如听神经瘤、脑膜瘤及胆脂瘤。④脑干肿瘤：如胶质瘤。⑤第四脑室：如室管膜瘤。

3. 病理生理

肿瘤本身能侵犯并破坏正常组织，引起感觉、运动与认知功能障碍；又因肿瘤的占位效应，如脑水肿、脑脊液循环阻塞、硬脑膜静脉窦阻塞或脑脊液吸收障碍等，造成颅内压增高，对脑组织、脑神经与脑血管产生压迫症状，甚至出现脑疝。脑肿瘤疾病的严重性取决于肿瘤的大小、位置、生长速度和恶性程度。

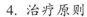

4. 治疗原则

（1）手术治疗

手术切除是首选的治疗手段。显微手术在神经外科的广泛应用，有助于切除肉眼难以识别的病理组织，且能避免损伤正常脑组织。近年来，超声吸引手术器（CUSA）与 CO_2 激光都已用于神经外科领域，为脑瘤切除创造了新的条件。

（2）降低颅内压

肿瘤所致的颅内压增高，是产生临床症状并危及患者生命的直接原因。因此，降低颅内压在颅内肿瘤的整个治疗过程中始终是中心问题，常用脱水治疗、激素治疗、冬眠低温治疗、脑脊液外引流等，以缓解症状，争取治疗时间。

（3）放疗

适用于肿瘤位于重要功能区或部位深不宜手术、患者全身情况差，而不允许手术及对放射治疗较敏感的颅内肿瘤。

（4）化疗

化学药物治疗逐渐成为颅内肿瘤综合治疗的一部分。

（5）伽玛刀或 X 刀治疗

两者均是将普通放射原与立体定向计算机技术结合，在极高精度的条件下，经体表三维定位照射脑内肿瘤，使之变性坏死。对周围正常组织损伤极小。对位于脑内深部、吡邻重要功能区的肿瘤有很好的治疗效果。

（6）介入治疗

使用特殊的导管，在脑血管数字减影造影条件下，于术前将供血丰富的肿瘤血管予以栓塞，减少术中出血，或选择恶性肿瘤的供血血管，注射化学药物或（和）栓塞，使肿瘤生长受到抑制。

（7）其他治疗

如免疫治疗、中医药治疗等。

（二）护理评估

1. 健康史

询问有无肿瘤家族史，内外环境中有无生物、化学、物理等各种刺激因素，身体上有无原发性癌肿。

2. 身体状况

（1）颅内压增高

90%以上的患者可出现颅内压增高症状和体征，通常呈慢性、进行性加重过程。若未得到及时治疗，重者可引起脑疝，轻者可引发视神经萎缩，约80%的患者发生视力减退。

（2）定位症状与体征

是肿瘤所在部位的脑、神经、血管受损害的表现。因肿瘤的类型、部位不同对脑组织造成的刺激、压迫和破坏各异。这一类症状与体征可反映脑瘤的部位所在，因而称之为定位症状。

（三）护理诊断及相关合作性问题

①疼痛：与肿瘤侵犯神经、颅内压增高和手术切口有关。

②体液不足：与呕吐、尿崩症、应用利尿脱水药等有关。

③营养失调：低于机体需要量与肿瘤消耗、呕吐、放疗和化疗等有关。

④有受伤的危险：与感觉、运动、视力障碍等有关。

⑤有感染的危险：与机体免疫力降低，放疗或化疗造成骨髓抑制有关。

⑥焦虑、恐惧：与疾病威胁、害怕手术、担心预后等有关。

⑦潜在并发症：有脑疝的可能。

（四）护理目标

①患者疼痛缓解，舒适感增强。

②患者体液维持平衡，尿量正常。

③营养状况得到改善，体质增强。

④患者日常生活需求得到满足，无意外伤害发生。

⑤感染危险降低到最低限度。

⑥患者正视和接受病情，获得精神支持，情绪改善。

（五）护理措施

1. 观察病情

颅内肿瘤常引起颅内压增高而发生脑疝，可危及生命。因此，重点观察生命体征、意识和瞳孔等变化。

2. 生活护理

①体位：安置患者斜坡位，有利于静脉回流，降低颅内压，减轻疼痛。

②休息：提供安静舒适环境，适当活动与休息，如癫痫发作应卧床并加床栏保护，切忌用力按压或约束肢体，以免发生骨折；防止癫痫发作引起窒息，下床活动时注意安全。

③饮食：能进食的患者应说明加强营养的重要性，鼓励患者进食高蛋白、高维生素、高碳水化合物的清淡、易消化饮食，以增进营养。有呛咳或进食困难者，可采用鼻饲或全肠外营养支持。必要时，输血或输清蛋白等。

④基础护理：适时提供皮肤、口腔护理及生活上的照料。

⑤避免诱发颅内压增高的因素。

3. 治疗配合

（1）降低颅内压

①协助医生做脑脊液体外引流，以缓解颅内压，但排放速度不可过快，防止颅内压骤减而造成脑室塌陷或桥静脉撕裂，从而引起颅内出血。②脱水治疗时，应观察有无水、电解质失衡征象。③低温疗法时，要控制好降温的速度。加强护理，严密观察病情变化，预防并发症。④用激素者须注意防治感染。

（2）减轻放、化疗的毒性反应

①放射治疗患者常出现全身反应，如虚弱、乏力、头痛、头晕及厌食等，可在照射后静卧半小时。注意保护照射野皮肤，加强营养，补充维生素 C、维生素 B_6 或复合维生素 B。②化疗后可出现颅内压升高、骨髓抑制、消化道反应、剥脱性皮炎等，故在化疗时辅以降颅内压药，并根据患者反应给予适当处理。鼓励患者坚持完成治疗计划。

③保持呼吸道通畅：随时清除口腔分泌物及呕吐物，不能自主排痰者应及时吸痰，雾化吸入。必要时，行气管切开并按气管切开常规护理。

④尿崩症处理：应定期监测电解质、血气分析，准确记录 24 h 出入液量。及时发现和处理水、电解质和酸碱失衡。

4. 心理护理

找出焦虑、恐惧的原因，以热情的态度、温和的语言与患者接触，建立良划好的护患关系；鼓励患者说出内心感受和最关心的问题；提供治疗信息；对患者表现出的各种心理和行为反应表示理解；向患者介绍国内外颅内肿瘤治疗的进展和成功的典型病例，给患者以心理支持。

5. 术前准备

注意颅内压升高者术前不可灌肠。

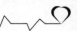

6. 术后护理

（1）体位

全麻未醒者，取侧卧位或平卧头偏向一侧，有利于呼吸道通畅；意识清醒后，取头高半卧位，以利于颅内静脉回流；小脑幕上开颅术后，应卧向健侧或取仰卧位，避免切口受压；小脑幕下开颅术后，早期宜无枕侧卧或侧俯卧位；体积较大肿瘤切除后，因颅腔留有较大空隙，24 h 内手术切口部位应保持在上方，避免突然翻动时脑和脑干移位，引起大脑上静脉的断裂、硬脑幕下出血或脑干的功能衰竭。

（2）观察病情

重点观察意识状态、生命体征及瞳孔的变化。注意观察切口敷料及引流情况。若敷料上渗出液为黄色，可能有脑脊液漏出，应及时通知医生处理。脑脊液外漏者取半卧位，抬高头部以减少漏液。为防止颅内感染，头部包扎使用无菌绷带，枕上垫无菌治疗巾，并经常更换。定时观察有无浸湿，并在敷料上标记浸湿范围，评估渗出程度。

（3）保持呼吸道通畅

鼓励患者做深呼吸及有效地咳嗽排痰，协助翻身拍背，雾化吸入，并给予氧气吸入。

（4）营养

清醒患者吞咽反射恢复后，即可进食流质饮食，并指导患者摄取足够营养。较大的脑手术或全身麻醉术后患者有恶心、呕吐或消化道功能紊乱时，术后可禁食 1~2 天。颅后窝手术或蜗神经瘤手术后，因舌咽、迷走神经功能障碍而发生吞咽困难、饮水呛咳者，术后应严格禁食、禁饮，采用鼻饲供给营养，待吞咽功能恢复后逐渐练习进食。术后长期昏迷的患者，主要经鼻饲提供营养，不足者可经肠外途径补充。鼻饲后勿立即搬动患者，以免引发呕吐和误吸。

（5）控制脑水肿

脑手术后均有脑水肿反应，故术后补液宜控制在成人每天 1500~2000 mL。在使用利尿脱水药时，要注意水、电解质的平衡。若有额外丢失，如气管切开、脑室引流、呕吐、高热、大汗淋漓等应酌情补足。因此，须定期监测电解质、血气分析，准确记录 24 h 出入液量。

（6）并发症的观察和护理

①出血：颅内术后出血是最危险的并发症，多发生于术后 24~48 h 内。术后出血的主要原因是术中止血不彻底或电凝血痂脱落，也可因患者呼吸道不畅、二氧化碳蓄积、不安、用力挣扎等引起颅内压骤然增高，进而引发出血，故术后应严密观察患者生命体识、瞳孔的变化，避免增高颅内压的因素。一旦发现患者有颅内出血征象，应及时报告并做好再次手术止血的准备。②感染：常见的有切口感染、脑膜炎及肺部感染。须关注发热的时

间，有无头痛、呕吐及意识障碍，脑脊液检查白细胞是否增加及有无浑浊等。切口感染常发生于术后3~5天，患者感切口疼痛缓解后再疼痛，局部有明显的红肿、压痛及皮下积液表现，头皮所属淋巴结肿大压痛。脑膜炎常发生于术后3~4天，患者外科热消退之后再次出现高热，或术后体温持续升高，伴头痛、呕吐、意识障碍，甚至出现谵妄和抽搐，脑膜刺激征阳性，腰椎穿刺见脑脊液混浊，甚至为脓性，细胞数增加。肺部感染多发生于术后1周左右，患者全身情况差，伴呼吸道症状。预防手术后感染的主要方法是严格无菌操作，常规使用抗生素，加强营养支持及基础护理。③中枢性高热：系下丘脑、脑干病变或损害引起，多于术后48 h内出现，体温高达40 ℃以上，同时伴意识障碍，瞳孔缩小，脉搏过快，呼吸急促等自主神经功能紊乱症状。中枢性高热一般物理降温无效，须及时采用冬眠低温治疗。④尿崩症：主要发生于鞍上手术后，如垂体腺瘤、颅咽管瘤等手术累及下丘脑，影响抗利尿激素分泌所致。患者出现多尿、多饮、口渴，每天尿量超过4000 mL，尿比密（比重）低于1.005。在给予垂体后叶素治疗时，应准确记录24 h出入液量，根据尿量的增减和血清电解质含量调整用药量。多尿期间须注意补钾，每1000 mL，尿量补充1 g氯化钾。⑤顽固性呃逆：常发生在第3~4脑室或脑干手术后患者。对呃逆伴胃胀气或胃潴留患者，应安置胃管抽空胃内容物，还可通过压迫眼球或眶上神经，捏鼻、刺激患者咳嗽等，以遏制呃逆。⑥癫痫发作：多发生在术后2~4天脑水肿高峰期，因术后脑组织缺氧及皮质运动区受激惹所致。当脑水肿消退、脑循环改善后，癫痫常可自愈。对拟做皮质运动区及其附近手术的患者，术前常规给予抗癫痫药物预防。癫痫发作时，应及时给予抗癫痫药物控制，注意保护患者，避免意外受伤。⑦胃出血：下丘脑及脑干受损后可引起应激性糜烂、溃疡、出血。患者呕吐大量血性或咖啡色胃内容物，并伴有呃逆、腹胀及黑便等症状。出血量多时可引发休克。可给予抑制胃酸药预防，一旦发现胃出血，应立即放置胃管，抽净胃内容物后用小量冰水洗胃，经胃管或全身应用止血药物，必要时输新鲜血。

（7）镇静止痛

切口疼痛术后24 h内最剧烈，给予一般止痛药可奏效；颅内压增高所引起的头痛，多发生在术后2~4天脑水肿高峰期，须依赖脱水、激素治疗降低颅内压，头痛方能缓解；术后血性脑脊液刺激脑膜引起的头痛，可于术后早期行腰椎穿刺引流血性脑脊液，以减轻脑膜刺激症状，还可降低颅内压，直至脑脊液逐渐转清，头痛自然消失。应注意脑手术后不论何种原因引起的头痛，均不可轻易使用吗啡和哌替啶。因此类药物有抑制呼吸的作用，吗啡还有使瞳孔缩小的不良反应，影响临床观察。

7. 健康指导

嘱患者增进营养，注意休息，保持乐观情绪；向患者说明放疗和化疗的目的、方法、

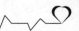

时间、疗程及治疗对机体的负面影响，并指导如何应对；说明手术后继续治疗的重要性和方法，随访的重要性、时间和地点；加强功能锻炼，康复训练应在病情稳定后早期开始，包括肢体的被动及主动运动、语言能力及记忆力的恢复，教会患者及家属自我护理的方法，加强练习，尽早、最大限度地恢复功能，以恢复自理及工作能力，力争尽早回归社会。

第八章 妇产科常见疾病护理

第一节 妇科常见疾病护理

一、经期疾病

（一）经期保健

妇女的一生中，约2/3年龄段都有月经来潮，经期保健是防止月经不调及妇科疾病的重要措施。

1. 保持外阴部清洁

月经期间要勤换卫生巾，内裤要在阳光下暴晒消毒。因经血是良好的培养基，大量繁殖的细菌可经开放的宫颈口处进入子宫、输卵管及盆腔，引起子宫内膜炎、输卵管炎及盆腔炎等，严重影响妇女的身心健康。

2. 适当休息

妇女经期注意休息，防止过度劳累及剧烈活动；饮食宜清淡，避免辛辣等刺激性食物，勿饮酒。

3. 预防感染

妇女经期应避免接触冷水、洗冷水浴、盆浴、阴道冲洗、坐浴及游泳，以防逆行感染。冷刺激可使血管收缩、卵巢功能紊乱，引起月经不调。经期禁止性生活，以防逆行感染。

（二）月经期不适的护理

1. 月经期水肿

由于经期体内激素变化引起面部、脚踝水肿，重者有小腿、手及上肢的水肿。轻度的经期水肿可不做任何处理，月经过后水肿可自然消退。严重水肿（如小腿、足、手水肿）

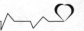

且感不适者，应在月经来潮前，减少钠盐摄入，饮食宜清淡。睡眠时抬高头部，减少站立体位，必要时口服小剂量的利尿剂。

2. 经前期不适

经前期不适主要是由于孕激素水平增高而引起类似早孕反应的症状，如疲倦、腹胀、背痛、乳房胀痛、恶心、阴道分泌物增多等。一般无须处理，当月经来潮时自觉症状会突然消失。注意休息及情绪的调整，饮食宜清淡，注意维生素的摄取，如多食用新鲜的水果、蔬菜。

3. 异位月经

又称子宫内膜异位症，即子宫内膜生长在子宫腔以外的身体各部位。最常见的部位有鼻黏膜，表现为月经期间的鼻出血，也叫倒经，也可发生在皮肤、脐孔、外耳道、眼睑等处。一般无须处理，重者要对症处理，局部压迫止血，鼻出血者可填塞鼻孔压迫止血，也可用催产素滴鼻，使血管收缩止血，也可冷敷止血。必要时可口服或注射止血药，当出血量多时应及时就医。

4. 排卵期出血和腹痛

此症与卵巢排卵有关，表现为两次月经中期轻微的下腹痛，部位左右不一，持续时间长短不一，有一过性的，也有持续时间较长的，可伴有少量的阴道出血。排卵期出血为一种生理现象，应解除顾虑，一般无须特殊治疗，适当休息后症状即可缓解。腹痛严重时，通过休息后症状无明显缓解者，可口服止痛药。

（三）功能失调性子宫出血

功能失调性子宫出血简称功血，为妇女的常见病和多发病。功血是由于调节女性生殖的神经内分泌机制失调而引起的异常子宫出血，生殖器并无器质性病变。功血表现为子宫不规则出血，月经周期紊乱，经期延长，出血时多时少，甚至大出血。有时先有停经，然后发生不规则的阴道出血，血量往往较多，持续时间长。多数病人出现贫血，甚至发生失血性休克。功血可分为排卵性和非排卵性，但大多数为非排卵性功血。

功血妇女多伴有贫血，应加强营养，多食含铁、高蛋白质、高热量及高维生素食物，如动物肝脏、新鲜的绿叶蔬菜、水果、鸡蛋、豆制品等。经期应避免过度劳累及剧烈运动，保证足够的休息。出血量较多且持续时间较长者，应注意经期卫生，可口服止血药如氨甲苯酸片，同时服用抗生素预防感染。对出血量多、服止血药无效妇女，且出现面色苍白、脉搏快、血压下降症状时，应及时就诊。

（四）闭经

闭经是指女子年满 16 周岁，月经未来潮或曾建立正常月经而停止 6 个月无月经来潮者，可分为生理性和病理性闭经两大类。青春前期、妊娠期、哺乳期及绝经后期为生理性闭经，无须治疗。无上述原因且 6 个月月经未来潮者属病理性闭经，也称继发性闭经。继发性闭经的原因十分复杂，治疗也非常棘手，应先查明原因，再对因治疗，效果较佳。

①解除思想顾虑，适当进行体育锻炼，充分发挥人体内在因素，促进机体恢复正常的生理功能，达到调经的目的。

②加强营养。妇女身体过度消瘦、营养不良、严重贫血，也可导致闭经。多食高热量、高铁、高蛋白、多种维生素、富含矿物质的食品，如谷类、豆类、动物蛋白（鱼、肉）、新鲜蔬菜、水果等。肥胖妇女则进食低热量、富含维生素和矿物质的食品。

③因环境变迁、气候变化、生活不规律而引起的闭经，应解除思想顾虑，尽快适应新环境，生活规律后月经即可来潮。

④月经受人体内分泌的调节，情绪激动、外界的刺激、精神压力过重，都可能导致闭经。妇女注意心理调整，解除精神紧张及压力，舒适、规律生活，即可缓解闭经。

⑤如因口服避孕药及其他药物、接触放射线等原因引起的闭经，停药或原因去除后月经即可恢复。

⑥卵巢内分泌系统疾患导致的闭经，应由医生正规治疗。

（五）原发性痛经

痛经分为原发性和继发性两种。后者多见于成年妇女，有器质性病变。前者多见于 15～25 岁女性，无器质性病变，主要表现为：月经来潮前后和月经期间出现下腹部疼痛、下坠、腰酸或其他不适等。多数患者症状较轻，不影响日常工作。有少数患者可出现较严重的症状，除下腹部疼痛剧烈外，常伴有尿频、尿急、肛门坠胀。严重者可出现恶心、呕吐、头晕、乏力、面色苍白等症状，疼痛可放射到腰骶部和大腿内侧。疼痛发生一般最早出现在经前 12 h，经期的第 1 天剧烈，持续 2～3 天缓解。未婚女子出现上述症状者，基本可以认为是原发性痛经。已婚妇女应去医院就诊，排除器质性病变。

①痛经是由多种因素引起，应重视心理治疗。月经期轻度的腹痛和不适是生理反应，无须精神紧张、恐惧、焦虑。疼痛剧烈时，及时就诊，对症处理。

②轻度的痛经患者，可适当参加一些娱乐活动，分散注意力，使身心放松，有利于疼痛的缓解或症状减轻。

③注意经期卫生，适当休息，经期勿洗冷水浴，勿做剧烈运动。加强营养，调整饮

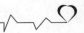

食，避免辛辣食物、冷刺激，勿饮酒吸烟。

二、女性生殖系统炎症

（一）滴虫性阴道炎

滴虫性阴道炎由阴道毛滴虫感染引起。滴虫可以通过性交引起感染，也可以通过接触滴虫携带者或患者的浴具间接感染。滴虫不仅寄生于阴道、子宫颈，也寄生于尿道下部。患者白带呈黄色或黄绿色，有泡沫，伴腥臭味及外阴瘙痒。感染尿道时可引起尿频、尿痛，甚至血尿。全身治疗可口服甲硝唑，一日 3 次，7 日为一疗程，局部治疗可在阴道放入甲硝唑，睡前放入，10 日为一疗程，效果较好，但孕期禁用。

①注意个人卫生：避免使用公共浴盆、浴具和公共场所的坐式马桶，妇科医疗器械应严格消毒。

②防止重复感染：内裤、毛巾、浴巾等煮沸消毒 5～10 分钟，以便杀灭病原体。用 84 消毒液擦拭浴位、坐便器等物品，防止感染。

③坚持治疗：夫妇双方坚持服药、定期检查，以确保彻底治愈。

④按时复查：滴虫性阴道炎的治愈标准为，经全身治疗和局部治疗后，连续 3 次于月经干净后复查白带，均无滴虫感染。于每月月经干净后复查，连查 3 次。

（二）真菌性阴道炎

真菌性阴道炎是由于感染白色念珠菌而引起的阴道炎症，主要表现为外阴瘙痒、灼痛。严重者可坐卧不安，白带增多，呈白色豆渣样；感染尿道可有尿频、尿痛。治疗主要应用抗真菌的抗生素，可用达克宁栓阴道放药，7 日为一疗程；口服制霉菌素、斯皮仁诺效果较好。

已婚夫妇应注意卫生，勤换内裤，用过的内裤、盆、毛巾等物品应用开水烫洗，以防止交叉感染，同时积极治疗肠道真菌感染。

①一般于睡前放药于阴道深处，以防药物掉出。放药前应彻底清洗双手，以防细菌感染而加重病情。

②由于真菌适宜生存在阴道酸性环境中，因此，可用 2%～4% 碳酸氢钠溶液每日清晨阴道冲洗，以改变阴道内的酸碱度，而达到治疗目的。

③反复感染真菌的妇女应积极查血糖、尿糖，积极治疗糖尿病。在允许的情况下，停用广谱抗生素、激素及避孕药，以达到彻底治愈、防止复发的目的。

④用药高剂量、足疗程。治疗后反复多次检查白带，若检查再次为阳性者，应继续治

疗一疗程，口服杀菌药和局部阴道放药联合应用。

由于体质虚弱、免疫力低下、B 族维生素缺乏的妇女多发生真菌感染，因此，要多食新鲜蔬菜、水果，加强锻炼、增强体质，以提高机体免疫力，有效预防真菌感染。

（三）老年性阴道炎

老年性阴道炎又称萎缩性阴道炎，多见于绝经后的妇女，也可见于卵巢切除术后及哺乳期妇女。发病原因不是外界细菌的感染，而是阴道自净和防御机能的减弱。主要表现为阴道分泌物增多，呈淡黄色，有时水样，甚至为血脓性，有腥臭味；有外阴瘙痒，阴道干涩、灼痛；病变累及尿道、膀胱时，可出现尿频、尿急、尿痛等症状。主要应用抗生素治疗，如甲硝唑、诺氟沙星等，炎症较重者可用小剂量雌激素局部治疗。

1. 一般护理

保持外阴清洁，必要时每晚清洗外阴，并备专用毛巾和专用盆，定时暴晒毛巾和用品，防止感染。绝经后老年性阴道炎妇女，应排除其他疾病后方可进行治疗，以免延误病情。适当锻炼，增强体质，补充维生素 A 和维生素 B 族，多食蔬菜、水果等。

2. 局部用药

绝经期、哺乳期老年性阴道炎妇女，为增强阴道黏膜的抵抗力和自然防御作用，可用 1：5000 高锰酸钾溶液冲洗阴道。

（四）宫颈炎

宫颈炎妇科疾病中最常见，与妇女宫颈癌有一定的相关性。宫颈炎多发生于产后感染、流产后感染或手术损伤宫颈等情况，常与滴虫、真菌感染同时发生。慢性宫颈炎多发生在急性宫颈炎之后，亦可由于分娩以及难产手术、流产时的扩宫、刮宫或其他手术操作，宫颈裂伤所致。宫颈炎主要表现为白带增多，呈乳白色、淡黄色或脓性、黏稠呈豆渣样；有少量阴道流血；若出现腰酸腹痛，可能有炎症向周围组织扩散；有的妇女表现下腹胀和尿频等症状。排除宫颈癌的可能后，再局部治疗，有物理疗法（包括电熨法、激光、冷冻疗法）和药物疗法。

1. 预防

流产后或产褥期防止感染，在医生的指导下用药。同时 1 个月内禁止性生活。

2. 激光、冷冻治疗

宫颈炎、宫颈糜烂的激光、冷冻治疗，应先排除急性生殖器炎症，于月经干净后 3~7

日内进行。

3. 注意事项

冷冻治疗后 4~6 h 开始，阴道会有水样分泌物。

3~4 天分泌量达最高，每天流出 200~300 mL 液体，无异味，可持续 1 个月。待宫颈痂皮脱落后，水样分泌物减少，痊愈后即消失。患者术后应卧床休息 3~5 天，减少活动。术后 4~8 周禁止性生活、盆浴和阴道冲洗。术后一般有少量血丝，可呈鲜红色，当出血量增多似月经时，应及时就诊。冷冻治疗时或冷冻治疗后，有少数妇女可感下腹轻微疼痛，可能因刺激子宫收缩而引起，治疗结束后不久便消失。

（五）子宫内膜炎

子宫内膜炎是妇科常见病、多发病。临床症状为月经过多，经期紊乱及白带增多，呈脓性或脓血性，伴有下腹部重坠感、钝痛感，可有全身症状（如畏寒、发热等）。

1. 休息

患者卧床休息，取半卧位，有利于宫腔内分泌物引流；热敷下腹部，可促进炎症吸收，达到止痛作用。疼痛剧烈者，可酌情应用止痛剂。

2. 饮食护理

给予易消化、高热量及高蛋白、富含多种维生素的半流饮食。不能进食者，应从静脉补充营养及水分，防止水、电解质及酸碱平衡紊乱。

3. 对症护理

宫颈癌经放疗后，常会引起严重的子宫内膜炎。因此，放疗前后应严格控制宫腔内的感染，保持宫颈管通畅。人工流产术和产后应注意阴道流血的性状、气味，若有腐臭味应控制炎症，防止扩散。流产、宫颈电烙术后，应避免过早性生活及高压阴道灌洗，以防逆行感染，引起子宫内膜炎。已存在炎症者，避免多次盆腔检查和宫腔内操作，以免炎症扩散。

4. 保持大便通畅

排便可减轻盆腔充血，并有利于体内毒素的排出。养成每日排便的良好习惯，必要时可应用小剂量缓泻剂（如酚酞、番泻叶等），但不宜用硫酸镁等强泻剂。

（六）外阴瘙痒

外阴瘙痒是多种妇科疾病和全身疾病的一种外在表现，多见于中年妇女。瘙痒严重时，可使妇女坐卧不安，影响生活和工作。

精神紧张是引起外阴瘙痒的主要原因，还有过度疲劳、妊娠期及月经前期外阴充血等原因。注意经期卫生，防止经血、汗液、尿液等长期刺激外阴，保持外阴清洁、干燥。瘙痒时勿用手抓挠，清洗外阴时勿用化学洗剂、肥皂、热水烫洗等，正确的方法是用清水清洗外阴部。给予富含维生素和矿物质的食物，忌辛辣和过敏性食物，戒烟酒。感染引起的瘙痒，除用药物抗感染外，内裤、毛巾等物品应煮沸消毒，防止重复及交叉感染；阴虱引起瘙痒者，应灭虱并剃净阴毛。

（七）盆腔炎

盆腔炎是指发生于女性内生殖器及其周围结缔组织的炎症，包括输卵管炎、卵巢炎、附件炎和阴道周围组织的炎症，也包括膀胱周围炎和直肠周围炎。主要病因有产后和流产后感染，不良的经期卫生习惯，机体免疫力低下也可发生盆腔炎。

1. 症状

急性起病时有下腹痛，伴发热；严重时可有寒战、高热、腹痛。若有脓肿形成，可有局部压迫刺激症状，刺激膀胱，产生尿频、尿急、尿痛等症状；若刺激直肠，可出现里急后重、排便困难的症状。慢性盆腔炎全身症状多不明显，可有下腹坠胀、疼痛及腰骶部酸痛，常于劳累、性交后及月经前后加剧，也可造成输卵管粘连而继发不孕，盆腔淤血可致月经增多；部分妇女可有神经衰弱的表现，易疲乏。

2. 治疗

合理使用抗生素，常用青霉素、氨基糖酐类抗生素、头孢类抗生素等，合用甲硝唑效果佳。

3. 护理

①卧床休息，取半卧位，使炎症分泌物聚集在盆腔最低部位，有利于炎症局限。若形成脓肿，从阴道后穹窿穿刺排脓。②适当锻炼，增强体质，劳逸结合，提高机体免疫力。③高热者应给予高热量、高蛋白、富含维生素的饮食，在医生指导下适当补充液体、电解质，纠正机体的失水及酸碱紊乱。便秘者可用盐水或肥皂水灌肠。④妇女产后或流产后，宫腔内残留有胎盘、胎膜时，必须在有效控制感染的情况下，清除宫腔残留物。手术后预防性应用少量抗生素。⑤在宫腔操作前，应积极控制盆腔和生殖道的炎症，用0.1‰新洁尔灭溶液灌洗阴道3~5次。⑥若患有阑尾炎、腹膜炎及盆腔内其他脏器的炎症，应及时治疗，防止炎症扩散、蔓延而致盆腔炎。⑦采用超短波理疗、温水阴道灌洗等方法，促进盆腔血液循环，有利于炎症的吸收、消散。用中药金刚藤保留灌肠，每晚1次，效果

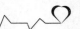

较好。

（八）子宫肌瘤

子宫肌瘤是女性常见的良性肿瘤，30~50岁妇女多发。原因可能与体内雌激素水平过高或长期刺激有关，发病率较高，一般20%的妇女都有不同程度的子宫肌瘤。子宫肌瘤的主要表现是月经的改变，经期延长，经血增多，也可有不规则的阴道流血，甚至大出血而休克。因月经量增多，反复出血，可致贫血。壁间肌瘤或浆膜下肌瘤，月经改变不明显，可在洗澡时或偶尔触及腹部包块。育龄期妇女，因肌瘤使子宫腔变形，压迫输卵管，妨碍受精卵着床可致不孕。较小肌瘤且无临床症状者，可定期门诊复查。对于较大子宫肌瘤或肌瘤虽小，但临床症状明显者，应行手术治疗。

1. 心理护理

子宫肌瘤是妇女的常见病、多发病，应解除心理压力，以积极乐观的态度配合治疗。

2. 早发现、早治疗

30~50岁的妇女应定期进行妇科检查，最好每半年一次，以便及早发现疾病。如有月经的改变或不明原因的阴道流血，应随时就医。

3. 手术时机选择

已发现的子宫肌瘤，如果肌瘤大小在2个月妊娠子宫之内，症状较轻，年龄接近绝经期，可暂缓手术治疗，应3~6个月复查一次。如肌瘤生长过快，则须手术切除。如果肌瘤增大到两个半月妊娠子宫时，应行手术治疗。

4. 手术后护理

①手术后去枕平卧6~8 h，头偏向一侧，防止呕吐物吸入肺内引起窒息。②伤口压沙袋4~6 h，注意伤口有无渗血、渗液，如有异常情况，及时报告医生。③伤口疼痛时，可根据医嘱应用止痛药。④监测血压、脉搏、呼吸、体温，术后保留尿管24 h，并保持尿管通畅。拔除尿管4~6 h后，应自行排尿一次。⑤术后次日晨取半卧位，促使炎症局限，术后24 h后应下床活动，预防肠粘连。起床、下床、翻身、行走时动作宜缓慢，以防头昏（直立性低血压）及肠扭转。⑥暂禁饮食，待排气后可进半流食（如粥、汤、面条等）。逐渐改为普食，每日应补充足够的热量生活，3个月内尽量减少性，3个月后则对性生活无特殊要求。注意外阴部的清洁卫生，防止阴道残端感染出血。一般每晚用0.1%新洁尔灭溶液擦洗外阴或用0.2 g甲硝唑放入阴道，如有出血征象及时就医。

（九） 卵巢肿瘤

卵巢肿瘤 20~50 岁妇女多发，可发生于任何年龄。起初可无症状，常在妇科检查时发现。当肿瘤增大超出盆腔时，患者可在下腹部扪及一包块。瘤体压迫邻近器官，可引起尿频和大便的改变。如为恶性肿瘤，则包块不规则且活动度差，常伴有腹胀和不同程度的腹水，晚期可有全身消瘦、贫血、发热等表现。卵巢肿瘤良性者手术可治愈；恶性者则以手术治疗为主，配合放疗、化疗等综合治疗。

1. 心理护理

良性卵巢肿瘤，手术治疗即可治愈。育龄妇女行一侧卵巢切除术后，不会影响生育能力及性功能，因此，患者应解除思想顾虑，积极配合手术。恶性卵巢肿瘤，由于科学的发展，医疗技术的不断提高，大大提高了该病的存活率。

2. 定期普查

20~50 岁的妇女应每年体查，以便及早发现妇科病。对已确诊的良性卵巢肿瘤，可根据瘤体的大小、患者的身体及生育要求等，在医生的指导下进行观察，每 3 个月门诊检查一次，同时行 B 超检查，并与以前的检查结果对比。如瘤体继续增大，则应手术治疗；如在观察期间，突然出现一侧下腹痛（与体位变换有关），且有恶心、呕吐、面色苍白、出冷汗等，可能是卵巢肿瘤蒂扭转，应立即到医院就诊，争取及早手术；如确诊为恶性肿瘤，应立即手术治疗。

（十） 不孕症

不孕症指育龄妇女婚后 2 年内，有正常的性生活而未怀孕者，其原因较复杂。如影响卵巢正常排卵的因素；精液的异常；卵子与精子不能正常结合成为受精卵，或受精卵不能正常进入子宫腔内着床；等等。

1. 测量基础体温

掌握性知识。通过测基础体温，学会预测排卵，选择受孕概率大的日期性交。在排卵前 2~3 日或排卵后 24 h 内性交，可增加受孕的机会，但性交次数不宜过频。测基础体温的方法：在保证每日 6~8 h 睡眠的前提下，每日清晨醒后，未做任何活动，舌下测体温 5 分钟，将所得的结果绘成曲线。若有排卵，体温图呈双相型，排卵前体温低水平，排卵后体温较排卵前高 0.3~0.5，直到月经来潮前降至低水平。

2. 积极治疗原发病

①夫妻双方应积极治疗内、外生殖器的炎症。因女性患阴道炎症时有大量的白细胞，

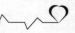

可消耗精液中存在的能量物质，降低精子的活力而影响受孕。宫颈及子宫内膜的炎症可产生浓稠性的黏液，阻碍精子进入宫腔而致不孕。盆腔及输卵管的炎症也可致不孕。男性生殖器的炎症，则影响精子的生成和排出而致不孕。②积极治疗全身代谢性疾病，如甲亢、甲减都会影响月经及排卵而致不孕，纠正营养不良和贫血，戒烟，戒酒，积极治疗内科疾病。③因子宫颈肿瘤、宫颈息肉等而致宫颈管狭窄，妨碍精子正常运行者，应及时治疗。④已有输卵管炎症造成不通者，应在月经过后 3~7 天行输卵管抗感染治疗。⑤男性在少年期应积极防治腮腺炎、流感等，防止并发睾丸炎而致成年不孕；女性应预防腹腔结核并发输卵管不通。另外，男性应预防外生殖器的损伤。

3. 人工授精

人工授精是人工将男性的精液注入女性的生殖道（宫颈管内及管腔内），使女性妊娠的一种方法。根据精液来源不同，分为丈夫精液授精和供精者精液授精。前者用于男子性功能障碍（阳痿、尿道下裂），女方宫颈管狭窄，宫颈黏液有抗精子抗体者。后者适用于男方无精子症，或男方携带不良遗传因子（白血病、血友病等）的患者。

4. 试管婴儿

体外授精与胚泡移植，即试管婴儿。从妇女体内取出卵子，放入试管中培养一段时间，再与精子受精。发育到 8~16 个细胞胚泡时再移植到妇女子宫内，使其着床发育成胎儿，适用于因输卵管因素引起的不孕者。移植后的妇女应严格卧床休息 24 h，3~4 日内限制活动，14 日后做 β/HCG 测定，以了解孕卵是否着床，若成功则按高危妊娠加强监测管理。

第二节　产科常见疾病护理

一、妊娠期常见疾病

（一）流产

妊娠于 28 周末以前终止，胎儿体重在 1 kg 以下者，称为流产。发生于 12 周末以前者为早期流产，较多见；发生于 12 周末至 28 周末以前者为晚期流产。流产的主要表现为阴道流血和下腹疼痛，可分为 6 种类型，即先兆流产、难免流产、不全流产、完全流产、稽留流产、习惯性流产。基因异常引起的孕卵或胚胎发育异常，是早期流产的主要原因。另外，孕妇全身急慢性疾病，黄体功能不健全；生殖器官异常，如子宫发育不良、畸形、肿瘤；接触可能发生流产的有害物质，如放射线、工业汞、苯等，或使用了某些药物等；外伤、手术刺激、生殖道感染、母婴血型不合等，均可导致流产。

先兆流产的治疗原则为保胎，防止流产发展。难免流产是指流产不可避免，治疗原则为促使宫内妊娠物尽早排出，防止出血及继发感染。不全流产指部分妊娠物已排出体外，尚有部分残留在子宫腔内，治疗原则为尽快清除宫腔内残留组织，以控制出血。完全流产指妊娠物已全部排出，阴道流血及腹痛渐止，一般无须特殊处理。稽留流产指胚胎在子宫内死亡 12 日超过 8 周，但仍未自然排出者，治疗原则为尽早排出宫内妊娠物，防止并发症。习惯性流产指自然流产连续发生 3 次以上者，流产常发生于同一孕周，应保胎治疗。

1. 心理护理

流产孕妇大多数有情绪紧张、焦虑，因失去胎儿而自责、内疚。护理者应稳定产妇情绪，解除其思想顾虑，积极配合治疗。

2. 绝对卧床休息

流产保胎者，必须绝对卧床，避免引起大出血。

3. 严密观察病情

流产保胎者，如腹痛加重或出血增多，表示病情发展，应及时就诊。住院患者应保留会阴垫，出血多时立即报告医生。流产清宫后如阴道出血多于月经量，半个月后仍淋漓不尽，甚至有发热、腹痛时，及时就诊。

4. 饮食

加强营养，多吃蔬菜、水果，以利机体的康复，注意防止便秘。

5. 防止感染

保持外阴清洁，每日用 0.1%新洁尔灭溶液清洗，并使用消毒会阴垫。禁止盆浴 2 周，禁性生活 1 个月，以防止感染。

6. 生育指导

流产后无子女者，再次受孕至少在半年以后。

（二）异位妊娠

孕卵在子宫腔外植入发育者，称为异位妊娠，亦称宫外孕。主要表现为有短期停经史及早孕反应、阴道出血。当输卵管妊娠流产及破裂后，患者自感剧烈腹痛和大量内出血，出现面色苍白、脉搏细速、血压下降等。慢性输卵管炎是引起输卵管妊娠的常见原因。此外，输卵管发育异常，输卵管结扎术后再通，盆腔肿瘤压迫输卵管，孕卵游走等，均可影响孕卵在输卵管中着床发育。

①对于有停经史及早孕反应患者，如有一侧下腹胀痛或阴道流血，立即就诊。

②非手术治疗的患者，必须绝对卧床休息，避免变换体位、用力排便等增加腹压的动作，以免诱发活动性出血。

③暂禁饮食，因随时有手术可能。

④输卵管妊娠流产、破裂时，会有剧烈腹痛和大出血。患者平卧，立即送医院抢救。

⑤禁止盆浴和性生活1个月，以防止感染。

⑥对于无子女者，再次受孕至少在半年以后。

（三）前置胎盘

前置胎盘是妊娠期出血性疾病，严重威胁母子生命安全。胎盘附着于子宫下段或覆盖在子宫颈内门处，位置低于胎儿的先露部，称前置胎盘。前置胎盘分为完全性（中央性）前置胎盘、部分性前置胎盘、边缘性前置胎盘。

前置胎盘主要表现为妊娠晚期或临产时，发生无痛性反复阴道流血，偶有发生在妊娠20周者。出血时间早晚、量的多少与前置胎盘的类型有关，胎盘覆盖宫颈内口越多，出血时间越早，血量也越多。病因目前尚不清楚，可能与产褥感染、多产、多次刮宫、剖宫产、胎盘面积过大、胎盘异常、受精卵滋养层发育迟缓等有关。

①前置胎盘的主要表现是反复阴道流血，患者常有恐惧、紧张、焦虑等心理反应，家属应关心、体贴患者，保持镇静，配合治疗。

②绝对卧床休息，以防因活动而引起大出血。家属应做好患者的床边生活护理，如饮食、大小便都应在床上进行，以保证患者的休息。

③饮食营养丰富、易消化，多吃新鲜蔬菜、水果，防止便秘。

④一旦确诊，严禁性生活。

⑤随时注意阴道出血情况，如出血较多，立即就诊。

⑥产妇注意休息，保持外阴清洁，每天用消毒液擦洗外阴。

⑦剖宫产术后2年后方可再孕，半年内不能行人工流产，应注意避孕。

（四）胎盘早期剥离

胎盘早剥是妊娠晚期一种严重的并发症，往往起病急、发展快，严重威胁母儿生命安全。主要表现为孕妇持续性腹痛和阴道流血，严重时有面色苍白、脉弱、血压下降等休克状态；胎儿多因严重内出血而发生宫内窘迫，甚至死亡。病因为重度妊高综合征、慢性高血压、慢性肾脏疾病、外伤、脐带过短、破膜时羊水流出过快、子宫静脉压突然升高等。

1. 心理护理

安慰患者，消除紧张心理。对失去胎儿或切除子宫的患者，家属应尽心劝导。

2. 卧床休息

绝对卧床休息。对病情较轻、需要观察的患者，家属进行护理。如须做检查时，用推车护送前往。

3. 对症护理

注意患者有无头晕、头痛、胎动异常等，有无腹痛、出血情况，保留会阴垫，以查看阴道出血量和凝血功能。如皮肤黏膜有出血点，或注射针眼、阴道流血不凝等，应告知医护人员。

4. 产后护理

产后患者保持外阴清洁，每天用消毒液擦洗外阴。剖宫产术后患者，2年后方可再孕，半年内不能行人工流产。

（五）妊娠剧吐

孕妇在早孕时有轻度恶心、呕吐、食欲不振、倦怠等症状，一般不影响健康，12周左右自行好转。少数孕妇反应严重，恶心、呕吐频繁，不能进食，体重下降，精神萎靡，体温升高，甚至发生脱水、电解质紊乱及代谢障碍等，甚至危及生命，称为妊娠剧吐。

1. 心理护理

家属应关心、体贴患者，积极配合治疗。

2. 创造良好的休养环境

给患者创造一个安静、舒适、清洁、通风的空间环境，卧床休息。待病情好转后，患者应下床适当活动。

3. 饮食护理

轻症患者，应少量多餐，禁食油腻和异味食物，多食清淡易消化的食物。重症患者，暂不进食，及时就诊。待呕吐好转后，进食少量流质食物。对于呕吐频繁、不能进食、疲乏无力、体温上升的患者，应及时就诊。

（六）妊娠高血压综合征

妊娠高血压综合征（简称妊高征），为妊娠特有的全身性疾病，多发生于妊娠20周以后。主要特征为高血压、蛋白尿和水肿。重症患者出现头痛、眼花、恶心等自觉症状（即先兆子痫），甚至抽搐、昏迷等，即为子痫。

妊高征严重威胁孕产妇和胎儿的生命安全，病因目前尚不清楚，主要与下列因素有关：孕妇年龄大，孕妇有慢性高血压、肾炎、糖尿病等病史，低蛋白血症者，体形矮胖者，羊水过多、双胎、巨大儿等，家族中有高血压史和妊高征史者。

1. 心理护理

患者对自身的血压升高、头痛、头晕等症状非常紧张，家属要精心照料患者。

2. 加强门诊检查

轻症患者每周门诊检查一次，适当减轻工作量，睡眠多取左侧卧位。中、重症患者绝对卧床休息，送医院治疗。

3. 饮食

食物中含有丰富的蛋白质、维生素、铁和钙等，不宜过咸，避免进食腌制食品，水肿严重者限制钠盐摄入。

4. 稳定情绪

患者保持良好的情绪，保证足够的睡眠等，如有头痛、头晕、眼花、恶心、呕吐等症状，及时就诊。

5. 子痫的护理

一旦患者发生抽搐、昏迷，立即平卧，头偏向一侧，防止窒息或吸入性肺炎。用毛布或手帕叠成条状，放在病人上下白齿间，以免唇舌咬伤。病人抽搐时切勿强行按压肢体，以免骨折。禁食、禁水，不用口服药。即使病人抽搐后暂时清醒，也不宜进食。一旦发生子痫，立即送医院治疗。

6. 产后护理

产妇卧床休息，保持安静环境；产后 24 h 内注意病情变化，防止发生子痫；重症患者产后不宜喂奶，待病情好转、稳定后再喂奶。对血压尚未正常的产妇，不要随意停药。定期门诊检查，防止转为高血压病。

（七）羊水过多

妊娠期羊水量超过 2 L 者，称为羊水过多。急性羊水过多时，孕妇子宫过度膨胀，腹部胀痛，呼吸困难，下肢和外阴水肿，不能平卧，多发生在妊娠 20~24 周。慢性羊水过多时，子宫逐渐膨大，孕妇能逐渐适应，多发生于妊娠 28~32 周。胎儿畸形、多胎妊娠、孕妇及胎儿的各种疾病、胎盘脐带病变等，均可导致羊水过多，30%为不明原因的羊水过多。

①胎儿多因畸形或早产而死亡率较高。孕妇有肝炎、贫血、糖尿病、遗传性疾病，应在医生指导下选择妊娠时间。

②患者卧床休息，少下床活动，防止胎膜早破。急性羊水过多有压迫症状者，可取半坐卧位。

③羊水过多者尽早到医院就诊，保胎或引产。

④孕期检查每周一次。

（八）过期妊娠

妊娠超过42周者，称为过期妊娠。过期妊娠的围产儿发病率和死亡率增高。由于胎盘老化，胎盘血流量减少，直接影响胎儿的氧气供应，胎儿易发生宫内窘迫，甚至死亡。

①孕妇认为"瓜熟蒂才落"，不愿接受人工终止妊娠的方法，会增加新生儿的发病率及死亡率。

②孕妇取左侧卧位，注意吸氧。

③遵医嘱进行各项检查，及早处理、结束分娩。

④产后加强新生儿护理，注意保暖。

⑤按摩子宫，帮助子宫收缩。注意外阴清洁，防止感染。

（九）妊娠合并心脏病

妊娠合并心脏病是高危妊娠的一种，以风湿性心脏病为最多见。妊娠期孕妇的血容量逐渐增加，于妊娠32~34周时达到高峰（增加35%），加重了心脏负担。由于子宫增大，膈肌上升，心脏左移，大血管扭曲，增加了心脏负担，易导致心脏病孕妇心力衰竭，特别是分娩期和产后最初3天。

1. 产前护理

①先征求内科医生意见，根据心脏功能情况、病因、病变程度考虑是否妊娠，不宜妊娠者严格避孕。②不宜妊娠者如已受孕，应在3个月内做人工流产。③如果可以继续妊娠时，按时产检，20周前每2周一次，20周后每周一次。心功能三级及以上者及早住院。④患者充分休息，每日睡眠至少10 h，中午卧床休息1 h。⑤妊娠4个月后，食盐摄入量每日不超过4~5 g，给予营养丰富、高蛋白、高热量、低碳水化合物、易消化、清淡饮食，补充足够的维生素、铁，如豆制品、瘦肉等。⑥多食新鲜蔬菜、水果，预防便秘。⑦孕期严禁性生活，保持会阴部清洁，预防感染和早产。⑧防止上呼吸道感染、贫血、妊高征。

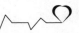

⑨预产期前 1~2 周住院治疗。⑩密切注意病情变化，如有心悸、气急、发绀、胸闷、咳嗽，休息时心率大于 110 次／分钟、呼吸大于 20 次／分钟，尿量减少时，及时就诊。

2. 产后护理

①产后 24 h 内绝对卧床休息，产后 3 天内密切观察心脏功能情况，分娩后至少观察 2 周方可出院。②产后保持外阴清洁，使用无菌会阴垫，预防感染。③心脏功能三级以上者不宜哺乳。④严格避孕，心功能三级以上者行输卵管结扎术。

（十）妊娠合并急性病毒性肝炎

病毒性肝炎有甲型、乙型、丙型、丁型、戊型等，以乙型肝炎最常见。患者妊娠和分娩会加重肝脏负担，易使病情恶化。肝炎可使早孕反应加重，易并发妊高征及弥散性血管内凝血，产后出血发生率也高。肝炎病毒可通过胎盘传染给胎儿，发生流产、死胎、死产、畸胎、早产、新生儿死亡等。

1. 防止传染

①加强营养，摄入富含蛋白质、碳水化合物和维生素的食物，如豆类、牛奶、瘦肉、谷类、水果、蔬菜等，增强抵抗力。②已患肝炎的育龄妇女应避孕，待肝炎痊愈后至少半年，最好 2 年后再妊娠。③妊娠期发现肝炎已不能终止妊娠时，进食低脂肪、高糖、高维生素的食物，宜少量多餐；注意休息，避免劳累，以防加重肝脏负担；同时，遵医嘱应用保肝药物。④分娩后注意新生儿隔离，不宜母乳喂养，防止婴儿受到感染。同时婴儿应用高效价乙肝免疫球蛋白（HBIG）或乙肝疫苗（HBvac），预防乙型肝炎病毒的母婴传播。⑤病人用品定期用紫外线照射，再用 0.2%~0.4%过氧乙酸擦拭或浸泡。

2. 防止出血

一定要遵医嘱用药。产后要帮助产妇按摩子宫，注意阴道流血情况。

3. 心理调适

妊娠合并肝炎的病人，往往会产生紧张、自卑感。家属应关爱产妇，积极配合治疗，按时服药，注意休息，加强营养，严格避孕。

二、分娩期异常

分娩过程能否顺利完成，取决于产力、产道、胎儿 3 个因素。3 个因素异常，导致分娩过程受阻，称为异常分娩。

（一）产力异常

产力包括子宫收缩力、腹壁肌和膈肌收缩力及肛提肌收缩力，以子宫收缩力为主。在分娩过程中，子宫收缩的节律性、对称性、极性不正常或强度、频率有改变，称为子宫收缩力异常。主要原因是头盆不对称、胎位异常、精神过度紧张、子宫畸形、子宫发育不良、子宫过度膨胀、内分泌失调等。

（二）产道异常

产道异常包括骨产道（骨盆）和软产道（子宫下段、子宫颈、阴道、外阴）的异常，以前者为多见。骨盆小或形态异常，可使胎儿在分娩过程中发生机械性梗阻，引起难产。

（三）胎儿异常

胎儿异常包括胎位异常、胎儿过大、畸形等，以胎位异常较为常见，包括臀位、横位。

（四）胎膜早破与脐带脱垂

胎膜在临产前破裂，称为胎膜早破。胎膜破裂后，羊水从阴道流出，可引起早产、感染及脐带脱垂。诱发因素为创伤，宫颈内口松弛，妊娠后期性交引起胎膜炎、下生殖道感染，多胎妊娠，羊水过多，胎位异常等。

胎膜破裂后，脐带脱出子宫颈口或阴道口外，称为脐带脱垂。脐带脱垂后，因脐带受压、血循环受阻，可导致胎儿宫内窘迫，甚至死亡。诱发因素为骨盆狭窄，头盆不对称，胎位异常，脐带过长，羊水过多等。

①孕妇注意个人卫生，预防下生殖道感染。

②妊娠最后 2 个月禁止性生活。

③孕妇不宜过于劳累，避免腹部受到撞击。

④宫颈内口松弛者卧床休息，行手术治疗。宫颈内口缝合者，在预产期前 2～3 周住院。

⑤胎膜破裂后，胎先露部未衔接者绝对卧床，以左侧卧位为宜，抬高臀部，防止脐带脱垂，并用推车立即送往医院。

⑥保持外阴清洁，每天用 0.1%新洁尔灭擦洗外阴 2 次，并用消毒会阴垫预防感染。

⑦宜富有营养、清淡、易消化饮食。

⑧脐带脱垂患者，脐带还纳，行剖宫产术。

（五）子宫破裂

子宫破裂是指子宫体或下段于妊娠晚期、分娩晚期发生裂伤，是一种严重的并发症。主要表现为子宫强直性收缩，产妇疼痛不安、呼吸急促、脉速、血尿、胎心音轻且快慢不一。如处理不及时，将发生子宫破裂，产妇突感剧烈腹痛。随即子宫收缩消失，出现面色苍白、出冷汗、脉细数、血压下降等休克征象，胎动停止，胎心音消失。原因为先露下降受阻，疤痕子宫，刮宫创伤，手术损伤，子宫收缩剂使用不当等。

①加强产前检查，及时纠正异常胎位，有剖宫产史或子宫切开手术史者，提前 1~2 周住院待产。

②计划生育，防止生育过多与多次刮宫，引起子宫肌纤维变性。

③急性疼痛时，产妇做缓慢、有节律深呼吸，分散注意力，以减轻疼痛，立即行剖宫产术。

④产妇注意保暖，取平卧位或头低位。

⑤严格避孕，2 年后方可再次妊娠。

（六）产后出血

胎儿娩出后 24 h 内出血量超过 500 mL 者，称为产后出血。原因主要是产后子宫收缩乏力，胎盘剥离不全，胎盘、胎膜不全，胎盘滞留，软产道裂伤，凝血功能障碍等。

①加强产前检查，不宜妊娠者及时在早孕时终止妊娠，积极治疗各种妊娠并发症。

②第一产程时，注意补充水分和营养，避免产妇过度疲劳，采用各种方法减轻疼痛。

③第二产程时，正确使用腹压，具体方法同分娩期护理。

④产后帮助产妇按摩子宫，以促进子宫收缩。

⑤产后半小时内，母婴皮肤接触，早吸吮。婴儿吸吮乳头可反射性引起子宫收缩，减少产后出血。

⑥产后 4~6 h 必须排尿一次，以免胀大的膀胱影响子宫收缩。

⑦注意外阴清洁，用消毒会阴垫，预防感染。

⑧积极配合医生找到出血原因，输血、输液，以利产后身体康复。

三、产褥期疾病

（一）产褥感染

产褥感染是指分娩与产褥期因生殖道创面受到致病菌的感染，引起局部或全身的炎症变化。一般在产后 3~7 天出现感染症状，轻者体温达 38 ℃左右，重者体温可达 39 ℃以上，伴有脉速、头痛、虚弱等全身中毒症状。外阴、阴道、子宫颈伤口感染时，局部可有红、肿、热、痛，甚至形成脓肿。急性子宫内膜炎、子宫肌炎最为常见，主要临床表现为恶露量多且混浊，子宫复旧不佳，甚至高热、下腹疼痛及压痛。病因主要是生产时无菌操作不严格，也可能是自体感染。

①加强孕期、分娩期和产褥期的个人卫生，妊娠晚期避免盆浴及性交，以预防感染。

②增强机体的抵抗力，给予高热量、易消化、富含丰富维生素的半流质饮食。

③每天测体温 1~2 次，体温在 38 ℃左右，恶露量多，有臭味，及时到医院就诊。

④卧床休息，产妇取半坐卧位，以利恶露引流，并注意子宫复旧情况。

⑤勤换会阴垫，观察恶露的量、性质、气味，以及子宫收缩情况。

⑥保持外阴清洁，用 0.1%新洁尔灭擦洗外阴，每日 2 次。伤口感染者局部理疗，促进血液循环，10 天后可用 1∶5000 的高锰酸钾溶液坐浴，每日 1 次，每次 20~30 min。

⑦下肢血栓性静脉炎患者，抬高患肢，局部保暖、热敷，以促进血液循环，减轻肿胀。急性期后，逐渐增加活动。

（二）晚期产后出血

分娩 24 h 后发生的子宫大出血，称为晚期产后出血。通常是产后恶露不净，多发生在产后数日，反复阴道出血或突然大量出血，产妇出现贫血、休克，甚至危及生命。病因：胎盘、胎膜残留最为常见，其次为子宫复旧不全，剖宫产术后子宫伤口裂开感染，绒毛膜癌、子宫黏膜下肌瘤均极罕见。

①产后加强营养，注意休息，按摩子宫，帮助子宫收缩。

②早期母乳喂养，以促进子宫收缩。

③密切观察恶露的性质、量、气味，出血较多立即到医院就诊。

四、避孕

避孕是用科学的方法，在不妨碍正常性生活和身心健康的条件下，使妇女暂不受孕。避孕方法有药物避孕、工具避孕，可根据具体情况采取不同的避孕措施。

（一）药物避孕

采用人工合成的雌、孕激素复合制剂进行避孕，避孕效果好，有效率可达99%，是目前较为理想的避孕方法。

1. 短效口服避孕药

常用药物有复方炔诺孕酮片（避孕片一号）、复方甲地孕酮片（避孕片二号）、复方18-炔诺孕酮片。从月经第5天开始，每晚服1片，连服22天，不能中断。如果漏服，次日晨补服1片。

2. 长效口服避孕药

常用药物有复方18-炔诺孕酮、复方炔雌醚-氯地孕酮、复方炔雌醚-氯地孕酮-18炔诺孕酮。月经来潮第5天开始服第1片，第10天服第2片，以后按第1次服药日期每月服1片。

3. 长效避孕针

所用药物为避孕针一号。月经来潮第5天肌肉注射2支，或第5天和第12天各肌肉注射1支，以后每月月经第10~12天肌肉注射1支。

4. 速效避孕药

①炔诺酮：每片5毫克，于房事当晚开始，每晚服1片，连服14天。②18一甲基炔诺酮：每片3毫克，前1~2天开始每天服1片，其余同炔诺酮。③甲地孕酮：房事前8小时服1片，当晚再服1片，以后每晚服1片，末次房事次晨加服1片。④事后探亲片（53号避孕药）：性交后立即服1片，次晨加服1片，服药时间不受月经周期限制，也无须连续服药。由于该药副反应发生率较高，多作为紧急补救措施。

5. 避孕药的副作用及处理

①类早孕反应：雌激素可刺激胃黏膜，引起恶心、呕吐、食欲不振等。一般服药1~3个月可自然消失，症状较重者可服维生素 B_6，对症处理。②服药期出血：服药期阴道有不规则少量出血，称为突破性出血。如发生在月经前半周期，可加服炔雌醇1~2片。如发生在后半周期或出血量较多，应停药，作为月经来潮处理，停药后第5天再重新服药。③月经量减少：服药后由于雌激素量较少，子宫内膜变薄，可引起月经量减少，对月经过多、痛经患者可起到治疗作用。如出现连续3个月闭经，予以停药，改用其他避孕方法，并用雌孕激素疗法恢复月经来潮。④其他：部分妇女服药后，体重会增加，皮肤有色素沉着。

6. 护理

①掌握适应证和禁忌证：肝炎、肾炎、严重高血压、子宫肌瘤、乳房肿块等患者均不宜使用避孕药，应采取其他避孕方法。哺乳期妇女，在产后6~8个月后再使用避孕药，因药物可影响乳汁分泌及营养成分。②药物的保管：药物放在阴凉干燥处保存，潮解可影

响避孕效果，不宜再服用。③不要随意停药：应用长效针剂避孕药者，停药后再用短效口服避孕药 3 个月，以免引起月经失调。④药物禁忌：不宜同时使用利福平、苯巴比妥、非那西汀、呋喃妥因、氯霉素、氨苄青霉素等，以免影响避孕效果。

（二）工具避孕

工具避孕是利用工具阻止精子进入阴道或子宫腔，或改变子宫腔内环境，从而达到避孕的目的。目前女用宫内节育器，男用避孕套。

1. 宫内节育器

宫内节育器具有安全有效、简便经济，一次放置数年或十几年有效，取出后不影响生育的优点，为广大妇女所接受。宫内节育器包括不锈钢单环、带铜 T 形宫内节育器和带铜 V 形宫内节育器等。禁忌证有生殖道急、慢性炎症，月经过多过频，生殖器官肿瘤，子宫畸形；宫颈过松，重度陈旧性宫颈裂伤，子宫脱垂；严重全身性疾患等。

术前护理：术前排空膀胱，月经干净后 3~7 天；人工流产术后放置宫内节育器；一般产后满 3 个月，剖宫产术后半年放置；哺乳期放置，应先排除早孕可能。

术后护理：放置术后应休息 3 天，取出术后休息 1 天。1 周内避免重体力劳动，两周内禁止性生活和盆浴。每天清洁外阴，使用消毒会阴垫。术后分别于 1、3、6 个月，1 年到医院复查，以后每年到医院复查一次。放置后可能有月经量多，经期延长或不规则阴道出血，一般半年后逐渐恢复正常。节育器在宫内留置时间为，纯不锈钢 15~20 年，带铜节育器 4~5 年，含孕酮的 1 年，到期即更换，否则，会影响避孕效果。

取出术的适应证是放置期限已到，绝经 1 年左右，要求生育，改用其他避孕方法，放置节育器后副作用较重且经治疗无效者。

2. 避孕套

避孕套为优质乳胶制品，分大、中、小 3 种规格，直径分别为 35 mm、33 mm、31 mm。作用是使精液射在套内，阻止精液进入阴道，达到避孕的目的。

（三）安全期避孕法

女性的月经周期和排卵期有一定的规律性，一般在下次月经前 14（±2）天排卵，排卵前后 5~6 天容易受孕，为不安全期。来月经后的 5~8 天或下次月经前 4~5 天怀孕的概率小，属于安全期。在安全期内性交可以自然避孕，这种方式叫作安全期避孕法。此方法虽然简单，但失败率较高，可达 18% 左右。

第九章 小儿常见病护理

第一节 小儿外科常见疾病护理

一、小儿外科基本护理理论概述

(一) 新生儿与早产儿的外科护理特点

由于新生儿、早产儿各系统发育尚不完善，对外界环境、手术、麻醉等耐受力低，抗感染能力差，对这类病儿一般不急于手术治疗。若须行急症或亚急症手术时，外科护士必须根据新生儿及早产儿的生理特点，进行密切观察护理，从而提高病儿的治愈率，减少死亡率。

1. 观察体温的特点

新生儿与早产儿由于体温调节中枢发育不成熟，易受外界环境的影响，对室温太低、气候寒冷的环境反应非常敏感，如保温不及时，就会出现体温不升。当严重感染、中毒症状严重、体温不升时，是病儿病情危重的征象。由于病儿皮下脂肪酸含软脂酸较多，而软脂酸在寒冷下易凝固变硬发生硬肿症。有条件的医院应将病儿裸体放在保温箱内，或用热水袋及提高室温的方法保暖。将保温箱预热 30 ℃，人工调节箱温至 34 ℃恒温下复温，使体温上升，治疗硬肿症，不宜使用增加盖被的方法复温（此方法不但不能使体温升高，而且影响病儿呼吸运动）。使体温保持在 36~37 ℃之间。无暖箱时，可将室温提高至 24~26 ℃之间或用 60~70 ℃水温的热水袋保暖，注意防止烫伤。病情危重病儿发生高热时，应查找高热的原因，如夏季受高温影响时要设法降低环境温度，或用物理降温方法、洗温水浴或打包散热将温度降至 37 ℃以下，降温效果差时遵医嘱使用药物降温，防止高热发生惊厥。

2. 喂养的特点

病情允许哺乳时以母乳喂养最佳，由于病儿对脂肪的消化能力差，人工喂养时，可给予脱脂奶或早产儿及新生儿配方奶。新生儿新陈代谢旺盛，手术后长时间不能进食而发生低蛋白血症，影响伤口愈合，应注意静脉补充高营养。病儿吃奶后出现呕吐时应观察呕吐物性质、量、气味有无异常，可以提供诊断依据，如先天性肥厚性幽门狭窄，呕吐物内不含胆汁。

3. 呼吸道管理的特点

新生儿尤其是早产儿呼吸道管腔狭窄，气管黏膜若黏附 1 mm 厚的分泌物，即减少管腔直径的 50%，呼吸道充血、水肿或分泌物较多时阻塞，并发肺不张、支气管肺炎，必须及时清除呼吸道内分泌物，保持呼吸道通畅。新生儿需氧量较大，当吸氧浓度超过 40%、使用 8 h 以上应测动脉氧分压，防止病儿发生晶状体后纤维组织增生症及氧中毒。新生儿为腹式呼吸，胸腹部术后敷料勿包扎过紧，以防发生呼吸窘迫综合征。

4. 输液量与输液速度的特点

新生儿肾脏浓缩和稀释能力较差，血中电解质及尿素浓度升高，排氯能力低，静脉输液输入大量生理盐水时易发生酸中毒。新生儿缺乏对水负荷的迅速利尿反应，需静脉补充较多的液体时，要严格掌握滴速，控制在 3~4 滴/（千克·分钟），24 h 总液体量匀速输入，防止滴速过快、过量引起肺水肿。

5. 皮肤护理的特点

新生儿皮肤角质层娇嫩，皮下脂肪少，血管丰富，易受损伤，术前洗澡时动作要轻柔，为病儿更换柔软、干净的衣服，术后按时翻身变动体位，防止皮肤压伤，保持皮肤清洁、干燥，及时更换被大小便污染的切口敷料，以免发生切口感染及皮肤感染性疾病。

（二）小儿手术前的用药原则

小儿手术一般须在全身麻醉下进行，为了减少呼吸道分泌物，应用阿托品 0.01 mg/kg，术前 30 min，肌内注射。术前镇静，可用复方冬眠灵（氯丙嗪+异丙嗪）各 1 mg/kg，术前 30 min，肌内注射。

结肠手术前常规选用抗生素，降低术后感染率。①要使结肠内细菌在手术时期受抑制达到最高峰。②受抑制的时间不宜太长，以防术后耐药菌的过度生长。③选择的药物要使肠道内需氧菌与厌氧菌的生长均能受到抑制。④肠道吸收量少、毒性低、服用方便，小儿易于接受。一般采用口服庆大霉素 4 万单位每日 2 次，甲硝唑 0.2 g 每日 2 次，由于肠道术前用药减少或抑制了细菌的生长，使肠道维生素 K 的合成不足。维生素 K 是肝脏制造凝血酶原的必需物质，凝血酶原过低可发生出血倾向，所以在应用肠道抗生素的同时应补充维生素 K。

（三）小儿手术前后生命体征的监护

小儿手术前后生命体征的变化较成人快。从生命体征的变化中可早期发现异常并及时给予抢救治疗，使手术成功。

1. 体温监护

为病儿换药、治疗及做各种护理时，尽量减少身体暴露的时间。小儿常规每 4 h 测体温 1 次，但体温异常时应随时测量。夏季室温高时，可用空调、风扇调节室温，定时通风换气，保持空气新鲜。小儿体温在术后最初 3～5 日内波动较大，体温升高一般不超过38.5 ℃，对术后持续高热或病情危重及新生儿，体温即便不高，也要警惕有病情恶化的可能，应结合其他体征密切观察、综合分析。

2. 心率、脉搏的监护

3 岁以内病儿一般不测脉搏，只听心率。在安静状态下，新生儿心率为 110～140 次/分，婴幼儿 120～100 次/分，儿童 85～95 次/分。因心率的快慢易受各种因素的影响，当体温升高 1℃ 时，心率可增加 15～20 次/分。新生儿哭闹时，心率可达 180～190 次/分，因此，测量心率时要在病儿安静状态下进行。手术刚结束时，心率可暂时达到 180～190 次/分，应严密观察并逐渐稳定在 150～160 次/分。当术后病儿心率增快时要寻找过快的原因，是否有新的出血使血容量不足。

3. 呼吸的监测

新生儿呼吸频率为 40 次/分左右，幼儿约为 25 次/分，儿童约为 20 次/分。新生儿靠横膈的升降运动进行腹式呼吸，当术后腹胀、腹痛或腹部包扎太紧时，就会使呼吸变快而浅。新生儿对氧的耐受力虽较强，但严重缺氧时不能增加呼吸深度，而只能增加呼吸频率达到 60～80 次/分，故易引起呼吸衰竭。小儿呼吸道相对狭窄，尤其气管纤毛运动差，易误吸及分泌物阻塞引起肺部感染，手术前后必须保持呼吸道通畅。需要吸氧时使用面罩吸氧，氧流量需要 2～4 L/min，鼻导管 1～2 L/min，要掌握吸氧时间和流量。病儿吸氧浓度不能过高，以免发生氧中毒，引起晶状体后纤维增生而致盲。气管插管术后发生喉头水肿的病儿，按医嘱给予地塞米松、糜蛋白酶、庆大霉素雾化吸入，减轻喉头水肿。婴幼儿对抑制呼吸中枢的药物如吗啡等麻醉辅助药物很敏感，要慎用。

4. 血压监护

小儿测血压时，须用专用袖带。新生儿血压正常值为 60～75/40～50 mmHg（7.9～9.9/5.3～6.6 kPa），生后 1 周内 75～80/55～60 mmHg（9.9～10.6/7.3～7.9 kPa），婴儿

80~85/60~65 mmHg（10.6~11.3/7.9~8.6 kPa），幼儿、儿童 90~100/65~70 mmHg（11.9~13.3/8.6~9.3 kPa）。由于小儿总血量少和血容积小，当出血量只占总血量的 10% 时，即可出现低血容量性休克，因此，血压监护可及早发现休克的发生。当术后失血量未补足或因创口渗血过多、止血不好，有内出血以及严重感染、酸中毒、缺氧等中毒性休克发生时，均可引起血压下降。因此，术后要密切观察病儿的血压。

（四）小儿外科水、电解质平衡与液体疗法的观察

小儿外科中尤其是先天性消化道疾患，常因不能进食母乳和水且有呕吐，易造成水、电解质失衡。

1. 小儿体液总量

新生儿约占体重的 80%，婴儿约占体重的 70%，乳幼儿约占体重的 75%，年长儿约占体重的 65%。由于小儿新陈代谢旺盛，需水量较多。除年龄因素外，体内脂肪的多少对体液总量亦有重要影响，脂肪不含水分，因此，肥胖的小儿体液相对较少。如两个体重相同的婴儿都因脱水体重减轻 10%，其中肥胖的婴儿体液丢失相对较多，因而脱水严重。

2. 体液的分布

分为细胞外液和细胞内液，细胞内液是细胞的组成部分，约占体重的 35%，其量较恒定。细胞外液除了血浆、间质液、淋巴液外，还应包括细胞分泌液。细胞外液中主要是间质液所占的比重较大，这是小儿体液总量占体重比例较多的主要原因。新生儿细胞外液约占体重的 45%，随体重的增加以后逐渐减少，1~14 岁时约占体重的 25~30%。血浆约占体重的 5%，相当恒定，以维持正常的循环量。间质液量具有较大的伸缩能力，其作用如同水库一样，在维持液体量的恒定上起着重要作用。

3. 体液的调节

血浆总渗透压的正常范围为 280~320 mOsm/L，在此范围称为等渗性，低于此范围是低渗性，高于此范围为高渗性。钠离子浓度是影响细胞外液渗透压的主要因素，占细胞外液阳离子总量的 90%。细胞外液的电解质以钠和氯为主，而细胞内液则以钾和磷酸根为主。外液缺钠时不仅渗透压低下，而且也不能保持外液的一定容积，影响血循环量。钾是细胞原浆的主要成分之一，是保持细胞内液渗透压的主要电解质。每天所进食物与水的电解质含量变动很大，腹泻或呕吐时，水与电解质的损失比例亦不完全一致，故细胞外液的渗透压不断改变。人体主要依靠肾脏的浓缩稀释功能来保持水和电解质恒定，肾脏依据身体的需要而滞留或排出水或电解质，由此可见，肾脏在维持水与电解质和酸碱平衡方面占据着重要地位，在进行液体疗法时必须重视肾脏的功能。婴幼儿的肾脏浓缩稀释功能较

差，所以在水入量过多时容易出现水中毒。

4. 神经内分泌调节

人体有内分泌素即抗利尿激素和醛固酮，两者受神经及肾素-血管紧张素系统的调节，用以维持渗透压和血容量恒定。为了使细胞内外渗透压迅速取得平衡，首先依靠细胞内区与细胞外区之间水分的移动，当细胞外液渗透压较细胞内液渗透压高时，水分由细胞内流向细胞外，反之则由细胞外流向细胞内。水和电解质紊乱多先发生在细胞外区。临床上所见各种水、电解质代谢紊乱情况，根据血钠浓度的改变基本上可以反映这些变化。

血液 pH 值的正常范围在 7.35~7.45 之间，它是依靠缓冲系统来维持的。最主要的缓冲对由碳酸和碳酸氢盐所组成，当酸或碱进入体液通过缓冲系统作用后，不论碳酸氢盐和碳酸的浓度如何改变，只要两者保持 20∶1 的比例，pH 值就不变，这种情况称为代偿性酸中毒或碱中毒。若两者不成比例地变化，pH 值就发生变化，此时称为失代偿性酸中毒或碱中毒。人体代谢产生大量的酸性产物，如碳酸为最多的酸性代谢产物，与血液中存在的碳酸氢盐进行缓冲。但绝大部分是由红细胞内的血红蛋白带到肺部，借碳酸酐酶的作用迅速变为二氧化碳由肺排出。肺脏调节酸碱平衡的能力很强，在有代谢性碱中毒趋势时，如血浆碳酸氢盐低于正常，则呼吸加深，加速排泄二氧化碳；反之有代谢性碱中毒趋势时，呼吸减弱，保留更多的碳酸，以恢复其与碳酸氢盐的比例。肾脏能适当地保留肾小管滤液中的碳酸氢盐，并使体内过多 H^+、NH_3 结成 NH_4^+ 排出体外，这主要是通过 H^+-Na^+ 交换及尿的变化等调节酸碱平衡。

临床上小儿体液紊乱的原因和性质非常复杂，在诊断和治疗过程中应根据具体情况进行处理，还须充分重视机体自身的调节能力，对于轻症水电解质紊乱，只要所给的水和电解质不超过肾脏的排泄范围，则机体留其所需、去其所余，纠正脱水，保证电解质平衡。在解除病因的基础上，液体疗法的目的在于纠正水和电解质紊乱，恢复和维持血容量、渗透压、酸碱度和电解质成分稳定，以恢复机体的正常生理功能。补液必须从三方面的需要来考虑，即当日生理需要量、累积损失、继续丢失。在液体疗法的过程中，要掌握先快后慢、先晶体后胶体、用碱性药物纠正酸中毒、有尿补钾的原则，随时观察病儿的病情变化，如囟门是饱满还是凹陷、皮肤弹性、神志精神状态、呼吸的深浅快慢、四肢的肌力和肌张力，以及尿量的多少等。

(五) 小儿手术时机的选择

若手术时机选择不当，则延误治疗，影响疾病的预后，甚至造成意外死亡。

1. 急症手术

是指不应拖延的或不立即手术就将危及生命的疾患。如先天性食管闭锁等威胁生命的

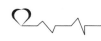

疾患。

2. 限期手术

也称准急症手术，指不应延误治疗时机的疾患和疾患虽不立即威胁生命，但拖延过久会严重影响治疗后果。如先天性幽门肥厚性狭窄、恶性肿瘤等。

3. 择期手术

指一般应在全身情况良好、局部皮肤和周围组织正常的条件下实施的手术。如有发热、上呼吸道感染，则应在上述症状和疾病痊愈后方可进行手术。急性传染病后 3 个月内。

二、小儿腹部外科疾病的护理

（一）小儿腹部外科疾病基本护理理论概述

1. 小儿消化系统解剖与生理特点

新生儿、乳儿的胃底部发育小，呈圆柱状，并且贲门的功能不健全，常常见到生理性溢乳，到了 6 个月以上此现象逐渐消失，胃容积在新生儿很小，只有 50~60 mL，1 个月时为 100~120 mL，到了 1 岁时可达 120~300 mL。

成熟新生儿小肠的长度一般是 200~250 cm，几乎是身长的 4~6 倍，经口进入的食物通过整个肠道约需 20 h，在这期间进行消化吸收。母乳喂养儿肠道内细菌以双歧杆菌为主，主要起到发酵作用。人工喂养儿肠道内以大肠杆菌为主，其作用不仅是发酵还具有分解蛋白的功能。

乳儿的肠黏膜特别是小肠黏膜的通透性高于成人，并且病理性刺激易于使肠蠕动增强。因此在消化不良时容易出现中毒症状。

2. 小儿消化道 X 线检查准备与检查后处理

①腹部平片：小儿腹部平片比造影更常用。特别是新生儿期，如消化道闭锁、穿孔、肛门闭锁等需急症手术的疾患，平片上可呈现特殊的 X 线征象，因此应首选腹部平片作为检查方法。②胃肠道造影：上消化道造影前禁食、禁乳的时间，一般是 4~6 h。若胃内有潴留液应尽量抽吸净，有呕吐者应注意病儿的体位，防止造影剂误吸，造影剂硫酸钡乳幼儿用 50%（W/V）浓度，年长儿用 100%~120% 浓度。对于疑有消化道狭窄、闭锁、消化道气管瘘以及消化道穿孔的病儿，可用水溶性碘剂，如泛影葡胺等替代。检查完成后，可由胃管洗胃抽出钡剂；结肠造影检查（钡灌肠检查），先天性小肠或结肠闭锁、肠旋转不

良、肠套叠、直肠肛门畸形、先天性巨结肠等都是其适应证。新生儿、乳儿除严重便秘者外原则上不用泻药，检查前须禁乳 3~4 h。幼儿检查前日中午开始进流质饮食，多饮水，同时可用缓泻药，如番泻叶 10~15 g 代茶饮。检查当日尽可能不喝水，检查前用 100~200 mL 生理盐水灌肠。年长儿检查前日中午开始进流质饮食，晚上多喝水并服番泻叶，检查当日早晨禁饮食，并用生理盐水灌肠，钡灌肠检查完成后应让其将现剂排出，若不能自行排出，可洗肠将钡剂排出。③CT 检查：对于肝胆系统疾病及腹部肿瘤的诊断极有价值。MRI 检查（磁共振）对于部分消化道病变和腹部肿瘤的诊断有价值。ECT 检查对于肝胆阻塞性疾病和梅克尔憩室的诊断极具价值。

(二) 小儿腹部外科疾病的分类护理

1. 先天性消化道畸形病儿的护理

（1）疾病概要

小儿先天性消化道畸形可以发生在食管到肛门的任何部位，按发病的频率排列，以肛门直肠畸形为最高，依次是小肠闭锁（空肠或回肠）、肠旋转不良、胎粪性腹膜炎、梅克尔憩室、肠重复畸形等。

第一，直肠肛门畸形：直肠下部和肛门与泌尿系的分离是在胚胎 5~8 周。胚胎初期泌尿系的原基与后肠的末端形成一个腔，称为泄殖腔。随后，由上部中胚层中隔的下降将泄殖腔分为两个腔。前部的腔形成尿道，后部的腔形成直肠。在胚胎 7 周左右闭锁。由于泄殖腔膜的形成而将中隔分为尿隔膜与直肠隔膜，在胚胎 7 周左右时尿隔膜与外界相通，在胚胎 8 周左右时直肠隔膜破裂所形成的直肠与由外部陷窝所形成的肛门相通。如果在这个过程的某一时期发生异常，就产生直肠肛门畸形。直肠肛门畸形的分类按 Gross 法分为 1 型（肛门狭窄）、2 型（膜样闭锁）、3 型（肛门闭锁）、4 型（直肠闭锁）。另一方面，在治疗上逐渐明确与排便功能有关的肛提肌群的作用。直肠肛门畸形根治术时，直肠是否通过由肛提肌群肌束所形成的袢，是影响效果的重要因素。1970 年，澳大利亚的 Stephens 和 Smith 发表了直肠肛门畸形的国际分类方案，补充了 Gross 分类法的不足之处。将其方案进行简化，介绍直肠肛门畸形的病理分类。

低位畸形：①男儿会阴部有瘘空；②女儿从会阴部到阴道前庭有瘘空；③肛门闭锁，但直肠盲端与皮肤很近（男女）；④膜样闭锁（男女）；⑤肛门狭窄（男女）等。

高位闭锁：①没有瘘，但直肠盲端与皮肤相离较远（男女）；②有膀胱及尿道瘘（限于男）；③有阴道瘘（限于女）；④总泄殖腔畸形（女穴肛）。

中间位：直肠盲端通过耻骨直肠肌环（肛提肌群肌束所形成的袢），与肛门皮肤有一定的距离。

对于没有瘘的畸形，可在病儿出生后 24 h，在肛门痕迹处放一金属标记物，拍倒立侧位 X 片，了解直肠盲端与肛门皮肤的距离，确定是高位、低位还是中间位。对于有瘘口的病例，可以经瘘口造影确定位置的高低。对于高位肛门闭锁，应先行结肠造瘘，在病儿6~12 个月时再行根治手术，对于中间位的病例，可行经骶会阴根治术，对于低位的病例，可行经会阴肛门成型术。

第二，先天性小肠闭锁：主要原因是肠管发育障碍和肠管血运障碍。内胚叶性肠管在胚胎 30 日时可以见到内腔，其后由于肠管上皮增殖填满内腔，使内腔消失，在胚胎 2 个月时内腔产生空泡化，随着空泡的逐渐融合再次形成内腔。在此过程中发生障碍时，就产生肠闭锁。根据血运障碍的范围，产生膜样闭锁和伴有肠系膜缺损的离断型闭锁。其主要症状是呕吐、腹胀和排便异常。与之相伴出现脱水、电解质失衡和体重降低等。根据闭锁产生的部位、有无合并畸形、是否存在并发症等因素，其临床症状也有所不同。胃幽门闭锁和十二指肠近端闭锁，腹胀较轻，并只局限在上腹部，而回肠和结肠闭锁则整个腹部有明显腹胀。闭锁的部位越高，呕吐出现得越早，次数多，但量较少，没有粪臭味等是其特点。根据闭锁的部位是在十二指肠乳头近侧还是远侧，决定呕吐物是否含有胆汁。由于多合并有其他畸形而掩盖肠闭锁的临床症状，应加以注意。合并有消化道穿孔时，即使是较高位的闭锁，整个腹部亦膨胀明显。合并有腹膜炎时，可出现发热、腹壁发亮和外阴部肿胀等。本病多发生在母亲妊娠期羊水过多的新生儿，因此对有羊水过多的母亲所产的新生儿，应高度怀疑有无消化道闭锁。X 线检查胃幽门闭锁出现"单泡征"，十二指肠闭锁出现"双泡征"，在屈氏韧带以远 10 cm 以内的上部空肠闭锁出现"三泡征"，而闭锁部位越低，气液平越多，出现"多泡征"。单纯 X 线所见难以区分是低位小肠闭锁还是结肠闭锁，可通过结肠造影来鉴别。肠闭锁的病例从闭锁部位远端的肠管，在结肠造影时，小肠闭锁病例出现整个细小结肠，而在结肠闭锁病例出现闭锁部以远的细小结肠。结肠造影还可检查有无肠旋转不良的情况，例如在单纯 X 线平片上出现的"双泡征"，除了肠闭锁之外还应考虑环状胰腺和肠旋转不良。要排除肠旋转不良，结肠造影是不可缺少的检查。此外，肛诊检查也是非常重要的。肠闭锁唯一的治疗方法是手术，切除闭锁近端部分膨大的盲端，行近端肠管与远端肠管的吻合。

第三，肠旋转不良：胚胎 4 周时肠管呈直线状存在于腹腔的正中，其后随着肠管的发育向脐带内脱出，在胚胎 10 周时开始向腹腔内返回。以肠系膜上动脉为轴心，向反时针方向旋转 270°，反转回到腹腔内，完成正常的旋转过程。使小肠系膜根部从屈氏韧带到右髂窝固定在后腹膜，由于固定了肠管而不发生轴扭转。如果这个旋转过程不正常，就产生肠旋转不良。肠旋转不良各种各样，最多见的是停留在 180° 时，即回盲部、阑尾位于腹部的正中线上。这时从盲肠、升结肠到十二指肠和壁层腹膜间形成一条异常的腹膜索带，这条索带从腹部向背部压迫十二指肠第 2 部，造成十二指肠梗阻。由于旋转不良，小肠系膜根部的固定长度变短，易发生肠管的轴扭转，造成对肠系膜上动脉的压迫，使其所供血运的肠管（中肠）发生大范围坏死。胆汁性呕吐、腹胀是其临床表现。由于肠旋转不良造成的十二指肠梗阻是不完全梗阻，即使有中肠轴扭转也可有排气和排便。有血便时，应考虑到有中肠轴扭转。腹部单纯 X 线立位平片，可见到由于十二指肠梗阻所出现的"双泡征"，小肠内气体较少，即使结肠内有气体也偏向左侧。这些所见是伴有十二指肠梗阻的肠旋转不良的 X 线表现。但中肠轴扭转并无特殊的表现。结肠造影可以根据回盲部和阑尾位置的异常，而做出肠旋转不良的诊断，结肠造影对于肠旋转不良是不可缺少的诊断手段。本病采取手术治疗方法，首先逆时针方向整复系膜轴扭转，随后解除压迫十二指肠的侧腹壁纤维索带，恢复肠道通畅，伸直十二指肠，将回盲部松解，肠扭转行肠管复位，并切除阑尾。如肠管有坏死，则切除坏死段。

（2）临床护理

术前护理：①病儿入院后测体重、体温、呼吸、脉搏和血压。禁饮食，安放胃肠减压管。②保持静脉通道通畅。③做好术前准备，将病儿核对后交予手术室接送人员。

术后护理：①病儿术后回病房，应安排在监护室。测定病儿的体温、脉搏、呼吸，注意保温。病儿未清醒前应取仰卧位，肩部垫高，头后仰，并偏向一侧，给予氧气吸入。接好胃肠减压管，观察记录胃肠减压物的性质及量。②保持静脉通道通畅。并根据病儿的尿量、心率、前囟门饱满程度，调整输液速度。③病儿清醒 6~8 h 后，可改变体位为斜坡位或半卧位。术后 48~72 h，病儿腹部不胀、肠蠕动恢复、有肛门排气排便、胃肠减压量很少且色清时，拔除胃肠减压管。逐渐经口进糖水、母乳等饮食。④对于肛门闭锁术后的病儿，应及时行肛门护理，并给予肛门扩张。

术后并发症的观察与护理：①腹胀：是由于肠蠕动未恢复、胃肠减压不通畅所致，可调整胃肠减压管使其通畅，还可根据情况给肛门置管洗肠、排气，促使肠蠕动尽早恢复。②肠瘘：肠瘘时病儿腹胀明显，体温升高。对于小肠瘘，可通过静脉营养以减少消化液的分泌，并加强引流，一般都可自行愈合。对于结肠瘘，应及时行结肠瘘近侧段人工结肠造瘘，人工造瘘的病儿要加强瘘口及周围皮肤的护理。③肠粘连：轻者有腹痛，重者产生粘连性肠梗阻。应尽可能协助病儿术后早期活动，并配合物理疗法防止肠粘连的发生。出现粘连性肠梗阻时，应采用禁饮食、胃肠减压、补液等措施，若梗阻不缓解，则应再次手术治疗。

（3）康复护理

注意饮食卫生，加强母乳喂养。对肛门闭锁术后的病儿应告诉家长不要嫌麻烦，一定要坚持扩肛 3~6 个月。有条件者进行腹部物理疗法。

2. 先天性巨结肠病儿的护理

（1）疾病概要

先天性巨结肠是结肠远端与直肠缺乏神经节细胞，导致该肠段痉挛性狭窄的先天性肠道发育畸形。多数病儿生后 2~3 日不排便，出现腹胀、呕吐等低位肠梗阻表现，病变肠段范围愈广，症状、体征愈重。病儿严重腹胀时，可见腹壁皮肤发亮、静脉怒张。由于长期大量积粪以及毒素吸收，病儿消瘦、营养不良。新生儿巨结肠可扩肛、灌肠或肛注开塞露促使粪便排出，生后 6 个月行手术治疗。对全身营养状况极差或并发小肠结肠炎的病儿，只能行结肠造口术，使粪便排出通畅，待全身营养得到改善后再行巨结肠根治手术，手术切除缺乏神经节细胞的肠段和明显扩张肥厚的近端结肠，将正常结肠与肛管、直肠吻合。巨结肠的基本手术方式有：①直肠后结肠拖出术（Duhamel 手术）；②经腹腔结肠直肠切除吻合术（Rehbein 手术）；③直肠黏膜剥除，结肠鞘内拖出术（Soave 手术）；④拖出直肠、乙状结肠切除术（Swenson 手术）。

（2）临床护理

术前护理：首先清洁灌肠，清除肠道内长期积存的粪便，消除腹胀，增加病儿饮食，改善营养状况。①肠道准备：结肠灌洗每日 1 次，持续灌洗 1~2 周。术前日晚、术晨清洁灌肠，至灌洗液内无粪渣。灌肠期间给予高热量、高蛋白、高维生素少渣饮食，术前 2 日改为流质饮食，便于肠道灌洗。灌肠前在钡灌肠照片上了解病变范围，以便确定肛管插入深度和方向。选择软硬粗细适宜的肛管，润滑肛管后轻柔地按肠曲方向缓慢插入，当肛管通过痉挛的肠段到达扩张肠段时（肛管插入深度约 15 cm 以上），先将肠内气体、粪便排出后，再灌入生理盐水进行反复多次灌洗。每次灌入的液体暂不排出，操作者在病儿腹部轻揉片刻，使粪便与液体混匀，然后用右手顺时针按摩腹部，左手转动或上下推拉肛管使粪便排出，如肠腔内有大块状粪石时，可在灌洗后将 1∶2∶3 灌肠液（50% 硫酸镁 30 mL、甘油 60 mL、水 90 mL）保留灌肠，软化粪块，以利于下次灌洗。每次灌洗时必须注意插入肛管，遇到阻力时将肛管退回，或改变病儿体位以及插管方向后再向前插，动作不能粗暴，当发现肛管内液体只进不出、病儿自述腹痛剧烈时，应警惕肠穿孔，应为病儿做腹部 X 线摄片，如腹腔内出现游离气体时，应立即急症手术。防止发生水、盐中毒，使用灌肠液为生理盐水。每次灌洗的排出量与灌入量要基本相符。②术前 2~3 日口服肠道灭菌药，降低手术后感染率。口服新霉素 50~100 mg/（kg·d），分 4 次服，灭滴灵 30 mg/（kg·d），分 3 次口服，对口服药物后呕吐严重的病儿，可将灭滴灵改为 2% 灭滴灵液保留灌肠，避免胃肠道反应。③术前要检查血生化，维持水、电解质平衡，对有贫血或低蛋白血症的病儿，术前可少量多次输入新鲜血液，改善全身状况，提高手术的耐受能力。术晨置胃管及导尿管。

术后护理：①保持胃肠减压通畅，观察胃液性质并准确记录引流量，如吸出的胃液为咖啡色时，应考虑可能发生了应激性胃溃疡，遵医嘱胃管内注入甲氰咪胍保护胃黏膜。禁饮食48~72 h，肠蠕动恢复拔除胃管后给予少量流质饮食，逐日增加流质量，若无腹胀不适、排便通畅可改为半流质。②直肠后结肠拖出术后病儿应取仰卧位，必要时用约束带固定下肢使两大腿分开略外展，可暴露会阴部、臀部。DuhamL手术钳夹下应放置棉垫。每次便后及时清洁肛周粪便，防止切口感染，保持局部清洁。每日注意钳夹松紧度，一般钳夹病例6~7日会自行脱落。③新生儿肠造口术后应裸体放入保暖箱内，以利于肠造口的观察及护理，观察肠造口黏膜的色泽，当黏膜呈暗紫色时立即通知医师，以免血运不良造成肠管坏死。造口周围皮肤涂氧化锌或鱼肝油软膏，保护皮肤避免粪便刺激而发生糜烂。

术后并发症的观察与护理：①盆腔感染：吻合口瘘是盆腔感染的主要原因。术后5~7日当病儿出现高热、腹痛、腹胀、便秘或排出脓血便、腹部压痛、直肠指检触及吻合口有裂隙、腹腔穿刺抽出脓液时，立即做好术前准备，去手术室行近端肠造口及盆腔引流术。②小肠结肠炎：当病儿高热、腹泻、排出奇臭水样便并伴腹胀时，应考虑发生小肠结肠炎，可用温生理盐水灌肠后给予2%灭滴灵液保留灌肠。③菌群失调：因术前肠道抗生素使用时间太长而引起。当病儿术后高热、腹胀、呕吐、排出典型的淡绿色或"蛋花汤"水样便时，粪便内黏液样物涂片，若见有大量革兰阳性球菌，很少有其他杆菌和革兰阴性杆菌时，可诊为菌群失调。立即停用抗生素，静脉补足液体量。④闸门综合征：是直肠后结肠拖出术后，大便滞留于直肠盲袋内形成粪石，堵塞在直肠内使大便排出不畅，病儿出现腹胀、排便困难，肛诊时能触及粪石。病儿手术2周后坚持扩肛、灌肠，必要时可再入院，医师根据病儿的情况给予处理。

（3）康复护理

①肠造口术后需要家长在家中护理半年以上，注意饮食卫生及营养，保护肠造口周围皮肤，保持清洁、干燥。避免病儿用力哭喊、便秘等引起腹压增高，而使肠管脱出。如发生肠管脱出时，要及时到医院诊治。②对术后便秘复发的病儿，指导家长插肛管排气或间歇性结肠灌洗及扩肛治疗方法。坚持有效扩肛3~6个月，是预防吻合口狭窄的方法之一。一般术后2周开始扩肛，每日1次，扩肛前先用温水坐浴10~15 min，使肛门括约肌松弛，减轻扩肛时疼痛。扩肛方法：开始先从小手指扩起，逐渐增粗至示指，手指插入深度要超过吻合口并停留15~20 min，坚持扩肛1个月后改为隔日1次，再坚持半年。

三、小儿胸外科疾病的护理

（一）小儿胸外科疾病基本护理理论概述

新生儿及婴儿期因呼吸为腹式呼吸，当病儿发生腹胀、腹痛、腹部切口包扎太紧时，会严重影响呼吸功能。新生儿的呼吸频率为 40 次/分左右，对缺氧的耐受力较强，但缺氧严重时，不能增加呼吸深度而加速呼吸频率，呼吸可达 60~80 次/分。新生儿潮气量小，仅 15~20 mL，当呼吸功能受影响时，肺泡有效换气量即显著减少，形成缺氧和二氧化碳积蓄。由于纵隔所占的比例较成人大，肺野较小。当病儿出现腹胀、膈疝、肺部并发症妨碍呼吸运动时，极易出现急性呼吸窘迫综合征。由于纵隔周围组织松软，富有弹性，胸腔积液或气胸时易引起纵隔移位。2 岁以后胸腔横径逐渐增大及呼吸肌不断发育，呼吸功能的生理数值按体表面积计算接近成人常数，7 岁左右耐受缺氧的能力增高。新生儿气管黏膜柔嫩，但血管丰富，发生感染、炎症时，鼻黏膜容易充血、肿胀造成鼻塞，常在吸吮时出现张口呼吸。声带及黏膜炎症充血、水肿时，易发生声音嘶哑及呼吸困难。小儿气管腔小，黏膜充血、水肿或分泌物较多时，极易引起肺不张或肺气肿，因此，在术前、术中、术后要保持呼吸道通畅，加强温、湿化，及时吸出分泌物及呕吐物。小儿气管黏膜常因黏液腺分泌不足而干燥，要保持室内湿度在 65% 左右。由于小儿右侧支气管由气管直接延伸，病儿最好取左侧卧位，防止分泌物误入右侧支气管。新生儿肺的顺应性远较成人低，同样的压力下肺不易膨胀，当有肺不张、肺淤血时，肺的顺应性更低下，更难膨胀。小儿肺张力根据年龄只有成人的 $1/3~1/2$，因此手术后胸腔负压引流应用 5~8 cmH_2O，即可帮助肺叶膨胀。

（二）小儿胸外科疾病的分类护理

1. 先天性食管闭锁病儿的护理

（1）疾病概要

本病的病因不十分明确，目前认为是由于心脏或异常血管的压迫，在气管食管的分离期，气管的形成优先而形成食管的内胚层变少时，发生食管闭锁，气管食管分离不全而产生气管-食管瘘。本病按 Gross 分型分为：A 型：食管完全分离，形成近远两断端为盲端；B 型：食管远端为盲端，近端食管与气管形成瘘；C 型：食管近端闭锁成盲端，远端食管与气管形成瘘；D 型：食管分离，近远两断端分别与气管形成瘘；E 型：为不伴有食管闭锁的气管-食管瘘。本病中以 C 型为最多见，约占 90%。

本病在出生后出现的唯一症状，是口腔内存留有大量泡沫样唾液，需要多次口腔吸引，若不吸出，泡沫样唾液被吸入到气管内产生肺部并发症。经口进食糖水或母乳时病儿有呕吐或呛咳，是由于食管闭锁水和母乳不能进入所致，一部分进入气管产生误吸而引起肺部并发症。

对于下部食管与气管之间有交通的 C 型和 D 型病例，气体通过气管-食管瘘进入消化道，使得消化道内有气体存在。在有下部食管气管瘘的病例，由于胃内容物流入气管内，可造成气管黏膜的纤毛上皮损伤，是产生肺部并发症的原因之一。

确诊本病重要的是确定上部食管盲端的位置，可直接经鼻插入喂养导管，导管在近端食管盲端打折返回的部位，就是近端食管的盲端部，通过 X 线拍片可确定。

本病多合并心脏和大血管畸形，这些畸形有些是在新生儿早期，须手术治疗。因此在治疗前应加以明确，还可合并其他中枢神经、泌尿、生殖系、染色体异常等畸形。

出生时体重是预后的重要因素，对体重仅有 1500 g 以下的极小未成熟儿的治疗，极为困难。

应尽早做出本病的诊断，对于有羊水过多的母亲出生的新生儿应试行插管，可以大大提高早期诊断率。

本病的唯一治疗方法是手术。治疗原则是封闭气管-食管瘘，进行食管吻合。

（2）临床护理

术前护理：①保温：将病儿置于保温箱内保暖，应用面罩法给予高浓度氧气吸入，氧气流量在 2~4 L/min。②口腔吸引以及保持呼吸道通畅，因唾液不能下咽，反流到气管易引起吸入性肺炎。③有效的抗生素预防和控制感染。④静脉补液，纠正酸中毒及维持水、电解质平衡。输血浆或全血，条件允许时应给予静脉高营养，并补充维生素 K 和维生素 C。⑤做好术前各项准备和各种检验结果，将患儿交予手术室接送人员。

术后护理：①将病儿置于保温箱内保温，以预防发生硬肿症。②保持呼吸道通畅，预防肺部并发症，超声雾化吸入，以利于稀释分泌物，便于吸出和咳出。对明显呼吸困难的病儿，要给予高浓度氧气吸入。③保持胸腔引流管通畅。④禁饮食，经静脉补充液体，以维持病儿水、电解质平衡，并补充血浆、全血或清蛋白以及维生素等物质。补液的速度不宜过快，以免发生肺水肿。⑤对已行食管吻合的病儿，进食时间不宜过早，可在术后第5~7日拔除胃管后给予糖水试饮，逐渐增量。⑥对行胃或空肠造瘘的病儿，要注意造瘘口周围皮肤的护理，可涂氧化锌软膏以保护皮肤，防止因胃液或肠液从造瘘口周围溢出，刺激皮肤引起湿疹或糜烂。

术后并发症的观察与护理：①肺炎：应按儿科肺炎的护理进行。②食管吻合口瘘：多发生在术后 3~5 日，可通过碘剂造影确定。确定食管吻合口瘘后应禁食，保持胸腔引流

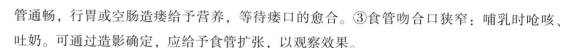

管通畅，行胃或空肠造瘘给予营养，等待瘘口的愈合。③食管吻合口狭窄：哺乳时呛咳、吐奶。可通过造影确定，应给予食管扩张，以观察效果。

（3）康复护理

注意哺乳喂养，观察病儿发育及体重变化。有胃或空肠造瘘的病儿，注入饮食后要用清水冲洗管道，以防堵塞。若出现哺乳时吞咽困难或吐奶，要及时到医院就诊，排除是否有吻合口狭窄。

2. 脓气胸病儿的护理

（1）疾病概要

胸腔内有气体存留的状态称为气胸。小儿气胸与成人相比发病率很低，新生儿肺疾病行正压呼吸，或对于生后窒息行复苏术而采用人工呼吸，使气道内压增高而致气胸，有时发展成为张力性气胸。气胸的症状是呼吸困难、发绀，张力性气胸严重的病儿，可在极短的时间内死亡。患侧听不到呼吸音，X线片上见到胸腔内透亮像，并且纵隔向健侧移位。须行胸腔穿刺或插管引流排气进行治疗，若肺病变严重，在自然呼吸状态下难以保持正常的血气分析，只得采用正压呼吸，多是由于气体排出部位不能自然闭合，难以控制呼吸，预后不良，必须开胸行肺破裂修补术。

小儿脓胸大多数是在葡萄球菌性肺炎的基础上发病，葡萄球菌性肺炎使肺实质坏死，产生脓疡，脓疡破溃到胸腔内而引起脓气胸。小儿表现有发热、呼吸困难、呼吸急促等。听诊患侧呼吸者减弱或消失，X线胸片显示伴有气胸的肺野呈弥漫性阴影，心脏阴影多被推向健侧。对于小儿脓气胸的治疗，应给予强有力的抗生素控制感染。早期插入引流管排出脓液和气体，应选择在适当的时机行胸膜剥脱术。

（2）临床护理

术前护理：①病儿入院后按小儿常规处理。②对有呼吸道感染的病儿，应按医嘱给予抗生素。要保持呼吸道畅通，并给予氧气吸入。③积极做好术前准备，核对病儿后交手术室接送人员。

术后护理：①病儿术后回病房，进入监护室，按小儿术后常规处理。②保持静脉通道通畅，并根据尿量情况调整输液速度。将胸腔引流管与闭式引流瓶连接紧密，保持其通畅。③全麻清醒后6~8h可将病儿的体位改为半卧位，以便改善呼吸和引流液的排出。注意保持呼吸道通畅，为使肺充分膨胀，可让病儿吹气球。若肺膨胀良好、呼吸音清晰、胸腔引流瓶的负压波动消失，则可拔除胸腔引流管。术后7日拆除创口缝线。④全麻清醒6小时后无恶心、呕吐，可给予哺乳或饮食。

术后并发症的观察与护理：①肺部感染。②包裹性气液胸：术后引流不通畅，可形成包裹性气液胸。小的可自行吸收，较大的包裹性气液胸，须在B超引导下进行穿刺抽气液

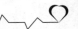

或安置引流管进行引流。

（3）康复护理

注意加强营养，增强机体抵抗力，预防感冒，防止上呼吸道感染。让病儿经常吹气球，逐渐增加肺活量，促使肺功能尽早恢复。每 3~6 个月定期复查，了解肺功能恢复情况。

第二节　小儿内科常见疾病护理

一、急性上呼吸道感染的护理

急性上呼吸道感染（acute upper respiratory infections，AURI）简称上感，俗称"感冒"，是小儿最常见的疾病。是指喉部以上，上部呼吸道的鼻和咽部的急性感染，统称为上呼吸道感染。当某一部位炎症突出时，亦常用"急性鼻咽炎""急性咽炎""急性扁桃体炎"等名词诊断。

上感绝大多数由病毒引起，约占90%，支原体和细菌较少见。常见的病毒有鼻病毒、冠状病毒、流感病毒、副流感病毒、呼吸道合胞病毒、柯萨奇病毒、腺病毒、EB病毒等。病毒感染后，上呼吸道黏膜失去抵抗力，细菌可乘虚而入，并发混合感染。最常见的细菌为 B 族溶血性链球菌，其次为肺炎链球菌、流感嗜血杆菌等。肺炎支原体不仅可引起肺炎，也可引起上呼吸道感染，近年来的感染并不少见。

婴幼儿时期由于上呼吸道的解剖生理特点和免疫特点易患本病。营养性疾病，如营养不良、贫血、维生素 A 或锌缺乏症等，先天性疾病，如先天性心脏病、食管裂孔疝等；或免疫缺陷、被动吸烟、护理不当、气候改变和环境不良等因素，易致反复呼吸道感染或使病程迁延。

（一）护理评估

1. 临床表现

本病症状轻重不一。与年龄、病原体、感染部位和机体抵抗力不同有关。年长儿症状较轻，而婴幼儿较重。

（1）一般类型急性上呼吸道感染

症状：①局部症状。流涕、鼻塞、喷嚏、轻咳、咽部不适或咽痛等，可在 3~4 天内自然痊愈。②全身症状。发热、头痛、全身不适、乏力、烦躁不安等。部分患儿有食欲缺乏、呕吐、腹泻、腹痛等消化道症状。腹痛多为脐周阵发性疼痛，无压痛，可能与肠蠕动亢进有关，也可持续存在，多因并发急性肠系膜淋巴结炎所致。

婴幼儿多骤然起病，以全身症状为主，常有消化道症状，局部症状较轻。多有发热，体温可 39~40 ℃，热程 2~3 天至 1 周，但较重者高热可 1~2 周，偶有长期低热达数周者，多与病灶未清除有关。起病 1~2 天内可因高热引起惊厥，很少反复发生。

体征：体格检查可见咽部充血，扁桃体肿大，咽部可见淋巴滤泡或扁桃体有脓性分泌物。有时可见颌下和颈部淋巴结肿大、触痛。婴儿可因鼻塞致张口呼吸。肺部呼吸音正常。肠道病毒感染者可见不同形态的皮疹。

（2）两种特殊类型的急性上呼吸道感染

①疱疹性咽峡炎（herpangina）：病原体为柯萨奇 A 组病毒。好发于夏秋季节，呈散发或小流行。起病急骤，临床表现为高热、咽痛、流涎、厌食、呕吐等。体检除咽部充血外，特征性的体征是在咽腭弓、悬雍垂、软腭等处的黏膜上可见数个至数十个 2~4 mm 大小灰白色疱疹，周围有红晕，1~2 日后破溃形成小溃疡。疱疹也可发生于口腔的其他部位。病程为 1 周左右。

②咽-结合膜热（pharyngo conjunctival fever）：病原体为腺病毒 3、7 型。好发于春夏季节，呈散发或在小儿集体机构中流行。临床表现以发热、咽炎、结合膜炎为特征，多呈高热，咽痛，眼部刺痛，有时伴有呕吐、腹泻、腹痛等消化道症状。体检发现咽部充血、可见白色点块状分泌物，周围有红晕，易于剥离；一侧或两侧滤泡性眼结合膜炎；颈部、耳后淋巴结肿大。病程 1~2 周。

2. 辅助检查

病毒感染者外周血白细胞计数正常或偏低，中性粒细胞减少，淋巴细胞计数相对增高。病毒分离和血清学检查可明确病原。近年来免疫荧光、免疫酶及分子学技术可做出早期诊断。

细菌感染者外周血白细胞计数可增高，中性粒细胞增高。在使用抗菌药物前行咽拭子培养可发现致病菌。

3. 与疾病相关的健康史

询问患儿发病时间，既往健康状况，有无反复发作以及过敏史。是否有特异性体质，有无免疫功能失调、营养不良、佝偻病、鼻窦炎等。

4. 心理-社会状况

评估家长对疾病的心理反应及认识程度、文化程度、对疾病的应对措施等。评估患儿家庭的居住环境、经济状况、卫生习惯及对疾病的认知程度、防治态度等。

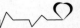

5. 治疗要点

以充分休息、预防并发症为主，并重视一般护理和支持治疗。

（1）一般治疗

多休息、多饮水，保持居住环境适宜的湿度、温度，注意呼吸道隔离，加强呼吸道管理，减少继发细菌感染的机会。

（2）抗感染治疗

①抗病毒药物：大多数上呼吸道感染由病毒引起，可试用的药物为利巴韦林，具有广谱抗病毒作用。

②抗生素：细菌性上呼吸道感染或病毒性上呼吸道感染继发细菌感染者可选用抗生素治疗，咽拭子培养阳性结果有助于抗菌治疗。常选用青霉素类、头孢类及大环内酯类抗生素，疗程 3~5 天。若证实为链球菌感染，或既往有风湿热、肾炎病史者，青霉素疗程应为 10~14 天。

（3）对症治疗

①高热：可口服乙酰氨基酚或布洛芬，肌内注射或静脉注射解热镇痛药，如阿司匹林类，亦可用冷敷、温湿敷或乙醇擦浴降温。

②热性惊厥者可予以镇静、止惊处理。

③鼻塞：先清除鼻腔分泌物，用 0.5% 麻黄碱合剂于睡前或喂奶前 10~15 min 滴鼻，1~2 滴/次。

④咽痛：大部分可自行缓解。多饮水，亦可含服咽喉片。

（二）主要护理诊断/合作性问题

①疼痛头痛或咽痛，与发热及咽部炎症有关。
②体温过高与上呼吸道感染有关。
③潜在并发症惊厥。

（三）护理措施

1. 一般护理

①环境：保持室内空气清新，维持室温在 18~22 ℃，相对湿度 50%~60%，以减少空气对呼吸道黏膜的刺激。

②饮食护理：保证患儿摄入充分的水分，给予营养丰富、易消化和富含维生素的清淡饮食，必要时静脉补充营养和水分。

③及时更换汗湿的衣服并适度保暖，避免因受凉而使症状加重或反复，保持口腔及皮肤清洁。

2. 症状护理

（1）发热的护理

卧床休息，保持室内安静，温、湿度适宜、通风良好。衣被不可过厚，以免影响机体散热，引起体温进一步升高。每 4 h 测体温 1 次，并准确记录，如为超高热或有高热惊厥史者需 1~2 h 测量 1 次。给予退热处理后 1 h 复测体温，并随时观察有无新的症状和体征出现，以防惊厥发生或体温骤降。体温超过 38.5 ℃时遵医嘱给予退热剂或物理降温。

（2）鼻塞的护理

及时清除鼻腔及咽喉部分泌物和干痂，保证呼吸道通畅。鼻塞严重时可在清除鼻腔分泌物后用 0.5% 的麻黄碱液滴鼻，每次 1~2 滴，对因鼻塞而妨碍吸吮的婴幼儿，宜在哺乳前 10~15 min 滴鼻使鼻腔通畅，保证吸吮。

（3）咽痛的护理

可给予润喉含片或行雾化吸入。

3. 病情观察

密切观察病情变化，注意咳嗽的性质、神经系统症状、口腔黏膜改变及皮肤有无皮疹等，以便早期发现麻疹、猩红热、百日咳、流行性脑脊髓膜炎等急性传染病。有可能发生惊厥的患儿应加强巡视，密切观察体温，床边设置床挡，以免患儿坠床，备好急救物品和药品。如患儿病情加重，体温持续不退，应考虑并发症的可能，及时报告和处理。

4. 用药护理

使用退热剂后应注意多饮水，以防大量出汗引起虚脱，如有虚脱现象，应给予保暖、饮热水，严重者给予静脉输液。高热惊厥的患儿使用镇静剂时，应注意观察止惊的效果及药物的不良反应。使用青霉素等抗生素时，应注意观察有无过敏反应发生。

5. 健康教育

指导家长掌握上呼吸道感染的预防知识和护理要点，懂得相应的应对方法，如加强体格锻炼，多进行户外活动，多晒太阳以增强机体抵抗力。气候变化时及时添减衣物，避免过热或过凉。在呼吸道感染的高发季节，避免带小儿去人多拥挤的公共场所。如有流行趋势，可用食醋熏蒸法消毒居室空气。提倡母乳喂养，及时添加辅食，要营养均衡，纠正偏食。

二、急性支气管炎的护理

急性支气管炎（acute bronchitis）是指由各种病原体引起的支气管黏膜的炎症，由于气管常同时受累，故又称为急性气管支气管炎（acute tracheo—bronchitis）。常继发于急性上呼吸道感染，或为某些急性传染病临床表现的一部分。婴幼儿多见，且症状较重。

主要为感染，病原是病毒、细菌或肺炎支原体或为其混合感染，而以病毒为主要病原体。能引起上呼吸道感染的病原体均可引起支气管炎。环境污染、空气污浊或接触有毒气体亦可刺激支气管黏膜引起炎症。免疫功能低下或特异性素质，如营养不良、佝偻病、变态反应以及慢性鼻炎皆可为本病的诱因。

（一）护理评估

1. 临床表现

大多先有上呼吸道感染症状，之后以咳嗽为主要症状，开始为干咳，以后渐有支气管分泌物而为有痰的咳嗽。婴幼儿症状较重，常有发热及呕吐、腹泻、腹痛等消化道症状，不会咳痰，多经咽部咽下。年长儿一般全身症状不明显，发热可有可无，可诉头痛及胸痛。肺部听诊双肺呼吸音粗，可闻及不固定的散在的干湿啰音和大、中水泡音。急性症状一般持续7~10天，有时迁延2~3周，或反复发作。如不经适当治疗可引起肺炎。

2. 辅助检查

胸片X线检查显示正常或肺纹理增粗，肺门阴影加深。

3. 与疾病相关的健康史

询问患儿发病时间，既往健康状况，有无反复发作以及过敏史。是否有特异性体质，有无免疫功能失调、营养不良、佝偻病、鼻窦炎等。

4. 心理-社会状况

评估家长对疾病的心理反应及认识程度、文化程度、对疾病的应对措施等；评估患儿家庭的居住环境、经济状况、卫生习惯及对疾病的认知程度、防治态度等。

5. 治疗要点

（1）一般治疗
多休息、多饮水，经常变换体位，使呼吸道分泌物易于咳出。
（2）控制感染
由于病原体多为病毒，一般不用抗生素。怀疑有细菌感染者可加用适当抗生素。如为支原体感染，则应予以大环内酯类抗生素。

（3）对症治疗

一般不用镇咳剂或镇静药，以免抑制咳嗽反射，影响黏痰咳出。

①化痰止咳：刺激性咳嗽可用复方甘草合剂等，痰多、黏稠者可口服、静脉点滴或雾化吸入盐酸氨溴索。

②止喘：对喘憋严重者，可使用支气管扩张剂，可雾化吸入布地奈德、沙丁胺醇等，也可口服或静脉点滴氨茶碱，亦可短期使用糖皮质激素，如泼尼松、琥珀酸氢化可的松等。

（二）主要护理诊断/合作性问题

1. 体温过高

与病毒或细菌感染有关。

2. 清理呼吸道无效

与痰液黏稠不易咳出、气道分泌物堆积有关。

（三）护理措施

1. 一般护理

（1）休息

患儿应注意休息，减少活动，避免咳嗽加重。卧床时须经常更换体位，以利呼吸道分泌物的排出。

（2）保证充足的水分及营养供给

鼓励患儿多饮水，使痰液稀释易于咳出。给予营养丰富、易消化的饮食，鼓励患儿进食，但应少量多餐，避免因咳嗽导致呕吐。

（3）保持口腔清洁

由于患儿发热、咳嗽、痰多且黏稠，剧烈咳嗽时常引起呕吐等，故须保持口腔清洁，以增加舒适感，增进食欲。婴幼儿可在进食后喂适量开水，以清洁口腔；年长儿应在晨起、餐后、睡前漱口。

2. 保持呼吸道通畅

①保持室内空气清新，维持室温在 18~22 ℃，相对湿度 50%~60%，以减少空气对呼吸道黏膜的刺激，利于排痰。

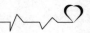

②经常更换患儿体位，拍击背部，指导并鼓励患儿有效咳嗽，以利于痰液排出，促进炎症消散。

③痰液黏稠时可给予雾化吸入，以湿化气道，消除炎症，促进排痰。必要时用吸引器及时清除痰液，保持呼吸道通畅。

3. 病情观察

注意观察呼吸变化，若有呼吸困难、发绀，应给予吸氧，并协助医生积极处理。

4. 用药护理

注意观察药物疗效及不良反应。口服止咳糖浆后不要立即喝水以使药物更好地发挥作用。如静滴氨茶碱止喘时，速度不宜过快，并且密切观察有无心悸、烦躁甚至惊厥等。

5. 健康教育

指导患儿及家长适当开展户外活动，进行体格锻炼，增强机体对温度变化的适应能力，根据气温变化增减衣服，避免受凉或过热；在呼吸道疾病流行期，避免到人多拥挤的公共场所，以免交叉感染，积极预防营养不良、贫血、佝偻病及各种传染病；按时接种疫苗，增强机体的免疫能力。

三、支气管肺炎的护理

支气管肺炎（bronchopneumonia）是小儿时期最常见的肺炎，2岁以内小儿多见。全年均发病。北方多发生于冬春寒冷季节及气候骤变时。营养不良、先天性心脏病、低出生体重儿、免疫缺陷者更易发生。

常见病原体有细菌、病毒和肺炎支原体，也可能是病毒和细菌的混合感染。衣原体、真菌、原虫等病原体也可引发。发展中国家以细菌常见，发达国家以病毒为主。近年肺炎支原体肺炎有增多趋势。病原体常由呼吸道侵入，少数经血入肺。

病理改变以肺组织充血、水肿、炎症浸润为主。肺泡内充满渗出物，经肺泡壁通道向周围肺组织蔓延，形成点片状炎症病灶。若病变融合成片，可累及多个肺小叶或更广泛范围。当小支气管、毛细支气管发生炎症时，可致管腔部分或完全阻塞，引起肺不张或肺气肿。不同病原体引起的肺炎病理改变不同，病毒性肺炎以间质受累为主，细菌性肺炎以肺实质损害为主。临床上支气管肺炎与间质性肺炎常同时并存。

病理生理表现为：病原体侵入肺部后，引起支气管黏膜水肿，管腔狭窄，肺泡壁充血、水肿，肺泡腔内充满炎性渗出物，从而影响肺通气和肺换气。通气不足引起 PaO_2 和 SaO_2 下降（低氧血症）及 $PaCO_2$ 升高（高碳酸血症），换气功能障碍则主要引起低氧血症。缺氧、二氧化碳潴留及病原体毒素和炎症产物吸收产生的毒血症，是引起机体酸碱平衡失调和电解质紊乱以及呼吸系统、循环系统、神经系统和消化系统等功能障碍的主要原因。

①呼吸功能不全：肺炎早期以通气功能障碍为主，仅有缺氧，而无明显二氧化碳潴留。为代偿缺氧，患儿呼吸和心率增快；为增加呼吸深度，辅助呼吸肌也参与呼吸，出现鼻翼翕动和三凹征。随着病情进展，换气功能严重障碍，在缺氧的基础上出现二氧化碳潴留。此时，PaO_2 和 SaO_2 下降，$PaCO_2$ 升高。当 $PaO_2<50mmHg$ 和（或）$PaCO_2>50mmHg$ 时即为呼吸衰竭。

②循环系统：病原体和毒素作用于心肌可引起中毒性心肌炎。缺氧和二氧化碳潴留，可引起肺小动脉反射性收缩，使肺循环的阻力增高，形成肺动脉高压，右心的负担加重。肺动脉高压和中毒性心肌炎是诱发心力衰竭的主要原因。重症患儿可出现微循环障碍、休克、弥散性血管内凝血。

③神经系统：缺氧和二氧化碳潴留可使毛细血管扩张，血流缓慢，血管壁的通透性增加而致脑水肿。严重缺氧使脑细胞无氧代谢增强，乳酸堆积，ATP 生成减少，Na^+—K^+—ATP 酶的活性降低，引起脑细胞内钠、水潴留，形成脑细胞水肿。

④消化系统：低氧血症和病原体毒素的作用，使胃肠道黏膜出现糜烂、出血、上皮细胞坏死脱落等，导致黏膜屏障功能破坏，胃肠功能紊乱，出现腹泻、呕吐，严重者出现中毒性肠麻痹和消化道出血。

⑤水、电解质和酸碱平衡失调：重症肺炎可出现混合性酸中毒，因为严重缺氧时体内有氧代谢障碍、酸性代谢产物堆积，常可引起代谢性酸中毒；而 CO_2 潴留、H_2CO_3 增加又可导致呼吸型酸中毒。缺氧改变了细胞膜的通透性，钠泵功能失调，使 Na^+ 进入细胞内增加，同时缺氧导致抗利尿激素（ADH）分泌增加；另外，进食差、呕吐等引起钠摄入不足，排出增多。这些均可引起低钠血症。

（一）护理评估

1. 临床表现

2 岁以下的婴幼儿多见。多起病较急，发病前数日多有上呼吸道感染，主要临床表现为发热、咳嗽、气促和肺部中细湿啰音。

（1）呼吸系统症状和体征

①发热：热型不一，多数为不规则热，也可为弛张热或稽留热，新生儿或重度营养不良儿可不发热或体温不升。

②咳嗽：较频，早期为刺激性干咳，以后有痰，新生儿、早产儿则表现为口吐泡沫。

③气促：多发生于发热、咳嗽之后，呼吸加快，可达 40～80 次/分钟，重者可有鼻翼翕动、点头呼吸、三凹征、口周发绀。

④肺部啰音：早期不明显或仅呼吸音增粗，以后可闻及固定的中细湿啰音，以背部双肺下方脊柱旁较多，吸气末更为明显。新生儿、小婴儿常不易闻及湿啰音。

除上述症状外，患儿常有精神不振、食欲减退、烦躁不安、轻度腹泻或呕吐等全身症状。重症除全身症状及呼吸系统的症状加重外，常出现循环、神经、消化等系统的功能障碍，出现相应的临床表现。

（2）循环系统表现

常有心力衰竭、心肌炎，还可有微循环障碍和 DIC。心肌炎表现为面色苍白、心音低钝、心律不齐、心电图 ST 段和 T 波改变及心肌酶升高等。肺炎合并心力衰竭的表现：①呼吸突然加快>60 次/min。②心率突然加快>180 次/min。③突然极度烦躁不安，明显发绀，面色苍白或发灰，指（趾）甲微血管充盈时间延长，前 3 项不能用发热、肺炎本身或其他并发症解释。④心音低钝、奔马律、颈动脉怒张。⑤肝迅速增大。⑥尿少或无尿，眼睑或双下肢水肿。具备 5 项即可诊断肺炎合并心力衰竭。出现微循环障碍，休克时可有血压下降、手足及四肢凉、毛细血管充盈时间延长和脉速弱等症状，还可出现皮肤、黏膜和胃肠道等广泛弥漫出血的 DIC 症状。

（3）神经系统表现

常见烦躁或嗜睡，可两者交替出现。脑水肿、颅内压增高和病原体毒素引起的中毒性脑病，可有高热不退，意识不清、昏睡、昏迷、惊厥，前囟隆起，眼球运动不灵活、凝视，瞳孔对光反射迟钝或消失，呼吸节律不整，脑膜刺激征等表现。

（4）消化系统表现

中毒性肠麻痹表现为严重腹胀、膈肌抬高，呼吸困难加剧，肠鸣音减弱或消失。还可出现呕吐咖啡样物、大便隐血阳性或柏油样便等消化道出血的表现。

（5）抗利尿激素异常分泌综合征

呈现低钠血症的表现，重症出现惊厥。临床症状的轻重不仅取决于血钠浓度，还取决于丢失钠的速度。可有全身水肿，肾功能和肾上腺皮质功能正常，肾排钠增多。血钠<130 mmol/L，尿钠 220 mmol/L，ADH 升高。

（6）并发症

若延误诊治或病原体致病力强者，可并发脓胸、脓气胸和肺大疱等，常见病原体为金黄色葡萄球菌或某些革兰阴性杆菌，多表现为体温持续不退，或退而复升，中毒症状或呼吸困难突然加重。

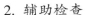

2. 辅助检查

（1）外周血检查

①白细胞检查：细菌性肺炎白细胞总数和中性粒细胞多增高，并可有核左移。病毒性肺炎白细胞总数多正常或降低，分类以淋巴细胞为主，可见异型淋巴细胞。

②C 反应蛋白：细菌感染时血清 CRP 多明显上升。

③前降钙素：细菌感染时多升高。感染早期出现且不受应用皮质激素与否的影响，是鉴别有无细菌感染的较敏感的指标。

（2）病原学检查

小儿下呼吸道感染的标本采集较困难，采集方法有痰标本、鼻导管或气管内导管法。取声门下部位的分泌物检查，纤维支气管镜取支气管肺泡灌洗液培养，经皮肺穿刺活组织检查培养。标本采集后可行病原学早期快速诊断，包括聚合酶链反应及相关技术、免疫酶标技术、细菌培养和病毒分离等。应尽可能在抗生素饮用前采集标本。但血培养等阳性率低，痰的合格标本难以采集。

（3）X 线检查

早期肺纹理增粗，以后出现肺内小斑片状阴影，以双肺下野中内带及心膈区居多，可伴有肺不张或肺气肿。斑片状影可融合成大片，甚至波及节段。

3. 与疾病相关的健康史

评估发病情况，患儿食欲情况及生长发育史，既往有无反复呼吸道感染史，家族中有无呼吸道感染病史，病前有无呼吸道传染病如麻疹、百日咳等。

4. 心理–社会状况

评估患儿及家长对疾病的心理反应，对疾病的病因和防护知识的了解程度，居住环境及经济状况如何，了解患儿既往有无住院经历，家长对患儿有无照顾能力等。

5. 治疗要点

采用综合治疗措施。原则是积极控制感染、改善肺通气功能、加强护理和对症治疗、积极防治并发症。

（1）一般治疗

居室或病室室温以 18～20 ℃、相对湿度 60% 为宜，注意防止交叉感染，保持呼吸道通畅，保持呼吸道湿润，注意变换体位、拍背，以利痰液排出；给予易消化且富含蛋白质和维生素的饮食。

（2）病原治疗

其一，抗生素：明确为细菌感染或其他病原体感染的基础上合并细菌感染，选择使用抗生素。使用原则：①根据病原菌选用敏感药物。②早期治疗。③联合治疗。④选用渗入下呼吸道浓度高的药物。⑤足量、足疗程。重症宜经静脉途径给药。

根据不同病原体选择抗生素。①肺炎链球菌：青霉素敏感者首选青霉素或阿莫西林，青霉素过敏者选用大环内酯类抗生素。②金黄色葡萄球菌：甲氧西林敏感者首选苯唑西林钠或氯唑西林钠，耐药者选用万古霉素或联合利福平。③流感嗜血杆菌：首选阿莫西林加克拉维酸（或加舒巴坦）。④大肠埃希菌和肺炎杆菌：首选头孢曲松或头泡噻肟，铜绿假单胞菌首选替卡西林加克拉维酸。⑤肺炎支原体和衣原体：首选大环内酯类抗生素如红霉素、罗红霉素或阿奇霉素。⑥真菌性肺炎：可选用两性霉素 B、氟康唑、伏立康唑等。

疗程：一般用至体温正常后的 5~7 天，临床症状、体征消失 3 天。葡萄球菌肺炎易复发及产生并发症，体温正常后继续用药 2 周，总疗程 6 周。支原体肺炎用药 2~3 周。

其二，抗病毒治疗：支持疗法、对症疗法和加强护理等居重要地位，有肯定疗效的抗病毒药物减少。奥司他韦是神经氨酸酶抑制剂，对甲、乙型流感病毒均有效。利巴韦林肌内注射、静脉应用效果难以肯定。干扰素肌内注射对部分病毒可能有效。

（3）对症治疗

有缺氧症状时应及时吸氧；发热、咳嗽、咳痰者，给予退热、祛痰、止咳，保持呼吸道通畅；喘憋明显者可用支气管解痉剂；腹胀低钾者及时补钾，中毒性肠麻痹给予禁食、胃肠减压，电解质和酸碱失衡者给予纠正水、电解质、酸碱平衡紊乱。

（4）糖皮质激素

无须常规使用。应用指征：喘憋明显伴呼吸道分泌物增多者，中毒症状明显的重症肺炎，如合并中毒性脑病、休克、脓毒症者，有急性肺损伤或全身炎症反应综合征者；短期内胸腔有大量渗出者。

（5）其他

①肺炎合并心力衰竭：治疗原则为镇静、吸氧、强心、利尿和应用血管活性药物。可用水合氯醛直肠给药镇静；选用具有正性肌力、负性频率作用的快速洋地黄制剂，如毛花苷 C 或毒毛花苷 K；尿少伴水肿者可用呋塞米利尿，血管活性药物选酚妥拉明等。

②中毒性脑病：纠正缺氧和减轻脑水肿。用 20% 甘露醇静脉注射，辅以地塞米松和成塞米降颅压。

③生物制剂：重症患儿可静脉注射人血丙种球贺白 400 mg/（kg·d），连用 3~5 天。

(二) 主要护理诊断/合作性问题

1. 清理呼吸道无效

与呼吸道分泌过多、痰液黏稠、咳嗽无力有关。

2. 气体交换受损

与肺部炎症致通气、换气功能障碍有关。

3. 体温过高

与肺部感染有关。

4. 潜在并发症

心力衰竭、中毒性脑病、中毒性肠麻痹等。

5. 营养失调 (低于机体需要量)

与摄入不足、消耗增加有关。

(三) 护理措施

1. 保持呼吸道通畅

①保持室内空气新鲜，定时开窗通风，避免直吹或对流风。保持适宜的温湿度，室温维持在 18~22 ℃，湿度以 60% 为宜。

②饮食宜给予易消化、营养丰富的流质、半流质饮食，多喂水。少量多餐，避免过饱影响呼吸，喂哺时应耐心，哺母乳者应抱起喂，防止呛咳。重症不能进食时，给予静脉输液，输液时应严格控制输液量及滴注速度，最好使用输液泵，保持均匀滴入。

③及时清除口鼻分泌物，分泌物黏稠者应用超声雾化或蒸汽吸入；分泌物过多影响呼吸时，应用吸引器吸痰。

④帮助患儿取合适的体位并经常更换，翻身拍背，帮助痰液排出，防止坠积性肺炎。方法是五指并拢，稍向内合掌，由下向上、由外向内地轻拍背部。

⑤指导和鼓励患儿进行有效的咳嗽。

⑥根据病情或病变部位进行体位引流。

⑦按医嘱给予祛痰剂。

2. 改善呼吸功能

①凡有缺氧症状，如呼吸困难、口唇发绀、烦躁、面色灰白等情况时应立即给氧。一

般采用鼻前庭给氧，氧流量 0.5~1 L/min，氧浓度不超过 40%，氧气应湿化，以免损伤呼吸道黏膜。缺氧明显者可用面罩给氧，氧流量 2~4 L/min，氧浓度为 50%~60%。若出现呼吸衰竭，则使用人工呼吸器。

②病室环境安静，空气新鲜，温湿度适宜。做好呼吸道隔离，为防止交叉感染，不同病因引起的肺炎应分类收治。

③护理操作应集中完成，以减少刺激，避免哭闹。

④按医嘱使用抗生素治疗肺部炎症、改善通气，并注意观察药物的疗效及不良反应。

3. 维持体温正常

发热者应注意体温的监测，警惕热性惊厥的发生，并采取相应的降温措施。

4. 密切观察病情

①若患儿出现烦躁不安、面色苍白、呼吸加快、心率增快、出现心音低钝或奔马律、肝短期内迅速增大时，考虑肺炎合并心力衰竭，应及时报告医生，立即给予吸氧并减慢输液速度。若患儿突然口吐粉红色泡沫痰，应考虑肺水肿，可给患儿吸入经 20%~30%乙醇湿化的氧气，间歇吸入，每次吸入不宜超过 20 min。

②若患儿出现烦躁、嗜睡、惊厥、昏迷、呼吸不规则等，应考虑脑水肿、中毒性脑病的可能，应立即报告医生并配合抢救。

③若患儿病情突然加重，体温持续不降或退而复升，咳嗽和呼吸困难加重，面色青紫，应考虑脓胸或脓气胸的可能，及时报告医生，配合进行胸穿或胸腔闭式引流，并做好术后护理。

5. 健康教育

向患儿或家长解释疾病的相关知识和防护知识。指导家长合理喂养，婴儿期提倡母乳喂养；多进行户外活动，注意气候变化，及时增减衣服，避免着凉，一旦上感，及时治疗，以免继发肺炎；让家长了解所用药物名称、剂量、用法及副作用；指导患儿不随地吐痰，咳嗽时应用手帕或纸巾捂住嘴，尽量使痰飞沫不向周围喷射。定期健康检查，按时预防接种。

第十章　老年病与传染科疾病护理

第一节　老年常见疾病护理

一、一般护理常规

老年病又称老年疾病，是研究老年病的病因、病理生理、临床特点、治疗、护理、康复和预防保健的学科。老年患者病情复杂，包括高脂血症、动脉硬化、冠心病、高血压、糖尿病、老年性痴呆、脑血管病、骨质疏松、肺部感染、肿瘤等，存在多脏器功能衰竭且症状和体征不典型。因此对护理工作要求更精细，而制定有效的护理措施并且认真实施，才能有效地降低并发症，减轻痛苦，提高患者生存质量。

（一）常见护理问题及相关因素

1. 气体交换受损

与肺循环瘀血、肺部感染，及不能有效排痰与咳嗽有关。

2. 体液过多

与静脉系统瘀血致毛细血管压升高，肾素-血管紧张素-醛固酮系统（RAAS）激活使水、钠潴留，血浆胶体渗透压降低有关。

3. 心排血量下降

与心肌收缩力降低、心脏前后负荷的改变、缺氧有关。

4. 活动无耐力

与心排出量减少，组织缺血、缺氧及胃肠道瘀血引起食欲缺乏，进食减少有关。

5. 电解质紊乱

与全身血流动力学、肾功能及体内内分泌的改变等相关。

6. 便秘

与长期卧床、不习惯床上排便、液体摄入量不足、饮食习惯改变有关。

7. 营养失调：低于机体需要量

与饮食耐受性差、恶心、呕吐、胃肠道不适，腹痛、腹泻等有关。

8. 沟通障碍

与听力下降、知识缺乏等相关。

9. 有受伤的危险

与骨质疏松导致骨骼脆性增加、意识改变、偏瘫、四肢无力、眩晕等有关。

10. 皮肤完整性受损

与长期卧床、营养不良等相关。

（二）护理常规

1. 饮食护理

①根据病情及医嘱选择合适的饮食种类。

②适当限制热量，食用低盐、低脂、低糖、优质蛋白、高维生素及适量含钙、铁、纤维素的食物。

③食品加工应细、软、松，以利消化。

④进食时应尽量取坐位或半坐位，以防呛咳及误吸。

⑤鼓励患者三餐后及睡前刷牙，保持口腔清洁，对生活不能自理的患者应给予口腔护理。

2. 病情观察

由于老年患者反应迟钝，加之记忆力和敏感性很差，又患有多种疾病，因此对老年人要多加观察，深入细致地去发现问题。一般观察：包括对患者的精神状况、情绪、饮食、生命体征等进行观察。重点观察：关心老人患有哪种疾病，观察所患疾病相关的症状体征、辅助检查及预后。

3. 皮肤护理

根据病情及自理能力评估结果，遵医嘱进行分级护理，根据老年患者的个性特点、心理状态、饮食、排便习惯及嗜好，做好基础护理。

①每日用温水洗脸，热水洗脚，每周洗澡 1 次，必要时给予协助。

②穿宽松、柔软、吸收性好的纯棉内衣，勤更换。

③对皮肤瘙痒者，避免使用有刺激性的清洁品，避免抓挠；手足干裂者，可适当使用

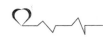

护肤品。

④长期卧床者，每 2 小时更换卧位 1 次，保持床铺的平整干净。

4. 专科护理

按所患疾病的护理常规进行护理。

5. 便秘的护理

①解除患者的思想顾虑及心理负担，尽量与医护配合。

②多食含纤维素的食物，以刺激肠蠕动。

③每天起床、睡前用双手按结肠蠕动的方向按摩腹部。

④根据医嘱使用通便的药物或给予清洁灌肠。

6. 用药护理

①输液过程中主动巡视病房，及时观察用药后的效果、病情变化及有无药物不良反应，液体滴数应在每分钟 20~40 滴为宜，口服药须协助患者服药到口。

②遵医嘱按时给药，告知其所服药物的名称、剂量、注意事项等相关知识。

7. 心理护理

①准确评估患者的心理。老年患者常见的心理问题有孤独、自卑、对疾病和死亡的忧虑、恐惧等。

②建立良好的护患关系。

③尽量满足患者的合理需求，鼓励亲友来探视，以减轻其孤独感。

④多向患者介绍防衰老及长寿的知识及以往转归预后好的病例，充分发挥患者的主观能动性，增强其治疗信心。

8. 安全护理

对患者进行安全教育，定时进行安全隐患因素评估。

①防跌倒：对易跌倒的高危人群进行评估：病人自身、环境因素、社会因素三方面评估。≥60 岁患者应进行评估，对于高危人群床头应有醒目的标识，护士加强巡视，班班交接，创造良好的、安全的病室环境，光线充足明亮，地面干净无水迹，尽量减少各种障碍物，走廊、淋浴室、马桶旁设有扶手。裤子不宜过长，以免绊倒。

②防坠床：有坠床危险因素的患者，应加床挡，适当调低床的高度，并教会患者正确使用床挡的方法。对于躁动患者可适当给予约束带，护士加强巡视。

③防烫伤：使用热水袋的温度不宜超过 50 ℃，洗澡水水温以 37~42 ℃ 为宜。热敷治疗时防烫伤。

④将呼叫器、经常使用的物品放于患者随手可及的地方。

⑤加强与患者的沟通，关注其心理需求，给予必要的生活帮助和护理。

（三）健康指导

①向患者及家属讲解疾病的病因及发病机制，告知其治疗的重要性。

②使患者及家属了解食物的营养价值状况，选择有利于健康的食物。

③对药物的作用、副作用等进行耐心讲解，告知合理用药的重要性，避免误服、错服。

④根据不同病因，指导患者适当锻炼身体，增强抵抗力。注意防寒保暖，有不适及时就诊。对患者家属进行健康教育，让其关心老人、尊重老人、理解老人，让老人感到宽慰，促进疾病恢复。

⑤教会患者或家属监测病情，定期门诊复查。

二、老年高血压的护理

老年高血压是指老年人在未使用抗高血压药物的情况下，血压持续或非同日 3 次以上收缩压（SBP）≥140 mmHg 和（或）舒张压（DBP）≥90 mmHg。其中单纯收缩期高血压（ISH）者超过半数。老年高血压是指除了血压升高，还伴有心、脑、肾的损害，且排除假性或继发性高血压的全身性疾病。它是导致老年人脑卒中、冠心病、充血性心力衰竭、肾衰竭和主动脉瘤发病率和死亡率升高的主要危险因素之一。

（一）护理评估

1. 健康史

（1）内在因素

包括与血压有关的各种老化因素，如血管粥样与纤维样硬化的程度、激素反应性降低的情况以及压力感受器敏感性的变化等。

（2）外在因素

指各种不良的生活方式，如缺乏体育锻炼、超重、中度以上饮酒、高盐饮食等。

2. 身体状况

老年高血压的表现与中青年有所不同，具体见以下几方面：

（1）以 ISH 多见

65 岁以上高血压患者中，ISH 为混合型的 2 倍。收缩压随着年龄增长而增高，舒张压降低或者不变，由此导致脉压增大，是老年 ISH 的另一个重要特征，也是反映动脉损害程度的重要标志，它比收缩压或舒张压更能预测心血管事件的发生。

（2）血压波动性大

老年人的收缩压、舒张压和脉压的波动均明显增大。尤其是收缩压，1 天内波动达 40 mmHg，且 80 岁以上高龄老人血压的昼夜节律常消失。1 年内收缩压可波动 61 ± 36 mmHg，约 1/3 的患者表现为冬季高、夏季低，血压大的波动性使老年人易发生直立性低血压，且恢复的时间长。

（3）症状少而并发症多

在靶器官明显损害前，半数以上老年高血压患者无症状，因而缺乏足够重视，导致并发症的发生和病情进展。而脏器老化、长期高血压加重了对靶器官的损害，所以老年高血压患者的并发症发生率高达 40%，其中冠心病、脑卒中为常见且严重的并发症，其发生与血压密切相关；收缩压升高 10~12 mmHg 或舒张压升高 5~6 mmHg，脑卒中的危险就增加 35%~40%，冠心病意外增加 20%~25%。

（4）多种疾病并存

老年高血压常与糖尿病、高脂血症，动脉粥样硬化、前列腺增生、肾功能不全等疾病共存并相互影响，使其治疗变得更为复杂，致残、致死率增高。

3. 辅助检查

老年高血压患者在心电图，胸部 X 线、眼底检查等方面表现与一般成人高血压没有区别。不同点：①24 h 动态血压检测：老年患者血压波动性较大，有些高龄老人血压昼夜节律消失。②血脂，血糖检测：老年高血压患者常合并高血脂、高血糖。③内分泌检测：老年高血压多为低肾素型，表现为血浆肾素活性、醛固酮水平、β 受体数目及反应性均低。

4. 心理–社会状况

评估老人有无对疾病发展、治疗方面的焦虑和猜疑；有无对终生用药的担心和忧虑；靶器官受损的程度是否影响到老人的社交活动；老人的家庭和社区支持度如何。

（二）常见护理诊断/问题

1. 慢性疼痛

与血压升高所致的脑供血不足有关。

2. 活动无耐力

与血压升高所致的心、脑、肾循环障碍有关。

3. 有外伤的危险

与视物模糊、低血压反应，意识障碍有关。

（三）护理计划与实施

治疗护理的主要目标：将血压调整至适宜水平，最大限度地降低心血管病死亡和致残的总危险，延长老年高血压患者的生命，提高生活质量。一般老年人高血压的降压目标与年轻人相同，但对于老年 ISH 患者，中国高血压防治指南建议收缩压目标为 150 mmHg。鉴于舒张压过低有害，其应保持在 60~65 mmHg 以上。

1. 一般护理

（1）环境舒适

不良环境刺激可加重老年高血压患者病情，应保持良好的生活环境，如干净整洁、温湿度适宜，光线柔和等，以利于老人充分休息。护理操作应相对集中，动作轻巧，尽量避免影响老人休息。

（2）运动适当

根据老年高血压患者危险性分层确定活动量。极高危组患者须绝对卧床休息；高危组以休息为主，可根据身体耐受情况，指导其做适量的运动；中危及低危组患者应选择适合自己的运动方式，坚持运动，运动量及运动方式的选择以运动后自我感觉良好，体重保持理想为标准。

（3）病情监测

老年人血压波动较大，所以应每日定点，多次测量血压。又因为老年人易发生直立性低血压，测血压时必须强调测量立位血压。同时，注意观察有无靶器官损伤的征象。

2. 用药护理

老年高血压的治疗指南遵循以下顺序：①治疗前检查有无直立性低血压。②选择对合并症有益的药物，具体选择的原则：无并发症者选用噻嗪类利尿剂与保钾利尿剂；如需第二种药，则用钙拮抗剂；除非有强适应证，不宜应用 β 受体阻滞剂。③从小剂量开始，逐渐递增。④应用长效剂型，每日 1 次。⑤避免药物间的相互作用，尤其是诸如非甾体抗炎药等非处方药。⑥观察不明显的药物副作用，如虚弱、眩晕、抑郁等。⑦为防止血压过低，应随时监测血压。

（1）药物治疗并发症因素

老年人因为各系统老化和多种疾病并存的现象，在使用降压药时，需要考虑到可能影响药物治疗并发症的因素。护理人员应该在治疗过程中仔细观察病情变化，防止并发症的出现。

（2）心理调适

老年高血压患者的情绪波动会进一步加重病情，故应鼓励老人使用正向的调适方法，如通过与家人、朋友间建立良好的关系得到情感支持，从而获得愉悦的感受。

3. 健康指导

高血压治疗的长期性决定了其防治工作的另一个重要领域在社区，医务人员需要通过健康教育、生活指导、康复指导等工作，降低高血压的各种危险因素。

（1）健康教育

对老人进行面对面培训，提高其有关高血压的知识、技能和自信心，使老人明确定期检测血压、长期坚持治疗的重要性，避免出现不愿服药、不难受不服药、不按医嘱服药的三大误区，养成定时定量服药、定时定体位定部位测量血压的习惯。

（2）生活指导

①减轻体重。

可通过减少总热量摄入和增加体力锻炼的方法减重。减重速度因人而异，但首次减重最好能达到 5 kg 以增加信心。

②膳食调节。

减少膳食脂肪，补充优质蛋白，增加含钾多、含钙高的食物。减少烹饪用盐及含盐量高的调料，少食各种盐腌食品。多食蔬菜和水果。提倡戒酒，因为酒精可增加降压药的抗药性。

③精神调适。

保持乐观心态，提高应对突发事件的能力，避免情绪过分激动。

④劳逸结合。

生活规律，保证充足的睡眠，避免过度脑力劳动和体力负荷。

（3）康复运动

适当运动不但有利于血压下降，而且可提高其心肺功能。适当运动包括四方面：①适当的运动形式；②适当的运动强度；③适当的运动时间；④适当的运动目标。运动方式一定要选择有氧运动，强调中小强度、较长时间、大肌群的动力性运动，如步行、慢节奏的交谊舞、重心不太低的太极拳等比较适合老年人。

（4）定期检测

最好家庭自备血压计，每天由家人定时测量血压并记录，尤其是在有自觉症状或情绪波动时，应及时测量，发现血压高于正常时应及时补充必要的药物或到医院就诊。另外，还须定期检查尿常规、血液生化、心电图及眼底。

4. 护理评价

经治疗和护理后，达到以下护理目标：①老人学会了饮食及运动控制血压的方法；②老人能按照要求定时定量规律用药；③血压控制平稳，并发症发生率少或无；④老人能自觉调节不良情绪。

第二节　传染科常见疾病护理

一、一般护理常规

（一）概述

传染病是由各种病原体感染人体后所引起的具有传染性的疾病。常见的病原体有细菌、病毒、衣原体、立克次体、支原体、螺旋体、真菌、原虫和蠕虫等。传染病属于感染性疾病，但并非所有的感染性疾病都具有传染性，有传染性的感染性疾病才是传染病。护士应遵循传染病流行过程发生的三个环节，采取针对性预防措施，管好传染源、切断传播途径、保护易感人群，阻断或减少传染病传播及流行。

（二）主要护理问题及相关因素

1. 体温过高

与感染、抽搐、体温中枢受损有关。

2. 营养失调：低于机体需要量

与摄入不足，消耗增多有关。

3. 皮肤完整性受损：皮疹

与病原体毒素引起皮肤血管受损有关。

4. 腹泻

与肠内病原菌感染、肠蠕动功能失调有关。

5. 意识障碍

与脑组织受损有关。

6. 组织灌流量改变

与内毒素致微循环障碍有关。

7. 低效性呼吸型态

与中枢神经系统受损、呼吸肌痉挛有关。

8. 有感染的危险

与病原体排出有关。

9. 社交孤立

与实施强制性管理或缺乏社会支持及易被他人歧视有关。

（三）护理常规

1. 严格执行消毒、隔离制度，防止交叉感染与传染病播散

（1）隔离区域

按传染病患者所接触的环境可划分为清洁区、半污染区和污染区。清洁区：凡未被病原微生物污染的区域称为清洁区，如更衣室、配膳室、值班室及库房等。半污染区：凡有可能被病原微生物污染的区域称为半污染区，如医护办公室、化验室、病区内走廊等。污染区：凡患者直接接触或间接接触，被病原微生物污染的区域称为污染区，如病室、厕所、浴室等。

（2）严密隔离

设专用隔离室，同病种患者可住一室，关闭通向走廊的门窗；接触患者必须戴口罩、帽子，穿隔离衣裤、隔离鞋，戴手套；患者的分泌物、所有用物均应严格消毒处理；病室应每日消毒一次；严禁患者走出隔离室。

（3）呼吸道隔离

同病种患者可住一室，通向走廊的门窗应关闭；室外设呼吸道隔离标记；接触患者必须戴医用防护口罩、帽子，必要时穿隔离衣、戴手套；室内每天通风换气，室内空气用紫外线照射或消毒液喷洒，每天一次；患者呼吸道、分泌物及与分泌物接触过的用物均须进行消毒；患者一般不能外出，如须外出检查应戴口罩。

（4）肠道隔离

同病种分室收住，室外设肠道隔离标记，并备洗手消毒用具，必要时戴口罩，穿隔离衣；食具、大小便器专用，并每日消毒；病室设纱窗纱门，做好灭蝇、灭蚊工作；患者之间不可相互传阅书、报、杂志等。

（5）接触隔离

限制患者的活动范围；接触患者的血液、体液、分泌物、排泄物时，应戴手套，手上有伤口时应戴双层手套；进入隔离室从事可能污染工作服的操作时，应穿隔离衣；离开病室前，脱下隔离衣；所有污染物品必须严格消毒。

（6）昆虫隔离

做好卫生管理工作，防止将虫媒带入病室；病室要有防蝇蚊设备，做好灭蚊、灭虱、灭蚤工作。

（7）血液–体液隔离

同病种患者可同住一室，室外设隔离标记；接触患者的血液–体液时应戴口罩和手套，必要时穿隔离衣、戴护目镜；污染物品必须消毒处理。

（8）保护性隔离

设专用隔离室，患者住单间病室进行隔离；接触患者必须戴口罩、帽子，穿隔离衣、隔离鞋，戴手套；有呼吸道感染或咽部带菌者应避免接触患者；未经消毒处理的物品不能带入隔离区；病室每日紫外线消毒一次，并通风换气。

2. 详细介绍传染病科环境、制度

对患者进行消毒隔离指导、疾病知识教育。开展心理护理，稳定患者情绪，配合治疗，对出院患者进行康复指导。

3. 加强巡视

密切观察患者病情变化，根据传染病的临床特点，重点观察体温、热型变化及伴随症状；皮肤的颜色、皮疹、黏膜疹的特点；毒血症、菌血症、败血症、脓毒血症及脱水和呼吸衰竭的临床表现。

4. 保持病室清洁、安静

根据各种传染病的特点，指导患者合理地休息、活动与饮食。

5. 根据各种传染病治疗护理要求，制订护理计划

实施护理措施，防止并发症的发生。

6. 根据要求采集标本

根据各种传染病病原体的特点及实验室检查的要求，正确采集标本。

7. 探视

传染病患者应严格限制探视。

8. 执行报告制度

严格执行传染病报告制度。

9. 出院患者要求

出院患者应对其所有的物品进行消毒，患者沐浴更衣，做好病室终末消毒。

（四）健康指导

1. 管理传染源

传染病患者和带菌者作为传染源，要进行隔离和管理的教育，特别对家庭隔离患者更应注意教育。改变不良卫生行为和习惯，减少传染病的发生与流行。

2. 切断传播途径

针对不同类型传染病传播途径，教给大家相应的预防知识。

3. 保护易感人群

主要是普及计划免疫与预防接种的知识，提高人群免疫力。

二、流行性感冒疾病护理

（一）概述

流行性感冒简称流感，是由流感病毒引起的急性呼吸道传染病。临床主要表现为急起高热、全身酸痛、乏力等显著的全身中毒症状，伴相对较轻的呼吸道症状。该病潜伏期短、传染性强、传播迅速，特别是甲型流感病毒易发生变异。

（二）治疗原则

①一般治疗。
②对症治疗。
③抗生素的应用。
④抗病毒治疗。

（三）主要护理问题及相关因素

1. 体温过高

与病毒感染有关。

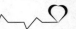

2. 气体交换受损

与病毒性肺炎或合并细菌性肺炎有关。

（四）护理重点

1. 执行呼吸道隔离

至体温正常后 2 日或病后 7 日。

2. 用药护理

①儿童应避免使用阿司匹林，以免诱发严重的瑞氏综合征。

②金刚烷胺有一定的中枢神经系统不良反应，老年及有血管硬化者慎用，孕妇及有癫痫史者禁用。

（五）健康指导

1. 疾病预防指导

流行高峰期避免去人群聚集场所。经常彻底洗手，避免脏手接触口、眼、鼻。注意锻炼身体，增强机体的抵抗力。

2. 保护易感人群

适时接种流感疫苗，服用抗病毒药物进行预防。

3. 消毒方法

室内每天进行空气消毒或开窗通风换气，患者使用过的食具应煮沸消毒，衣物、手帕等可用含氯消毒液消毒或阳光下暴晒 2 h。咳嗽、打喷嚏时应使用纸巾等，避免通过飞沫传播。流行期间如出现流感样症状应及时就医，并减少接触他人，尽量居家休息。

三、传染性非典型肺炎护理

（一）概述

传染性非典型肺炎又称严重急性呼吸综合征（SARS），是一种因感染 SARS 相关冠状病毒而导致的急性传染病。以急起发热、头痛、肌肉酸痛、乏力、干咳、胸闷、腹泻和白细胞减少为特征，严重者出现快速进展的呼吸功能衰竭，极强的传染性与病情的快速进展、病死率高是此病的主要特点。

（二）治疗原则

①一般治疗。

②对症治疗。

③并发或继发细菌感染的治疗。

④糖皮质激素的应用。

⑤中药辅助治疗。

⑥抗病毒治疗。

⑦增强免疫功能。

⑧重症患者的处理和治疗。

（三）主要护理问题及相关因素

1. 体温过高

与病毒感染有关。

2. 气体交换受损

与肺部病变致呼吸交换面积减少有关。

3. 焦虑与恐惧

与隔离、担心疾病的预后有关。

（四）护理重点

1. 执行呼吸道隔离

至症状消失后 5~7 日。

2. 病情观察

密切观察病情变化，监测症状、体温、呼吸频率、SpO_2 或动脉血气分析、血象、胸片，以及心、肝、肾功能等。

3. 常用消毒方法

SARS 病毒对常用消毒剂、乙醚、氯仿、甲醛和紫外线等敏感。

4. 营养与饮食

提供足够的维生素和热量，保持水、电解质平衡。

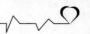

5. 心理护理

患者在隔离初期，往往有沮丧、绝望或孤立的感觉，影响病情的恢复，故关心安慰患者，给予心理辅导尤为重要。

6. 对症护理

①体温超过 38.5 ℃，应用冰敷、酒精擦浴等物理降温或使用解热镇痛药。

②咳嗽咳痰者给予雾化吸入及遵医嘱应用镇咳、祛痰药。

③对呼吸异常者应给予监护、呼吸支持，必要时人工呼吸机辅助呼吸。

7. 用药护理

密切观察糖皮质激素的不良反应，如继发真菌感染、血糖升高和骨质疏松症等。

（五）健康指导

1. 适当锻炼

康复期可练习太极拳等有利于心肺功能康复的运动项目，但避免过于疲劳。

2. 合理饮食

病后初愈者体质仍较虚弱，应注意均衡饮食，补充足够的营养素。

3. 定期随访

向患者介绍疾病特点及随访要求，使其能在出院后定期检查肺、心、肝、肾及关节功能，若发现异常，应及时治疗。

四、病毒性肝炎护理

（一）概述

病毒性肝炎简称肝炎，是由多种肝炎病毒引起的以肝脏病变为主的一组传染性疾病。目前确定的肝炎病毒有甲型、乙型、丙型、丁型及戊型。甲、戊型主要经粪口传播；乙、丙、丁型主要经血液传播。各型病原不同，但临床表现基本相似，以疲乏、食欲减退、肝大、肝功能异常为主要表现，部分患者出现黄疸。临床上分急性肝炎、慢性肝炎、重型肝炎（肝衰竭）、淤胆型肝炎、肝炎后肝硬化。

（二）治疗原则

1. 急性肝炎

①一般及支持疗法。

②护肝药物。

③抗病毒治疗。

④中医中药治疗。

2. 慢性肝炎

①一般保肝药物和支持疗法。

②降转氨酶的药物。

③免疫调控药物。

④抗病毒药物。

⑤中医中药治疗。

3. 肝衰竭

①一般治疗及支持疗法。

②促进肝细胞的再生。

③并发症的防治出血、肝性脑病、继发感染、肝肾综合征。

④人工肝支持系统。

⑤中医中药。

⑥肝移植。

（三）主要护理问题及相关因素

1. 营养失调：低于机体需要量

与食欲下降、呕吐、腹泻、消化和吸收功能障碍有关。

2. 活动无耐力

与肝功能受损、能量代谢障碍有关。

3. 焦虑

与感染疾病的威胁有关。

4. 潜在并发症

肾功能不全、腹腔积液、出血、肝性脑病。

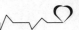

（四）护理重点

1. 隔离

甲、戊型病毒型肝炎执行消化道隔离，乙、丙、丁型病毒型肝炎执行血液-体液隔离。甲型隔离至自发病之日起不少于 21 日；乙、丁型急性期应隔离到 HbsAg 转阴，恢复期仍不转阴者按 HbsAg 携带者处理；丙型急性期隔离至病情稳定，慢性病例按病原携带者处理；戊型自发病起隔离 3 周。

2. 病情观察

观察患者的精神、食欲及乏力程度，有无意识障碍、程度如何，皮肤、巩膜黄染情况，尿、便的颜色。了解黄疸的消退情况。皮肤黏膜有无出血点，消化道有无出血等。

3. 休息与活动

急性肝炎和重症肝炎卧床休息，慢性肝炎劳逸结合，要避免过度劳累。

4. 饮食护理

急性期消化道症状明显，深度黄疸者宜进食清淡、易消化食物，忌油腻刺激性食物，恢复期应补充适量蛋白质和维生素。

重症肝炎：前期肝肾功能不全时控制蛋白质的摄入。

肝硬化食管胃底静脉曲张者，给柔软、少渣食物，少量多餐，忌生冷、油炸、粗纤维食物。

大出血时禁食，出血稳定后给少量温凉或冷的流质或半流饮食。

5. 用药护理

按医嘱应用保肝药，不滥用药物，特别应禁止用损害肝脏的药物。指导患者遵医嘱抗病毒治疗，明确用药剂量、使用方法，宣教漏用药物或自行停药可能导致的风险。

6. 心理护理

肝病患者过分抑郁、焦虑、情绪波动，都会造成中枢神经系统功能紊乱，免疫功能减退，不利于肝脏功能恢复，指导患者正确对待疾病，保持稳定、乐观的情绪。

（五）健康指导

1. 疾病预防

指导甲型和戊型肝炎应预防消化道传播，重点在于加强粪便管理，保护水源，严格饮用水的消毒，加强食品卫生和食具消毒。乙、丙、丁型肝炎预防重点在于防止通过血液和体液传播。

2. 自我管理

慢性乙肝、丙肝可反复发作，应向患者及家属宣传病毒性肝炎的家庭护理和自我保健知识。

3. 用药护理

指导患者遵医嘱抗病毒治疗，明确用药剂量、使用方法、漏用药物或自行停药可能导致的风险。

4. 意外暴露后乙型肝炎的预防

①应在暴露后 24 h 内进行处理。

②血清学检测。

③主动和被动免疫。

5. 定期复查，不适随诊。

五、肾综合征出血热

（一）概述

肾综合征出血热既往也称流行性出血热，是由汉坦病毒引起的自然疫源性传染病，鼠为主要传染源。临床主要表现为发热、充血、出血、低血压休克和急性肾衰竭。

（二）治疗原则

1. 发热期

①抗病毒治疗。

②减轻外渗。

③对症治疗。

④防治 DIC。

2. 低血压休克期治疗

①补充血容量。

②纠正酸中毒。

③强心剂的应用。

④血管活性药物与糖皮质激素的应用。

3. 少尿期治疗

①稳定内环境。

②促进利尿。

③导泻疗法。

④透析疗法。

4. 多尿期治疗

维持水、电解质、酸碱平衡，防止继发感染。

5. 恢复期的治疗

继续休息，补充营养，逐步恢复活动与工作。

6. 并发症的治疗

消化道大出血、心衰及肺水肿的治疗、ARDS、中枢神经系统并发症。

（三）主要护理问题及相关因素

1. 体温过高

与病毒血症、免疫反应有关。

2. 组织灌注无效

与全身广泛小血管损害、血管外渗、出血、后期并发 D1C 有关。

3. 体液过多

与肾损害有关。

4. 潜在并发症

急性肾功能不全、出血、肺水肿。

5. 营养失调：低于机体需要量

与呕吐、不能进食有关。

6. 焦虑

与病情危重有关。

（四）护理重点

1. 隔离

执行保护性隔离至退热为止。

2. 一般护理

绝对卧床休息，尽量减少搬动次数。饮食根据病情发展阶段而定：发热期给予高碳水化合物、维生素丰富的流食或半流食；低血压休克期不能进食可给予静脉营养；少尿期限制蛋白质饮食，给予低钾、低盐饮食；多尿期的后期酌情给予高蛋白、高热量饮食，注意补充含钾的食物；恢复期应少量多餐，高营养饮食。

3. 发热期护理

绝对卧床休息，禁忌搬动。

（1）观察全身中毒症状

三痛（头痛、腰痛、眼眶痛）及消化道症状、意识状况。

（2）毛细血管损害征

三红（颜面、颈部、胸部潮红）、渗出及水肿（球结膜）、出血（皮肤、黏膜出血点）。

4. 心理护理

鼓励患者树立战胜疾病的信心，及时解除患者的不适，做好患者的生活护理。

5. 用药护理

使用肝素类药物时，应注意监测出、凝血时间。应用血管活性药物时，要定时监测血压，依血压调整滴速，并防止药物外渗，以免发生局部皮肤坏死。

（五）健康指导

1. 疾病预防指导

加强卫生宣传教育，使群众意识到防鼠灭鼠是预防本病的关键。

2. 保护易感人群

对于重点人群，应指导其接受沙鼠肾细胞疫苗（Ⅰ型汉坦病毒）和地鼠肾细胞疫苗（Ⅱ型汉坦病毒）注射。

3. 疾病知识指导

进行疾病的传播途径、临床经过、治疗、预后、康复等知识教育，若能顺利度过各期，较少留有后遗症。由于肾功能的完全恢复需要较长时间，出院后仍须继续休息 1~3 个月。定期复查，不适随诊。

参考文献

[1] 任秀英. 临床疾病护理技术与护理精要［M］. 北京：中国纺织出版社，2022.

[2] 朱燕. 儿科疾病护理与健康指导［M］. 成都：四川科学技术出版社，2022.

[3] 刘昆. 精编护理学与临床血液疾病护理实践［M］. 北京：科学技术文献出版社，2022.

[4] 刘莉. 心血管内科疾病护理与健康指导［M］. 成都：四川科学技术出版社，2022.

[5] 王秀萍. 临床内科疾病诊治与护理［M］. 西安：西安交通大学出版社，2022.

[6] 张晓艳. 临床护理技术与实践［M］. 成都：四川科学技术出版社，2022.

[7] 张俊英. 精编临床常见疾病护理［M］. 青岛：中国海洋大学出版社，2021.

[8] 陈凌，杨满青，等. 心血管疾病临床护理［M］. 广州：广东科学技术出版社，2021.

[9] 姜鑫. 现代临床常见疾病诊疗与护理［M］. 北京：中国纺织出版社，2021.

[10] 张国欣，张莉，等. 消化内科常见疾病治疗与护理［M］. 北京：中国纺织出版社，2021.

[11] 张艳. 新编实用临床护理学［M］. 青岛：中国海洋大学出版社，2021.

[12] 秦玉荣. 临床常见管道护理规范［M］. 合肥：中国科学技术大学出版社，2021.

[13] 谢文贵，李志敏，等. 临床骨科诊断与治疗实践［M］. 北京/西安：世界图书出版公司，2021.

[14] 刘国成，罗毅平. 产科危重症临床与护理实践［M］. 广州：暨南大学出版社，2021.

[15] 江小艳，杨英楠. 肛肠疾病的中医外科护理［M］. 上海：上海大学出版社，2021.

[16] 杨丽，杨锟. 实用老年疾病诊治护理及对策［M］. 北京：中国纺织出版社，2021.

[17] 马雨霞. 临床呼吸系统疾病诊疗规范［M］. 北京：中国纺织出版社，2021.

[18] 傅玉香. 临床多发疾病护理常规［M］. 西安：世界图书出版西安有限公司，2020.

[19] 屈庆兰. 临床常见疾病护理与现代护理管理［M］. 北京：中国纺织出版社，2020.

[20] 尹玉梅. 实用临床常见疾病护理常规［M］. 青岛：中国海洋大学出版社，2020.

[21] 刘新静，刘红燕，等. 临床护理健康教育［M］. 厦门：厦门大学出版社，2020.

[22] 张金兰. 实用临床肿瘤护理［M］. 沈阳：沈阳出版社，2020.

[23] 张兆云. 新编临床护理学研究［M］. 北京：中国纺织出版社，2020.

[24] 叶丹. 临床护理常用技术与规范［M］. 上海：上海交通大学出版社，2020.

［25］ 王林霞. 临床常见病的防治与护理 ［M］. 北京：中国纺织出版社，2020.

［26］ 王庆秀. 内科临床诊疗及护理技术 ［M］. 天津：天津科学技术出版社，2020.

［27］ 沈尚模. 骨科疾病临床诊疗思维 ［M］. 昆明：云南科学技术出版社，2020.

［28］ 窦超. 临床护理规范与护理管理 ［M］. 北京：科学技术文献出版社，2020.

［29］ 辛杰. 实用心血管疾病护理规范 ［M］. 北京：科学技术文献出版社，2019.

［30］ 桂莉. 现代临床常见疾病护理 ［M］. 北京：中国纺织出版社，2019.

［31］ 孙红. 实用肾内科疾病护理思维与实践 ［M］. 汕头：汕头大学出版社，2019.

［32］ 艾翠翠. 现代疾病护理要点 ［M］. 长春：吉林科学技术出版社，2019.

［33］ 赵玉洁. 常见疾病护理实践 ［M］. 北京：科学技术文献出版社，2019.

［34］ 潘桂兰. 精编常见疾病护理思维 ［M］. 汕头：汕头大学出版社，2019.

［35］ 吕纯纯. 儿科疾病临床护理 ［M］. 长春：吉林科学技术出版社，2019.